Lernen lehren

Lernen lehren

Barbara Schubert

Programmbereich Gesundheitsberufe

Barbara Schubert

Lernen lehren

Arbeitsbuch für Lehrende in Pflege- und Gesundheitsberufen

Mit Zeichnungen von Elmar Frink

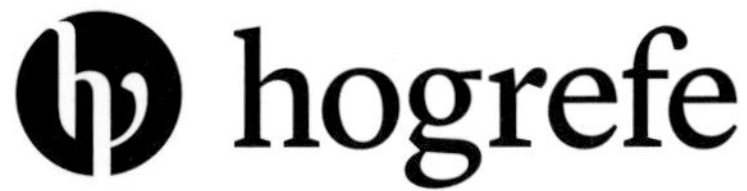
hogrefe

Barbara Schubert, Dipl. Pflege- und Gesundheitswissenschaftlerin, Lernberaterin und Physiotherapeutin

Bibliografische Information der Deutschen Nationalbibliothek
Die Deutsche Nationalbibliothek verzeichnet diese Publikation in der Deutschen Nationalbibliografie; detaillierte bibliografische Daten sind im Internet über http://www.dnb.de abrufbar.

Anregungen und Zuschriften bitte an:
Hogrefe AG
Lektorat Gesundheitsberufe
z.Hd.: Barbara Müller
Länggass-Strasse 76
3012 Bern
Schweiz
Tel: +41 31 300 45 00
info@hogrefe.ch
www.hogrefe.ch

Lektorat: Barbara Müller
Herstellung: Daniel Berger
Umschlagabbildung: SDI Productions, Getty Images
Umschlag: Claude Borer
Satz: Claudia Wild, Konstanz
Druck und buchbinderische Verarbeitung: Finidr s.r.o., Český Těšín
Printed in Czech Republic

1. Auflage 2021

(E-Book-ISBN_PDF 978-3-456-95990-0)
(E-PUB-ISBN 978-3-456-75990-6)
ISBN 978-3-456-85990-3
http://doi.org/10.1024/85990-000

Inhaltsverzeichnis

Vorwort

Nicht wenige Lernende in Ausbildung oder Studium fühlen sich getrieben von der Schule oder Hochschule, überlastet durch ein gefühlt dauerhaft zu hohes Arbeitspensum und zwischendurch immer mal wieder kurz vor dem Zusammenbruch, weil kein Land in Sicht ist. Andere erleben die Ausbildung oder das Studium als gut machbar, haben alles im Blick und ihnen bleibt auch genügend Freizeit für Erholung, Hobbies und Freunde. Ersteren erzähle ich manchmal die Geschichte von der Ameise und dem Esel (siehe unten).

Ich möchte, dass die Lernenden über diese kleine Geschichte ins Nachdenken kommen und aktiv werden. Sie sollen ihre bisherige Arbeitsweise reflektieren, Ziele entwickeln und ihre Lernaktivitäten selbstgesteuert gestalten. Das ist leichter gesagt als getan, schließlich ist Lernen ein sehr komplexer Prozess, der nicht von heute auf morgen verändert werden kann. Aber es ist sehr lohnend. Und wenn es gelingt, hat es eine enorme Wirkung. Lehrende können diesen Veränderungsprozess anbahnen oder unterstützen – innerhalb und außerhalb des Unterrichts. Dieses Buch enthält einige Ansätze, wie das funktionieren kann.

Die Geschichte von der Ameise und dem Esel

Einst fragte der Esel die Ameise: „Ameise, wie machst du das nur? Du schleppst die größten Lasten scheinbar mühelos. Du trägst Gewicht, das um ein Vielfaches schwerer ist als du selbst und scheinst dich nicht einmal anstrengen zu müssen. Ich trage auch Lasten! Meine Last wiegt vielleicht ein Viertel meines eigenen Gewichts und doch meine ich, darunter zusammenzubrechen. Ich bitte dich, verrate mir dein Geheimnis!"

Die Ameise antwortete: „Mein Freund, die Antwort ist ganz einfach. Ich suche mir meine Bürde selbst. Ich entscheide selbst, was ich tragen will und wohin ich laufe. Du hast einen Herrn, der dir Gewicht aufbürdet. Deshalb erscheint sie dir so schwer und wird zur Belastung. Es ist nicht deine eigene Last, die du trägst." (Brüggemann, o.J.).

Professionelles Handeln in Pflege- und Therapieberufen und die Identifikation mit der beruflichen Rolle braucht eine hohe Kompetenz, die erlernt werden kann und deren Kernelement die Reflexion ist. Lernende müssen explizite Wissensbestände mit implizitem Wissen verbinden und in ihr Handeln integrieren können (Hirdes & Matic, 2017). Reflexion ist das Nachdenken über das eigene Handeln, wobei man das eigene Tun während oder nach Ausführung einer Aktion einer kritischen Prüfung unterzieht. Sie kann für sich allein oder im Austausch mit anderen Personen wie Lehrern, Praxisanleitern oder Kollegen geschehen und führt zur Kenntnis über die eigenen Stärken und Schwächen. Über die Reflexion wird nicht nur der individuelle Lernbedarf sichtbar, sondern auch der Grad der persönlichen Weiterentwicklung. Wenn alle Lernenden ihr Handeln regelmäßig reflektieren und entsprechend verändern würden, wäre alles gut und es bräuchte dieses Buch nicht zu geben.

Lehrende können den Erwerb und die Anwendung dieser Kompetenz bei ihren Lernenden unterstützen. Aber welche Voraussetzungen muss eine Lehrperson mitbringen, wenn sie sich dieser Aufgabe annehmen möchte? Kemser (2017) konstatiert, dass es den einen guten Lehrer für alle nicht gibt und nicht geben kann. Damit hat er sicherlich Recht. Dennoch haben Lehrende viele kleine und größere Möglichkeiten, ihren Unterricht und die sonstigen Kontakte zu den Lernenden so zu gestalten, dass Lernen und Selbstbeobachtung von ihnen als sinnvoll und positiv erlebt wird zur Selbstverständlichkeit wird.

Seit vielen Jahren unterrichte ich Erwachsene in Aus-, Weiter- und Hochschulbildungsgängen mit Gesundheitsbezug. Dabei fiel mir sehr bald auf, dass etliche Lernende in den Tag hineinleben und lernen – ohne Plan und Ziele. In Gesprächen mit Auszubildenden und Studierenden habe ich erfahren, dass ihnen häufig nicht klar ist, was in Ausbildung oder Studium auf sie zukommt und was von ihnen erwartet wird. Vielleicht ist dies ein Grund für die häufige – mir persönlich sehr unliebe – Frage im Unterricht, was denn nun von dem ganzen Unterrichtsstoff prüfungsrelevant ist und was nicht. Leider geht es vielen Lernenden primär darum, die anstehenden Prüfungen zu bestehen. In den Prüfungsvorbereitungszeiten arbeiten sie besonders hart, anstatt sich kontinuierlich mit dem Lernstoff auseinanderzusetzen, indem sie die einzelnen Unterrichte vor- und nachbereiten.

Ich habe mir angewöhnt, auf die Frage nach der Prüfungsrelevanz mit verschiedenen Gegenfragen zu reagieren:

- Wobei hilft Ihnen dieser Unterricht?
- Was haben Sie davon, dass Sie im Unterricht anwesend sind?
- Wann greifen Sie auf die Inhalte zurück und wo bauen Sie darauf auf?
- Gibt es Situationen in Ihrer beruflichen Praxis, die Sie mit Hilfe dieses Unterrichtes besser bewältigen können?

Ich gebe zu, dass Lernende diese Fragen zu Beginn einer Ausbildung oder eines Studiums noch nicht differenziert beantworten können. In dem Fall eignen sich Praxisbeispiele zur Unterstreichung der Bedeutung der Lerninhalte für die praktische Arbeit und der zugrundeliegenden Absicht bei ihrer Vermittlung. Die Fragen führen zu einem Perspektivwechsel beim Lernenden. Denn die Antworten machen die Lehr- und Lernziele sichtbar und schaffen neben Transparenz nach meiner Erfahrung vor allem Akzeptanz beim Lernenden. Und die Frage nach der Prüfungsrelevanz bleibt aus. Mich macht das sehr zufrieden.

Aber meine Erfahrungen haben auch zu einer weiteren für mich sehr wichtigen Erkenntnis geführt: Jeder Mensch ist individuell in seinem Handeln und in seinem Lernen. Jeder muss selbst entdecken, wie er was am besten lernt, zu welchen Zeiten er das tut und über welchen Zeitraum sein Lernen produktiv und notwendig ist. Nur wer diese Erkenntnis über sein eigenes Lernverhalten besitzt, kann es optimieren, denn er verfügt über Reflexionskompetenz. Lehrpersonen können Lernende dabei unterstützen, zu dieser Erkenntnis zu gelangen. Indem sie ihre Schüler beobachten, ihnen Rückmeldungen und Anregungen zum Nachdenken geben und ihnen als Ansprechpartner zur Seite stehen. Das kann während des Unterrichts geschehen, im Anschluss daran oder in Form von Coaching-Gesprächen außerhalb der Lehre.

Der australische Professor für Erziehungswissenschaften John Hattie hat mich mit seinem Buch „Visible Learning" (sichtbare Lernprozesse) sehr inspiriert und neugierig gemacht (Hattie & Beywl, 2015). Nach der Auswertung von über 50.000 Studien zur Wirksamkeit von Lehren und Lernen steht nach Hattie die Lehrperson im Mittelpunkt der Wirksamkeit von Unterricht, während strukturelle Maßnahmen wie Raum- und Medienausstattung einen nur untergeordneten Stellenwert haben. Für Hattie ist eine Haltung „mit den Augen der Lernenden" von entscheidender Bedeutung (Steffens & Höfer, 2012). Ich habe das getestet und bin davon überzeugt, dass er recht hat. In dem

Buch „Lernen sichtbar machen für Lehrpersonen“ bereitet Hattie (2014) seine Forschungsergebnisse für die Umsetzung im Unterricht auf und stellt die Lernprozesse der Lernenden ins Zentrum. Wie sich jemand Wissen aneignet, ist von der Eigenlogik des Lernenden abhängig und weniger von der Vermittlungslogik einer Lehrerdidaktik (Schüßler, 2008).

Kerres zitiert aus der Hattie-Studie, „dass diejenigen Lehrpersonen, die bestimmte Unterrichtsmethoden verwenden, die hohe Erwartungen an alle Lernenden stellen und eine positive Lehrer-Schüler-Beziehung aufbauen, mit einer hohen Wahrscheinlichkeit überdurchschnittliche Effekte im Bereich der Schülerleistungen erzielen“ (Kerres, 2017, S. 111). Für mich steckt darin eine ausgewogene Balance zwischen „Lernende führen und Verständnis für sie aufbringen“ und einer guten Portion „Kongruenz“ im Sinne der personzentrierten Gesprächsführung nach Rogers. Diese ermöglicht es, den Lernenden auf gleicher Ebene zu begegnen und von ihnen authentisch wahrgenommen zu werden (vgl. S. 46). Lernende erkennen sehr schnell, ob Lehrer motiviert sind, fachlich kompetent und sich mit dem, was sie sagen, identifizieren. Den Lehrenden sind die ausgesendeten Signale, die hierüber Auskunft geben und von den Lernenden wahrgenommen werden, nicht immer bewusst (Roth, 2006).

Lehrende, die eine positive Lehrer-Schüler-Beziehung anstreben und die Lernprozesse der Lernenden ins Zentrum stellen, fragen danach, wie sie die Lernleistung der Lernenden verbessern können, und reflektieren stets ihr eigenes Vorgehen. Dadurch werden Lehrende zum Coach.

Dieses Buch richtet sich an Studierende, die sich auf eine Lehrtätigkeit im Bereich Pflege und Gesundheit vorbereiten, aber auch an die Lehrenden der Schulen und Hochschulen für Pflege- und Therapieberufe, die sich mit ihrer Rolle in der Begleitung von Auszubildenden und Studierenden auseinandersetzen wollen. Vor allem denjenigen Lehrenden, die ohne pädagogischen Hintergrund als Experten ihres Faches an den Bildungsinstitutionen unterrichten, soll es Tipps und Anregungen für eine konstruktive Unterstützung der Lernenden liefern. Das Buch bietet keine neuen Erkenntnisse bezüglich des Lernens, sondern fasst wichtige Aspekte rund um das Lernen in Ausbildung und Studium zusammen. Es ist ein Buch aus der Praxis für die Praxis, das ich mit der Brille der Lernenden, aus ihrer Perspektive heraus, versucht habe zu schreiben.

Es enthält kein Kapitel zu Lerntypen und auch keinen Test hierzu. Das hat einen guten Grund: Obwohl Menschen Vorlieben haben und bestimmte Sinneskanäle für die Aufnahme bestimmter Informationen bevorzugt nutzen, ist es bekanntlicherweise sinnvoll, beim Lernen möglichst viele Sinneskanäle gleichzeitig zu aktivieren. Das bedeutet nicht, dass die Lernenden, die gute Erfahrungen mit bestimmten Lernkanälen gemacht haben, diese nicht bevorzugt nutzen sollen. Wer beispielsweise gut mit selbstgesprochenen Podcasts lernen kann, der soll seinen auditiven Kanal auch weiterhin nutzen. Dieses Buch richtet sich an Lehrende, und die Lehre richtet sich in der Regel an Gruppen von Lernenden. Deshalb ist die Einbeziehung möglichst vieler Sinneskanäle im Unterricht immer sinnvoll, ja sogar nötig.

Soweit möglich, verwendet das Buch die Begriffe Lernende und Lehrende als neutrale Formulierungen. Der Begriff Lernende umfasst alle Auszubildenden und Studierenden, die an Bildungsangeboten teilnehmen. Mit dem Begriff Lehrende sind alle unterrichtenden Personen an den verschiedenen Lernorten von der Fachschule über die Hochschule bis hin zur Weiterbildungsakademie, egal ob angestellt oder freiberuflich tätig, gemeint. Bei allen weiteren Personen wird zur Verbesserung der Lesbarkeit im Text die männliche Form gewählt und schließt die Angehörigen aller Geschlechter ein.

Die empfehlenden Ausbildungsrichtlinien aus Nordrhein-Westfalen sehen für die Ausbildungen in den Pflege- und Therapieberufen einige Stunden vor, in denen sich die Auszubildenden mit dem eigenen Lernen auseinandersetzen. Es ist die Lerneinheit „Lernen und Lerntechniken“, die meist zu Ausbildungsbeginn unterrichtet wird. Diese Stunden sind meiner Erfahrung nach nicht ausreichend, um ein nachhaltig selbstgesteuertes Lernen zu initiieren. Im Laufe einer Ausbildung bieten sich für Lehrende viele Gelegenheiten, den Lernenden ihren Lernprozess bewusst zu machen, wichtige Elemente des Lernens zu thematisieren und positive Entwicklungen zu anzustoßen und zu verstärken. Die positiven Lernerfahrungen, die die Lernenden dadurch machen, sollen ihnen im Bewusstsein bleiben. Darum geht es in diesem Buch.

Danksagungen

Dieses Buch wäre wohl nie entstanden, wenn mich nicht eines Tages Frau Müller vom Hogrefe Verlag gefragt hätte, ob ich ein Buch über das Lernen schreiben möchte. Bei Ihnen, liebe Frau Müller, möchte ich mich für das große Vertrauen ganz herzlich bedanken. Aber auch für unsere konstruktive Zusammenarbeit und die guten Diskussionen von Anfang an, für Ihre große Geduld und Ihre zahlreichen tollen Tipps und Ideen sage ich an dieser Stelle danke.

Danke sagen möchte ich auch den vielen Lehrenden und Lernenden, die mit mir zahlreiche Gespräche über dieses Buch geführt haben und mich durch ihre ehrlichen Gedanken und wertvollen Rückmeldungen bei seiner Erstellung unterstützt haben. Von den Auszubildenden, Studierenden, Weiterbildungsteilnehmern und Coachees habe ich im Laufe der Jahre sehr viel gelernt. Ohne sie würde es die vielen Praxisbeispiele nicht geben und dieses Buch wäre nicht so lebendig.

Als nächstes danke ich meinen drei Schwestern Moni, Christa und Susi. Ihr hattet stets ein offenes Ohr für mich und ihr habt mich immer wieder bestärkt und motiviert, weiterzumachen. Danke, dass ihr euch so sehr für meine Arbeit interessiert.

Meine Freundinnen Sandra, Birgit und Michaela waren die ersten, die das Buch gelesen haben. Bei euch bedanke ich mich für euer ehrliches Interesse, euren großen Einsatz und eure konstruktiven Rückmeldungen. Ihr habt nicht nur gelesen, sondern viele Arbeitsmaterialien selbst oder mit euren Kindern praktisch ausprobiert. So erhielt ich auch Rückmeldungen von Lernenden aus anderen Bereichen. Das war sehr hilfreich für mich.

Schließlich gilt mein größter Dank meinem lieben Mann Lars. Du hast alle Höhen und Tiefen des Entwicklungsprozesses dieses Buches miterlebt und geduldig ertragen. Deine verständnisvolle Unterstützung, dein fester Glaube an mich und deine hilfreichen Ideen und ausgezeichneten Schreibkenntnisse haben das Buch mitgeprägt. Danke dafür.

Wie das Buch aufgebaut ist

Dieses Buch gibt eine Übersicht über ausgewählte Bereiche, die für das Lernen und den Lernerfolg von großer Bedeutung sind. Es orientiert sich an der Lernendenperspektive und ist in fünf Kapitel gegliedert. Alle Kapitel enthalten nach einer theoretischen Einführung exemplarische Vorschläge, wie Lehrer innerhalb oder außerhalb des Unterrichts das Lernen ihrer Auszubildenden zu Ausbildungsbeginn, im Ausbildungsverlauf und am Ende der Ausbildung anregen und unterstützen können. Zu vielen Themen stellt es Arbeitsmaterialien als Kopiervorlagen bereit, die in der Praxis erprobt und für den direkten Einsatz gedacht sind. Sie stehen den Lesern dieses Buches unter dem Link www.hgf.io/schubert-lernenlehren-arbeitsmaterialien zum Download bereit. Zusätzlich dazu wird eine Audiodatei zur Verfügung gestellt mit einer Entspannungsgeschichte.

Die ersten zwei Kapitel dienen der Einführung, die Kapitel drei bis fünf beinhalten konkrete Themen des Lernens in Schule bzw. Hochschule und Praxis.

Das erste Kapitel beschreibt, wie Lernen funktioniert, welche Voraussetzungen es benötigt und wie das Lernen grundsätzlich positiv verändert werden kann.

Im zweiten Kapitel geht es um die Lehrperson in der Rolle des Lerncoaches. Neben einer Definition von Lernberatung und Lerncoaching geht es um das Rollenverständnis als Lerncoach, den Coaching-Prozess sowie die Möglichkeiten und Grenzen eines Coachings.

Mit dem Einstieg in die Ausbildung oder das Studium befasst sich das dritte Kapitel. Dieser Start in einen neuen Lebensabschnitt verlangt eine neue, für viele Lernende weitgehend unbekannte, Form des Lernens: selbstgesteuert und reflexiv. Hier geht es insbesondere um den Ausbau von Schlüsselkompetenzen sowie um Motive und Ziele als Voraussetzung für ein erfolgreiches Lernen. Die Lerneinheit „Lernen und Lerntechniken", die in den Curricula der Pflege- und Therapieberufe fest verankert ist und bereits zu einem frühen Ausbildungszeitpunkt unterrichtet wird, bietet Lehrenden eine hervorragende Möglichkeit, bei den Lernenden die Reflexion des bisherigen Lernens anzuregen und eine Entwicklung in Richtung selbstgesteuerten und erfolgreichen Lernens in Gang zu setzen.

Das vierte Kapitel beschäftigt sich vor allem mit der Lernorganisation und den Lerntechniken. Nachdem im vorangegangenen Kapitel der Einstieg in die Ausbildung bzw. in das Studium im Fokus stand, geht es hier darum, Kontinuität bei den Lernaktivitäten anzubahnen und aufrechtzuerhalten. Neben dem Lernort Schule bzw. Hochschule geht dieses Kapitel auch kurz auf das Lernen in der beruflichen Praxis ein.

Schließlich befasst sich das fünfte und letzte Kapitel mit der Vorbereitung und Bewältigung von Prüfungen. Es wird herausgearbeitet, dass schriftliche Prüfungen eine andere Vorbereitung benötigen als mündliche oder praktische Prüfungen. Daneben enthält es Tipps, was Lernende in der Prüfungssituation selbst tun können, um sie weniger belastend und mehr erfolgreich erleben und gestalten zu können.

Um einen Anwendungsbezug herzustellen, enthält das Buch in den einzelnen Kapiteln bei-

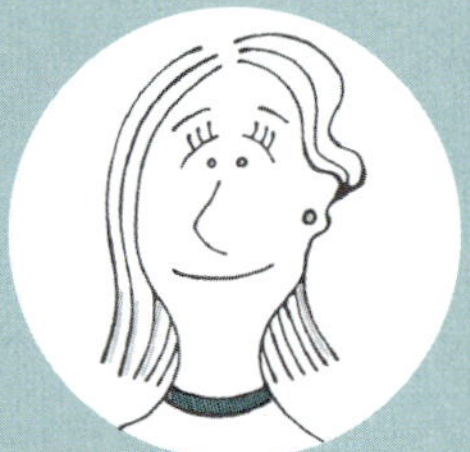

Maria, Auszubildende in der Gesundheits- und Krankenpflege

Maria ist 34 Jahre alt und alleinerziehende Mutter von zwei Kindern, vier und sechs Jahre alt. Nach ihrer Mittleren Reife hat sie eine Ausbildung zur Fachverkäuferin für Textilien und Bekleidung absolviert und fast zehn Jahre lang in einer Boutique gearbeitet. Wegen der Kinder blieb sie dann zu Hause. Danach absolvierte sie verschiedene Praktika in der Pflege. Das gefiel ihr so gut, dass sie sich für eine Ausbildung zur Gesundheits- und Krankenpflegerin entschied. Drei Monate nach Ausbildungsbeginn suchte sie das Gespräch mit mir als Lerncoach. Sie war unsicher, ob sie alles unter einen Hut bekommt: Die Kinder, den Haushalt und die Schule. Außerdem hatte sie Bedenken, ob ihr genügend Zeit bleibt, sich mit ihren Freundinnen zu treffen. Diese Sorgen waren mal stärker, mal schwächer vorhanden, aber immer irgendwie da. Das belastete Maria zunehmend. Hinzu kam, dass ihre Schulzeit einige Jahre zurücklag und sie Angst hatte, sich all die neuen Informationen nicht merken zu können. Schließlich war sie nie ein „Überflieger“. Aber in einer Sache war sie sich absolut sicher: Sie wollte unbedingt diese Ausbildung schaffen. Und dafür war sie bereit, einiges zu tun.

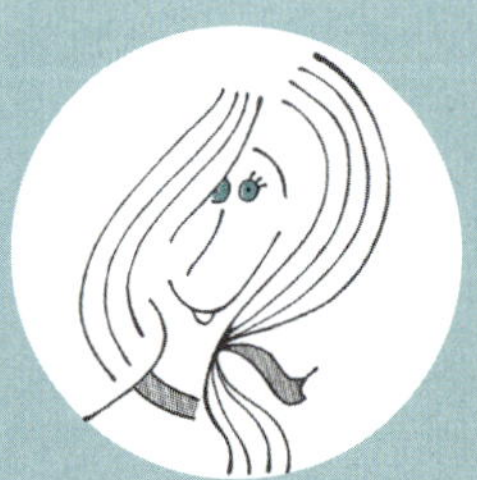

Pia, Physiotherapie-Studentin

Pia, 19 Jahre, wollte immer schon Physiotherapeutin werden. Nach ihrem Abitur ist sie ein Jahr lang durch Australien gereist. Von dort aus hat sie sich für ein duales Studium Physiotherapie beworben und wurde zu einem Aufnahmetest eingeladen. Zurück in Deutschland, bestand sie den Test und freute sich sehr auf die Ausbildung. Lernen hat ihr noch nie Probleme bereitet, das belegen auch ihre sehr guten Abiturnoten. Im Unterricht „Lernen und Lerntechniken“ zu Ausbildungsbeginn wurde auch das Präsentieren vor der Gruppe thematisiert. Pia kam anschließend auf mich zu und sagte, dass allein der Gedanke, vor anderen sprechen zu müssen, in ihr ein unbehagliches Gefühl auslöst. Das war immer schon so bei ihr. Und sie kann nichts dagegen machen. Denn egal was sie tut: sie bekommt es nicht in den Griff.

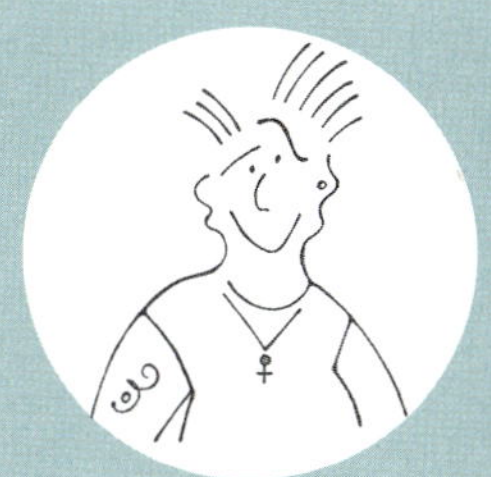

Tim, Auszubildender in der Altenpflege

Tim ist 18 Jahre alt, wohnt bei seinen Eltern und ist im örtlichen Fußballverein sehr aktiv. Er ist Torwart der A-Junioren-Mannschaft und trainiert die Bambini-Mannschaft seines Clubs zweimal in der Woche. Im letzten Jahr hat er die Ausbildung zum Altenpfleger begonnen. Vorher hat er sein Fachabitur im Sozialwesen gemacht, eine gute Grundlage für die Ausbildung findet er. Dafür, dass er bisher so gut wie überhaupt nicht gelernt hat, ist das erste Ausbildungsjahr ganz gut gelaufen. Nur mit seinen Noten ist er nicht zufrieden. Er wundert sich, dass er an dieser Schule nicht so gut abschneidet wie beim Fachabitur, dort hat es doch auch ohne Aufwand funktioniert. Das erzählte Tim mir in einem Tür-und-Angel-Gespräch auf dem Schulflur. In diesem Gespräch sagte er auch: „Prüfungen sind einfach nicht „mein Ding". Wenn eine Prüfung ansteht, kriege ich Panik und kann nächtelang nicht schlafen. Wenn es dann losgeht, habe ich das Gefühl, mein Kopf ist leer. Und irgendwie scheint das ja auch zu stimmen, denn eine bessere Note als befriedigend habe ich in der gesamten Ausbildungszeit noch nicht erreicht. Das nervt mich total." Während eines folgenden Lerncoaching-Termins berichtete er mir folgendes: „Meine Mutter nervt total. Ständig regt sie sich über meine angebliche Unordnung auf und beschwert sich darüber, dass ich immer alles suche. Es geht sie gar nichts an, wo ich meine Lernunterlagen hinlege. Und wenn ich sie suchen muss, ist das doch mein Problem. Warum mischt sie sich in mein Leben ein?"

spielhafte Lerncoachinginhalte und -szenarien in Form von Praxistipps oder Praxisbeispielen. Einige sind an konkrete Fallbeispiele von Lernenden geknüpft. Diese Lernenden sind mir in meiner beruflichen Praxis als Lernberaterin begegnet. Ich stelle sie unter geänderten Namen in den Kästen kurz vor und beschreibe, wie wir erstmalig „ins Gespräch" kamen[1].

Ich wünsche den Leserinnen und Lesern dieses Buches viel Erfolg und Freude damit und jederzeit ein gutes Händchen für die Unterstützung der Lernprozesse Ihrer Auszubildenden und Studierenden.

Gronau, im Mai 2020 *Barbara Schubert*

1 Seit 2004 lautet die Berufsbezeichnung Gesundheits- und Krankenpfleger_in. Pflegefachpersonal, das seine Ausbildung vor 2004 beendet hat, darf die ursprüngliche und immer noch geschützte Berufsbezeichnung Krankenschwester bzw. Krankenpfleger wahlweise weiter führen. Seit 01.01.2020 lautet die Berufsbezeichnung Pflegefachmann bzw. Pflegefachfrau. Voraussetzung ist in jedem Fall eine abgeschlossene Berufsausbildung und eine entsprechende Berufserlaubnis. (Anm. des Lektorats)

1 Wie lernen funktioniert

„Der Mensch ist von Natur aus neugierig."
(Aristoteles)

Überblick:

1.1 Gehirngerechtes Lernen

Lernen

Lernen ist ein Prozess. Er baut auf Erfahrungen auf und führt zu relativ stabilen Veränderungen im Verhalten. Der Prozess des Lernens lässt sich nicht direkt beobachten, sondern muss aus den Veränderungen des beobachtbaren Verhaltens geschlossen werden. Dieses Verhalten am Ende eines Lernprozesses ist abhängig von früheren Erfahrungen mit gleichen oder ähnlichen Situationen (Gerrig, Graf & Zimbardo, 2013).

Der kanadische Psychologe Albert Bandura beschrieb schon in den 1970er Jahren in seiner sozial-kognitiven Lerntheorie Lernen als eine aktive, kognitiv gesteuerte Verarbeitung von Erfahrungen. Er sieht Lernende als aktiv handelnde Personen an, deren Motivation, Emotionen und Denken von zentraler Bedeutung sind. Zum Lernen reicht die Wiederholung kognitiver Stimuli allein nicht aus, erst die Erkenntnis eines Sinnzusammenhangs führt zu einem Lernprozess. Aber auch die Beobachtungen und Beurteilungen des Verhaltens anderer Menschen und die damit einhergehenden Konsequenzen durch die Umwelt (Verstärkungslernen) wirken sich auf das eigene Verhalten aus. Lernen findet durch Imitation, und damit sozial, statt. Verhalten wird auch durch die eigene Selbstbewertung bestimmt. Aus selbstverursacht erlebten Folgen eines Verhaltens entwickeln Menschen Erwartungen an zukünftige positive (Lob) und negative (Sanktion) Verstärkungen und richten ihr Verhalten danach aus (Bandura, 1979).

Gedächtnis

Das Gedächtnis spielt beim Lernen die zentrale Rolle und wird gerne mit dem von den Psychologen Richard C. Atkinson und Richard M. Shiffrin bereits 1968 beschriebenen und mittlerweile von anderen Autoren (Alan Baddeley, Graham J. Hitch) überarbeiteten Drei-Speicher-Modell erklärt, das sich aus dem sensorischen Gedächtnis, dem Arbeitsgedächtnis und dem Langzeitgedächtnis zusammensetzt. Damit Informationen dauerhaft im Gedächtnis

Das Gedächtnis funktioniert ähnlich wie eine Bibliothek.

Eine schöne Möglichkeit, die Funktion des Gedächtnisses gehirngerecht zu veranschaulichen, ist der Vergleich mit einer Bibliothek. Neue Bücher können nur während der Öffnungszeiten in die Bibliothek hineingelangen, ansonsten ist die Tür verschlossen. Der Lieferdienst muss sich also nach den Öffnungszeiten richten. Einmal in der Bibliothek angekommen, werden die neuen Bücher zunächst einmal zwischengelagert. Dort werden sie – genauso wie alle anderen Medien, die zum Bestand gehören auch – mit einer Signatur versehen, mit Hilfe derer sie in die vorgegebene Gesamtstruktur der Bibliothek eingeordnet werden. Diese Signatur wird nach Genre von den Bibliothekaren vergeben, die verschiedenen Themen werden in unterschiedliche Regale einsortiert. Die Signatur stellt sicher, dass alle Chirurgiebücher in den Bibliotheksregalen zusammenstehen, jedoch die Viszeralchirurgie von der Traumatologie getrennt aufbewahrt wird. Das hat den großen Vorteil, dass der Nutzer der Bibliothek auf diese Weise sehr schnell das Regal mit dem gewünschten Titel findet. Vorausgesetzt, er steht am vorgesehenden Ort und niemand hat ihn in ein falsches Regal gestellt. Auch nachdem ein ausgeliehenes Buch in die Bibliothek zurückgebracht wurde, stellen die Bibliothekare es an genau denselben Ort wieder zurück. Dieses Ordnungssystem findet Anwendung in allen Bibliotheken und funktioniert hervorragend. Wenn sich jedoch kein Mitarbeiter der Bibliothek um die neu gelieferten Bücher kümmert, werden sie nicht in den Gesamtbestand eingeordnet und stehen den Bibliotheksnutzern auch nicht als Arbeitsmaterial zur Verfügung.

bleiben, müssen sie alle drei Speicher nacheinander durchlaufen (Hofmann & Löhle, 2012). Informationen, die nicht ins Langzeitgedächtnis gelangen, gehen wieder verloren – sie werden schlicht vergessen.

Das *sensorische Gedächtnis* bildet die Tür zum Gedächtnis. Über die Sinnesorgane gelangen vielseitige Reize und Informationen in diesen ersten Teil des Gedächtnisses. Es hat eine sehr große Kapazität, die Speicherdauer beträgt jedoch maximal eine Sekunde. Im sensorischen Gedächtnis findet eine Selektion der Reize statt (Tücke, 2003). Es differenziert zwischen wichtigen und unwichtigen Informationen und entscheidet, welche Informationen weitere Aufmerksamkeit verdienen. Nur dieser ausgewählte, sehr kleine Teil der Gesamtinformationen gelangt ins Arbeitsgedächtnis und wird dort weiterverarbeitet (Birbaumer & Schmidt, 2010). Der größte Anteil der Informationen erreicht das Bewusstsein nicht und wird auch nicht weiterverarbeitet. Genauso wie die Bibliothek hat auch das sensorische Gedächtnis Öffnungszeiten. Die Aufmerksamkeit der Lernenden ist entscheidend dafür, welche der vielfältigen Informationen sie bewusst wahrnehmen und verarbeiten. In der Praxis hat jeder Lehrende die Erfahrung gemacht, dass es schier unmöglich ist, mit dem Unterricht zu starten, während das Unterrichtsskript noch zur Verteilung durch die Reihen geht. Denn es ist mit vielen Geräuschen verbunden und die Lernenden können sich in den meisten Fällen in diesem Moment noch nicht auf das Unterrichtsgeschehen einlassen.

Der Türöffner für den Informationseintritt ins sensorische Gedächtnis ist demnach die Aufmerksamkeit der Lernenden. Ob ein Reiz weiterverarbeitet wird, hängt unter anderm von seiner Intensität ab, aber auch von den Bedürfnissen und Einstellungen der Lernenden (Schubert, 2016). Und natürlich von ihren Interessen. Wenn Lernende sich im Unterricht mit anderen Dingen beschäftigen, haben Lehrende es schwer, ihren Unterrichtsstoff „an den Mann zu bringen". Aus meiner Sicht gibt es zwei Möglichkeiten: Entweder sie ziehen den Unterricht einfach durch oder sie wecken die Aufmerksamkeit der Lernenden. Nur die zweite Methode hat eine Chance auf Lernerfolg bei den Schülern.

Praxistipp: Zwei methodische Tricks zur Steigerung der Aufmerksamkeit

Die Lehrperson erzählt eine kleine Anekdote z. B. aus ihrem Berufsleben, die zum Unterrichtsinhalt passt. Wenn am Ende die Gruppe lacht, werden die Nichtaufmerksamen wach und möchten wissen, was sie verpasst haben. Wenn dies häufiger passiert, bleiben sie eher dabei.
Kurze Aufweckübungen im passenden Moment wecken das Interesse vieler Lernender und bereiten ihnen Spaß. Beispiele finden Sie im Kapitel „Bewegt denken und lernen" ab Seite 37.

Das *Arbeitsgedächtnis* (früher Kurzzeitgedächtnis genannt) trägt seinen Namen zu Recht, denn in ihm findet die hauptsächliche Gedächtnisarbeit statt. Dort werden alle eingehenden Informationen verglichen mit den bisherigen Erfahrungen, die in den Regalen und Schubladen der großen Bibliothek des Langzeitgedächtnisses abgelegt sind. Es hat eine Speicherdauer von einigen Minuten und ist nicht nur für die Verarbeitung neu erworbener, sondern auch für die Aktivierung bereits gespeicherter Daten aus dem Langzeitgedächtnis verantwortlich. Im Arbeitsgedächtnis werden die Informationen mit einer „Signatur" versehen und im Idealfall am richtigen Ort in den unerschöpflich großen Langzeitspeicher einsortiert. Es landet im richtigen Regal. Bekannte Informationen, für die es im Gedächtnis bereits ein passendes „Schema" gibt, an das angeknüpft werden kann, werden genau diesem Schema zugeordnet, sozusagen einer schon vorhandenen Schublade hinzugefügt. Piaget, der Vater der Entwicklungspsychologie, nennt diesen Prozess Assimilation (Piaget, 2014). Diese Verknüpfungen erleichtern das Lernen. Neue Erfahrungen, die in keinen vorhandenen Wissens- und Erfahrungsbestand eingeordnet werden können, erfordern die Anpassung eines vorhandenen Schemas an die neue Situation. Es werden neue Regale und Schubladen angelegt. Mit diesem sehr aufwändigen Prozess, den Piaget als Akkomodation bezeichnet, erschließen sich Menschen neue Wirklichkeiten.

Neu eingehende Informationen werden jedoch nicht nur mit bereits gespeicherten verglichen, sie werden auch bewertet und interpretiert. Dabei entstehen Emotionen, und die Gefühle spielen in diesem Prozess eine entscheidende Rolle: die Reize erhalten eine subjektive Bedeutung – oder eben auch nicht. Der Prozess selbst ist nicht von außen beobachtbar, sichtbar ist nur die Antwort auf den jeweiligen Reiz. Und sie zeigt sich im Verhalten der Lernenden – häufig in Form von Lust oder Frust.

Demnach beeinflussen Gefühle das Lernen. Jede Leserin und jeder Leser dieses Buches weiß, dass viele Lernende das Lernen nicht mögen, es ist mit negativen Gefühlen behaftet. Lernende erinnern sich daran, dass sie bisher häufiger getadelt als gelobt wurden. Honoriert wird die erbrachte Leistung und nicht die unternommenen Anstrengungen. Bereits Grundschüler erhalten von ihren Lehrern unter ihrem Diktat eine Rückmeldung über die Anzahl der Fehler und nicht über die Anzahl der richtig geschriebenen Worte. Obwohl diese in den meisten Fällen in der Anzahl überwiegen dürften, scheint die positive Formulierung des Ergebnisses eher die Ausnahme zu sein. Wenn aber Gefühle und Lernerfahrungen eine wichtige Rolle spielen, brauchen wir dann nicht einen positiven Ansatz? Wäre es nicht sinnvoll und motivierend, wenn Lernende auch und vor allem Rückmeldungen zu ihrem Lernerfolg bekämen? Und wenn die Lehrenden Änderungen im Arbeitsverhalten registrieren als einen Schritt in die richtige Richtung und dies als positive Verstärkung auch zurückmelden?

Das Arbeitsgedächtnis arbeitet hervorragend, dank seiner verlässlichen Arbeitsweise lösen wir viele tägliche Aufgaben spielend. An einer Stelle ist das Arbeitsgedächtnis allerdings limitiert: Es kann nur sieben Informationen gleichzeitig verarbeiten. Auch wenn es individuelle Unterschiede gibt: Die Verarbeitung von mehr als sieben plus/minus zwei Informationen ist gleichzeitig nicht möglich. Diese natürliche obere Kapazität beim Speichern von Informationen bezeichnete Miller bereits 1956 als Gedächtnisspanne (Lernwerkstatt CH, o. J.). Bereits dann, wenn wir uns eine Telefonnummer merken wollen, stößt das Arbeitsgedächtnis an seine Grenze, da sie mehr als zehn Einzelinformationen beinhaltet. Wie Lernende mit Hilfe der Chunking-Technik das Arbeitsgedächtnis überlisten können, erfahren Sie im Kapitel „Lerntechniken“ ab Seite 132.

Das *Langzeitgedächtnis* entspricht der eigentlichen Bibliothek mit all ihren Regalen und Kommoden. Es hat eine sehr große Kapazität und ist in der Lage, Informationen über ein ganzes Leben hinweg zu speichern und stellt sie für spätere Problemlösungen bereit. Innerhalb des Langzeitgedächtnisses unterscheidet man zwischen deklarativen (expliziten) und nicht-deklarativen (impliziten) Gedächtnisinhalten. Die expliziten Gedächtnisinhalte sind dem Bewusstsein zugänglich, die impliziten nicht (Bartsch, 2015).

Das sogenannte **prozedurale Gedächtnis** ist ein implizites Gedächtnissystem, das erlernte motorische Abläufe speichert. Dazu gehört das Schleifebinden ebenso wie das Autofahren, aber auch die richtige Handhabung eines Blutzuckermessgerätes. Diese motorischen Handlungen müssen zunächst immer wieder geübt werden, bis sie automatisiert (ohne aktiv darüber nachzudenken) abgerufen werden können. Dann können sie problemlos im Alltag angewendet werden. Kinder mühen sich sehr ab, bis sie eine Schleife binden können. Dabei fließen häufig Tränen. Und wenn die Schleife im Grundsatz „sitzt“, hält sie schon der kleinsten Belastung nicht stand und

Praxistipp: Limitierung des Arbeitsgedächtnis berücksichtigen

Unterrichtseinheiten gehen über 90 Minuten, über den Tag verteilt kommen viele Stunden zusammen. Um Überforderungen der Lernenden zu vermeiden, sollte die Limitierung des Arbeitsgedächtnisses auf die gleichzeitige Verarbeitung von ca. sieben Informationen in der Gestaltung des Unterrichtes berücksichtigt werden. Dazu gehört eine angemessene Sprechgeschwindigkeit (nicht zu schnell!) mit bewusst zwischengeschalteten Sprechpausen von wenigen Sekunden (insbesondere nach wichtigen Inhalten). Dieses Vorgehen teilt den Gesamtstoff in einzelne Einheiten und ermöglicht Lernenden, jedes Unterrichtsstoffpaket für sich kurz sacken zu lassen. Anschließend ist das Gedächtnis bereit für weitere Informationen. Auch die möglichst frühe Anregung zu Verknüpfungen mit bereits abgelegten Informationen unterstützt eine positive Arbeitsweise des Gedächtnisses. Dies kann zum einen geschehen, indem der Lehrer neuen Stoff immer zunächst in einen Gesamtzusammenhang bringt. Zum anderen helfen Räume zum Nachdenken sowie für Fragen und Diskussionen innerhalb des Unterrichtes dabei.

öffnet sich von selbst, da sie (noch) ohne die ausreichende Kraft zugebunden wurde. Dass Erwachsene ohne visuelle Kontrolle eine im Alltag funktionstüchtige Schleife binden und auch während des Autofahrens einen Apfel essen können, liegt an der vorangegangenen Automatisierung dieser komplexen Handlungsabläufe. Auf diese Weise lernen Kinder auch das Laufen und das Essen mit Besteck. Und vieles mehr!

Im **episodischen Gedächtnis**, ein explizites Gedächtnissystem, werden die Erinnerungen an Erlebnisse gespeichert – die Geschichten, die das Leben schrieb. Neben den eigentlichen Geschichten sind hier aber auch die Informationen zu Ort, Zeit und Umständen bestimmter Ereignisse abgelegt. Das *autobiographische Gedächtnis*, eine Unterform des episodischen Gedächtnisses, ermöglicht eine Zeitreise in die eigene Vergangenheit, deren Reflexion und Projizierung auf zukünftige Erlebnisse. Eine Fähigkeit, auf die Lernende zurückgreifen, um das eigene Lernverhalten zu analysieren und voranzutreiben (Bartsch, 2015). Aber auch emotional gefärbte Informationen – positiv wie negativ – werden im episodischen Gedächtnis abgelegt. Dazu gehören auch die früheren Lernerfahrungen. Darüber hinaus besitzt das episodische Gedächtnis das sogenannte *prospektive Gedächtnis*. Es beinhaltet die Fähigkeit, sich an in der Zukunft liegende Vorhaben und Handlungsabsichten zu erinnern und spielt bei der Motivation Lernender eine große Rolle (mehr dazu im Kapitel „Motivation und Volition“ ab Seite 69).

Ein weiteres explizites Gedächtnissystem ist das **semantische Gedächtnis**. Hier ist das gesamte Faktenwissen abgelegt, das Menschen sich im Laufe ihres Lebens aneignen. Es ist sozusagen das innere Lexikon des Menschen. Dazu gehört der Unterschied zwischen „oben“ und „unten“ ebenso wie die Zuordnung von Hauptstädten zu Ländern, aber auch Fremdworte und Geschichtsdaten.

Der Lernprozess ist offensichtlich sehr komplex und erfordert die Aktivität aller unterschiedlichen Gedächtnisanteile. Wie einzelne Lernende Informationen aufnehmen und verarbeiten, ist für Lehrende nicht sichtbar. Sichtbar, und damit der Lehr- und Lernreflexion zugänglich, ist lediglich der erfolgte Reiz bzw. Lernauslöser und die individuelle Reaktion bzw. das Verhalten des Lernenden, sprich: das Ergebnis eines Lernprozesses. Dieser Lernprozess ist sehr anfällig und kann von vielen Faktoren positiv sowie negativ beeinflusst werden. Darauf geht das Buch in den verschiedenen Kapiteln näher ein. **Abbildung 1-1** gibt eine Übersicht über den Lernprozess und seine Einordnung in die Gedächtnisstruktur.

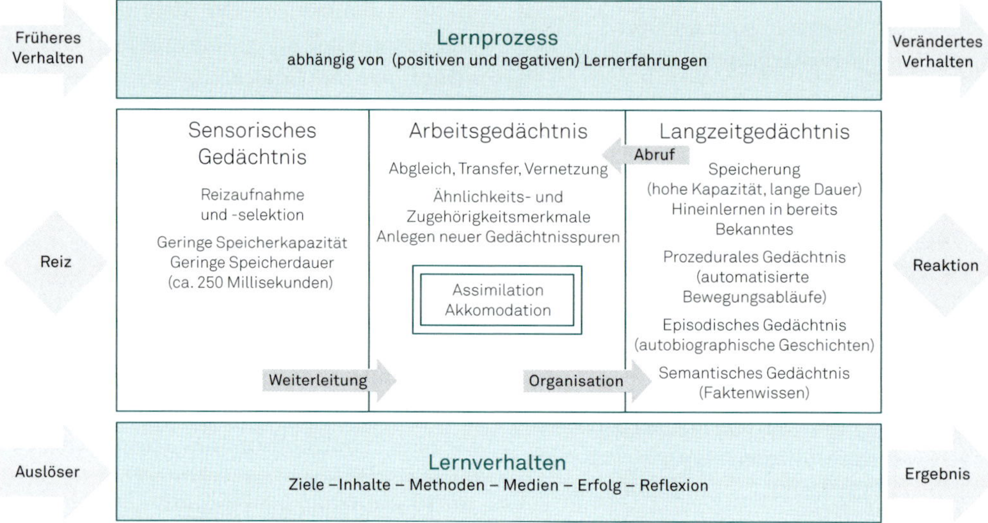

Abbildung 1-1: Der Lernprozess. (Eigene Darstellung)

Praxistipp: Langzeitspeicherung methodisch unterstützen

Lehrende können den komplexen Prozess der Langzeitspeicherung in den Gehirnen der Lernenden methodisch unterstützen. Wenn im Gedächtnis die Phasen Einspeicherung, Konsolidierung, Ablage und Abruf hintereinander abfolgen (Thöne-Otto, 2007), sollten sie im Unterricht explizit und für die Lernenden spürbar stattfinden. Dies kann über Wiederholungen, Diskussionen und Fragen zum Thema erfolgen. Ich beginne oder beende meinen Unterricht gerne mit einer kurzen Wissensfestigung, die zum Beispiel in Form eines Kreuzworträtsels oder Lückentextes erfolgen kann. Sie lassen sich schnell und unkompliziert erstellen, im Online- oder Printformat einsetzen und sind bei Lernenden recht beliebt. Einen Vorschlag für die Generierung eines Lückentextes mit Hilfe des Programms „hot potatoes“ finden Sie auf Seite 121.

Das Gehirn ist veränderbar

Der Begriff Plastizität (griech. plastikos = formend) beschreibt die Fähigkeit von Lebewesen, ihre Eigenschaften an sich verändernde Umweltbedingungen anzupassen (Sauermost & Freudig, o.J.). Er trifft auch auf das zentrale Nervensystem zu, es ist demnach veränderbar. „Ein Leben lang können wir uns mit unserem Körper oder unseren Gedanken auf etwas Neues einstellen, können auch sechzig-, siebzig- oder achtigjährige mit einer neuen Technologie, z.B. dem Gebrauch eines PCs, umgehen“ (Friedhoff & Schieberle, 2014). Die Plastizität des Gehirns ermöglicht Lernen – und das ein Leben lang.

Das Gedächtnis kann sich an regelmäßig und routiniert durchgeführte Aktivitäten besser erinnern als an die Dinge oder Aufgaben, die lange zurück liegen. Das folgende Beispiel verdeutlicht dies: Auf die Frage, ob Lernende als Kind ein Instrument gelernt und dies lange Jahre nicht genutzt haben, immer noch in der Lage sind, darauf zu spielen, antworten die meisten spontan mit „Nein“. Diese Antwort stimmt nur bedingt. Wenn ein junger Mensch täglich auf seinem Instrument übt, wird er immer geschickter im Umgang damit und das Spiel klingt immer besser. Der Grund dafür ist einfach: Das Üben bildet und stärkt die Verbindungen zwischen den beteiligten Nervenzellen, die *Synapsen*, die zum Spielen des Instrumentes bedeutsam sind. Sie werden immer größer und stabiler und irgendwann gelingen einige Musikstücke buchstäblich wie im Schlaf. Dank eines gut ausgebauten neuronalen Netzwerkes.

Übertragen auf die Arbeitsweise des Gehirns beim Lernen bedeutet dies, dass stabile Synapsen sozusagen das Öl für die Schubladen im Langzeitgedächtnis sind. Und gut geölte Schubladen lassen sich leicht öffnen, Schubladen ohne ausreichende Menge Öl klemmen häufiger. Man steht auf der Leitung. Synapsen, die nicht (mehr) genutzt werden, verlieren wieder an Stabilität und werden kleiner – den Schubladen im Gedächtnis fehlt wie beschrieben das Öl. Aber Synapsen gehen nicht vollständig verloren, wenn sie nicht mehr regelmäßigt bedient werden, und Fertigkeiten, die einmal beherrscht wurden, lassen sich sehr schnell reaktivieren. Wer nach 20 Jahren seine Flöte wieder hervorholt, ist häufig überrascht, wie schnell er wieder Erfolg beim Spielen hat.

Demnach ist das Gehirn keine statische Größe, sondern unterliegt ständigen Aufbau-, Abbau- und Umbauprozessen. In welcher Form diese stattfinden ist individuell sehr unterschiedlich, aber immer abhängig von den Herausforderungen, die an das Gehirn gestellt werden. Die alltäglichen Aufgaben – beruflich wie privat – fordern Menschen darin, sich mit neuen, unbekannten Dingen auseinanderzusetzen. Das ist völlig natürlich. Menschen, die sich schnell auf neue und unerwartete Aufgaben einstellen können, gehen leichter durch den Tag. Sie erleben diese Aufgaben häufiger als Herausforderungen, denen sie sich gerne stellen und nicht als Belastungen, denen sie lieber aus dem Weg gehen.

Das Gehirn lässt sich nicht nur durch klassisches Lernen anregen und in seiner Flexibilität erhöhen. Lernen, insbesondere Auswendig-Lernen, führt oft lediglich zum Ausbau des semantischen Langzeitgedächtnisses, also zur Vergrößerung des Wissensschatzes und erhöht nicht grundsätzlich die Veränderungsfähigkeit des Gehirns. Veränderungen des Gehirns können durch Koordinations- und Bewegungsspiele, allgemeine Denkaufgaben und sogar durch das bloße Verlassen von (häufig unbewussten) Routinen nachhaltig angeregt werden. Es sind viele kleine Experimente mit dem Körper und dem Geist, durch die die Veränderungsfähigkeit des Gehirns und damit die Lernfähigkeit angeregt werden kann – weit ab von traditionellen Lernaktivitäten. Sozusagen als Trockenübung für den Ernstfall. Wie das funktioniert, erfahren Sie im Kapitel „Bewegt denken und lernen“ ab Seite 37. Vielleicht haben Sie Lust, an dieser Stelle schon einmal die folgenden kleinen Übungen auszuprobieren. Sie werden merken, dass bereits kleine Veränderungen regelmäßig durchgeführter und automatisierter Bewegungen zu Herausforderungen werden, die Ihr Gehirn verändern. Und zwar in positivem Sinne.

Praxistipp: Machen Sie es einmal anders und verlassen Sie Routinen

Falten Sie Ihre Hände einmal so, dass der andere Daumen zur Decke zeigt.
Verschränken Sie Ihre Arme einmal anders herum als üblich.
Putzen Sie sich einmal mit der anderen Hand die Zähne (aber seien Sie vorsichtig dabei!).
Fegen Sie einmal den Fußboden über die nicht übliche Seite.
Nehmen Sie Messer und Gabel doch einmal in die andere Hand.
Binden Sie die Schleife einmal mit seitenverkehrten Händen.

1.2 Rechte und linke Hirnhälfte

Das Gehirn besteht aus zwei miteinander verbundenen Hälften, einer linken und einer rechten. Auch wenn jede Hälfte nicht ohne die andere auskommt, ist jede für bestimmte, definierte Aufgaben zuständig (**Abbildung 1-2**).

Die **linke Hirnhälfte** steuert motorisch die rechte Körperseite und ist für die Sprache, das rationale, logische Denken und das Rechnen und Schreiben verantwortlich. Sie analysiert und strukturiert, kümmert sich um die Details und hat für alles Erklärungen. Und sie ist stark mit Regeln verknüpft. Außerdem ist die linke Seite zukunftsbezogen. Wer schwerpunktmäßig mit der linken Hälfte denkt, motiviert sich, um Schmerzen zu vermeiden (Klenke, 2013). Motivation durch Bestrafung (Negativ-Verstärker) funktioniert bei den Linksdenkern sehr gut.

Die **rechte Hirnhälfte** steuert motorisch die linke Körperseite, in ihr findet fantasievolles und bildhaftes Denken statt. Darüber hinaus ist sie vergangenheitsbezogen (Eggetsberger international, 2013). Auch die Gefühle sind hier angesiedelt. Sie betrachtet die Dinge eher ganzheitlich und steuert die Körpersprache. „Rechtsdenker" streben in Richtung Wohlbefinden. Motivation entsteht durch die Aussicht auf Belohnung (Positiv-Verstärker). Wenn auf Erfolg ein Lob folgt, aktiviert das die rechte Gehirnhälfte. Unabhängig davon, ob das Lob von einer Lehrperson ausgesprochen wird oder vom Lernenden selbst (Klenke, 2013).

Eggetsberger (2013) bezeichnet als „Ganzhirntyp" diejenigen Menschen, die beide Hirnhälften ausgewogen benutzen. Ganzhirntypen sind ausgeglichen und kreativ, ein Mix aus Links- und Rechtshirnaktivität ist möglich.

Idealerweise arbeiten beide Hälften zusammen und ergänzen sich gegenseitig. Allerdings bewegt sich unser Bildungssystem immer mehr hin zu einem „links-hirnisch" orientierten Unterricht. Das gängige Benotungssystem sucht ebenfalls nach den Fehlern und straft diese ab (Klenke, 2013). Wenn Lernen und Lehren ge-

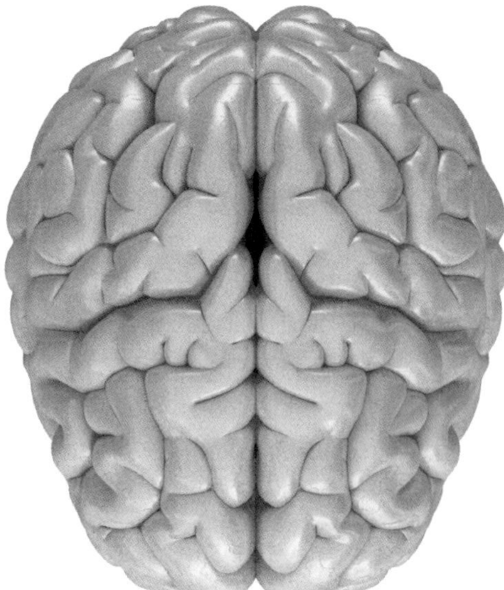

Abbildung 1-2: © Pixologicstudio/Science Photo Library, GettyImages

hirngerecht erfolgen soll, gehört die Aktivierung beider Gehirnhälften dazu. Die Flexibilität des Gehirns lässt sich durch Bewegungsübungen trainieren. Beispiele, wie das funktioniert, finden Sie im Kapitel „Bewegt denken und lernen“ ab Seite 37.

Der Hirndominanztest auf S. 28 stammt aus dem Werk „Die Wurzeln des Verhaltens“ von G. H. Eggetsberger (2004). Die Fragen habe ich originalgetreu übernommen, die Anleitung zur Auswertung habe ich leicht verändert (**Arbeitsblatt 1**).

Praxistipp: Berücksichtigen Sie beide Hirnhälften der Lernenden

Blättern Sie doch einmal zurück auf Seite 20. Dort beginnt das Kapitel, das sich mit dem gehirngerechten Lernen befasst, mit der Geschichte der Bibliothek. Durch die Geschichte erhält der Leser ein Gleichnis zu Aufbau und Arbeitsweise des Gedächtnisses. Das hat zwei Vorteile: Zum einen haben auch diejenigen Leser ohne Vorkenntnisse zum Gedächtnis die Gelegenheit, an etwas Bekanntes anzuknüpfen, denn in einer Bibliothek war sicherlich jeder Erwachsene schon mehrfach. Zum anderen – und darum geht es in diesem Zusammenhang – schafft die Geschichte ein Bild, mit dem die rechte Gehirnhälfte arbeiten kann. Im Anschluss folgen die Erklärungen zum Gedächtnis selbst, um das es ja eigentlich in dem Kapitel geht. Sie richten sich an die linke Gehirnhälfte. Diese Vorgehensweise bezieht also beide Gehirnhälften in den Lernprozess ein und schafft damit eine wichtige Voraussetzung für nachhaltiges Lernen. Insbesondere komplexe Zusammenhänge lassen sich sehr gut über die Ankopplung von Fachwissen an Bilder und Geschichten „herunterbrechen“ und darüber gehirngerecht und „merk-würdig“ präsentieren.

1.3 Leistungskurve und Biorhythmus

„Morgenstund hat Gold im Mund“ ODER
„Der frühe Vogel kann mich mal“

Es gibt Frühaufsteher, die gleich wach sind und schon früh morgens fröhlich drauflosplappern. Und es gibt Morgenmuffel, die nach dem Aufstehen nur schwer in Gang kommen, dafür aber abends kein Ende finden. Der Volksmund sagt, dass der, der früh mit der Arbeit anfängt, viel erreicht (Kluge, 2007). Sicherlich ist diese Annahme mit Vorsicht zu betrachten, denn der Morgenmuffel kann durchaus dasselbe erreichen, jedoch erst zu späterer Stunde. Die Frühaufsteher werden auch als Lerchen bezeichnet, die Nachtmenschen als Eulen. Es ist der persönliche Biorhythmus, der bestimmt, welchem Typ wir eher zugehören. Lerchen sind genauso wenig besser als Eulen wie umgekehrt. Aber Lernende sollten sich ihren Biorhythmus bewusst machen, denn ihre persönliche Leistungskurve orientiert sich an ihm. Das Wissen darüber ermöglicht ein Lernen im Rhythmus der inneren Uhr. Wer diesen Rhythmus kennt und seine Lernaktivitäten sowohl zeitlich als auch inhaltlich danach ausrichtet, lernt leichter und schneller. Die Leistungskurve ist nach einem relativ festen Schema aufgebaut, das in **Abbildung 1-4** dargestellt ist.

Die Leistungsfähigkeit verändert sich über den Tag, das ist völlig normal. Für den durchschnittlichen Menschen lassen sich fünf Phasen definieren, an denen er innerhalb von 24 Stunden seine persönlichen Leistungshöhe- und -tiefpunkte erlebt (Bazhin, 2017). Nach einer Anlaufphase am Morgen setzt die erste Hochleistungsphase ein. Um die Mittagszeit kommt es zu einem Einbruch der Leistungsfähigkeit, das viele als „Suppenkoma“ oder „Fressnarkose“ bezeichnen. Die Leistungsfähigkeit geht jedoch nur bis auf ca. 100 % zurück, in diesem „Hochleistungstief“ sind also

Arbeitsblatt 1

Hirndominanztest

(als Download verfügbar unter: www.hgf.io/schubert-lernenlehren-arbeitsmaterialien)

Die 28 Fragen, auf die Sie mit ja oder nein antworten sollten, ermitteln, ob Sie mehr links- oder mehr rechtshirnig denken und fühlen. Ein Ja heißt, die Frage trifft auf Sie weitestgehend zu, ein Nein heißt, die Frage trifft auf Sie überhaupt nicht zu.

		Ja	Nein
1)	Haben Sie Geduld und gehen Sie an eine Aufgabe von verschiedenen Gesichtspunkten heran, bis Sie schließlich eine Lösung erhalten?		
2)	Können Sie etwas gut in eher groben Zügen planen und beschreiben?		
3)	Bringen Sie gerne Ordnung in etwas und achten Sie auf die richtige Reihenfolge?		
4)	Denken Sie im Allgemeinen sehr logisch und können Sie im Allgemeinen erkennen, warum sich andere Menschen auf eine bestimmte Art und Weise verhalten?		
5)	Können Sie ein paar Worte in mehreren Fremdsprachen sprechen?		
6)	Können Sie meistens die richtigen Worte finden, um Ihre Gefühle zu beschreiben?		
7)	Fällt Ihnen Kategorisieren und das Ordnen von Unterlagen leicht?		
8)	Sind Sie in Ihren Ansichten objektiv; versuchen Sie erst die Tatsachen zu erlernen, bevor Sie sich entscheiden?		
9)	Lieben Sie Puzzles und Wortspiele?		
10)	Finden Sie gerne den Sinn in einer Sache, die ohne Sinn erscheint; können Sie die Gedanken eines Menschen für einen anderen interpretieren?		
11)	Bevorzugen Sie Zahlen, Fakten in logischer Abfolge?		
12)	Bevorzugen Sie einen ordentlich geordneten und übersichtlichen Arbeitsplatz/Studierplatz?		
13)	Haben Sie wenig Zeit?		
14)	Interessieren Sie sich für Technik und technische Lösungen?		
15)	Handeln Sie oft spontan und sind Sie voreilig in Ihren Schlussfolgerungen?		
16)	Sind Sie ein Tagträumer, sind Ihre nächtlichen Träume wirklichkeitsnah und spannend?		
17)	Sind Sie an Musik, Malerei, Tanz und künstlerischen Ausdrucksformen interessiert?		
18)	Fehlt Ihnen das besonders gute Gefühl für Zeit?		
19	Bilden Sie sich öfter aufgrund Ihres Gefühles ein Urteil als aufgrund von Fakten?		
20)	Haben Sie manchmal das Gefühl, etwas schon einmal gesehen oder erlebt zu haben – wie in einem anderen Leben?		
21)	Haben Sie häufig gewisse Ahnungen und folgen Sie oft Ihrem Instinkt?		
22)	Sind Sie ein visueller Typ? Können Sie sich Orte am besten über Farben einprägen?		
23)	Weinen Sie leicht und sind Ihre Gefühle schnell verletzt?		
24)	Sind Sie romantisch, sind Schönheit und Luxus für Sie wichtig?		
25)	Denken Sie oft an Vergangenes?		
26)	Lernen Sie leichter durch Tun und direktes Beobachten?		
27)	Bezeichnen viele Ihren Arbeitsplatz/Studierplatz als chaotisch und ungeordnet?		
28)	Interessieren Sie sich für Psychologie und ganzheitliche Heilweisen?		

Auswertung

Zählen Sie zusammen, wie viele Testfragen Sie von den Fragen 1–14 mit Ja beantwortet haben. Diese Punkteanzahl hat mit dem Gebrauch der linken Hirnhälfte zu tun. Anschließend zählen Sie zusammen, wie viele Testfragen Sie von den Fragen 15–28 mit Ja beantwortet haben. Diese Punkteanzahl hat mit dem Gebrauch der rechten Hirnhälfte zu tun. Tragen Sie beide Punktewerte als Balken von der Mitte ausgehend in den folgenden Zahlenstrahl ein. Anschließend erkennen Sie, ob eine Hirnhälfte stark zu dominieren scheint oder ob Sie eher ausgewogen denken und fühlen (**Abbildung 1-3**).

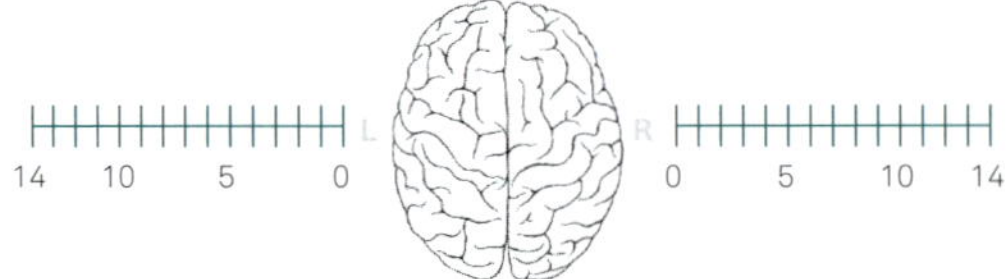

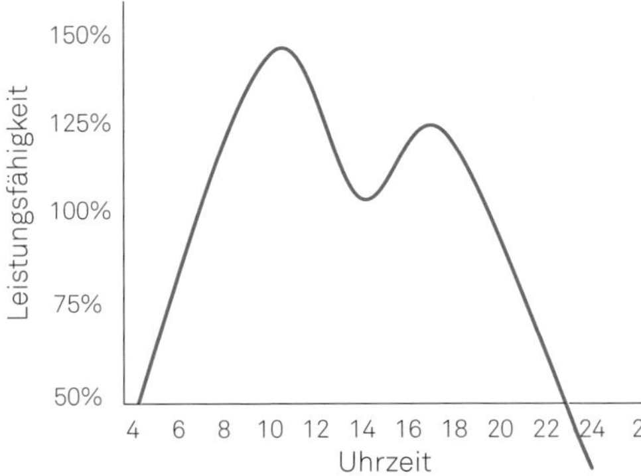

Abbildung 1-4: Leistungskurve einer Lerche. Bei der Eule verschiebt sich die Kurve um einige Stunden nach rechts. (Eigene Darstellung)

sehr viele Aktivitäten möglich. Anschließend geht die Kurve wieder bergauf, allerdings bei den meisten Menschen nicht mehr so weit wie am Vormittag. Abends sinkt die Leistungsfähigkeit stark ab, Lernaktivitäten fallen dann schwerer und sind weniger effektiv und effizient. Diese Angaben beruhen auf statistischen Durchschnittswerten, die durch die Art und Größe der Mahlzeiten und durch das Trinkverhalten beeinflusst werden. Es ist nachvollziehbar, dass der Gang zurück an den Schreibtisch nach einem deftigen Mittagessen mit Schweinsbraten und Klößen schwerer fällt als nach einem leichten Sommersalat.

Zugegeben, unser Schulsystem nimmt keine Rücksicht auf den Biorhythmus. Wenn die Schule morgens um acht Uhr beginnt, haben auch die Eulen anwesend zu sein. Sie haben also keine Wahl und müssen sich – zumindest in diesen formalen Lernsystemen – anpassen und damit abfinden. Aber sie können mit Hilfe ihrer Leistungskurve ihren persönlichen Lernrhythmus finden. Insbesondere in Prüfungsphasen und zum Ende der Ausbildung bzw. des Studiums legen die meisten Lernenden ganze Lerntage ein, und diese lassen sich nach dem individuellen Rhythmus gestalten. Besonders wichtige und schwierige Aufgaben erledigt man bestenfalls während der Leistungshochzeiten (Bazhin, 2017), während man in Leistungstiefzeiten sehr gut Wiederholungsaufgaben oder administrative Tätigkeiten wie aufräumen oder kopieren bearbeiten kann. Darüber hinaus ist es sinnvoll, auch längere Lernpausen in die Zeiten mit nachlassender Konzentration zu legen. Im Kapitel „Lerntage gestalten“ ab Seite 113 gehe ich näher darauf ein und mache konkrete Vorschläge für eine Pausenregelung beim Lernen.

Um das Bewusstsein der Lernenden auf ihren persönlichen Biorhythmus zu lenken und

Praxistipp: Wecken Sie die Schlafenden, bevor Sie starten

Wenn Sie morgens zu Beginn der ersten Stunde in die Gesichter Ihrer Auszubildenden schauen, erkennen Sie sehr schnell, wer zu den Eulen gehört. Ihre Augen sind nur halb geöffnet, das Gähnen können sie kaum unterdrücken und ihre Haltung ist gebückt. Spricht man eine Eule aus der Entfernung an, bleibt eine Reaktion häufig aus. Denn die Nachricht ist nicht angekommen, die Eule hat noch keine Öffnungszeit.
Das können Sie ändern. Beginnen Sie den Unterricht, indem Sie entweder etwas sehr Wichtiges oder etwas sehr Lustiges erzählen oder tun. Dann haben Sie eine reelle Chance, die Schlafenden zu wecken und ins Boot zu holen. Hinweise auf Prüfungen werden im Allgemeinen von Lernenden als ganz besonders wichtig eingestuft. Lustiges Element kann eine Anekdote oder eine Aufweckübung sein. Aufweckübungen sind mittlerweile obligatorischer Bestandteil meiner Unterrichte. Ich baue sie beim Unterrichtsstart und/oder bei Bedarf zwischendurch ein. Immer wieder sprechen Lernende mich im Unterricht an, ob nicht mal wieder die Zeit für eine kleine Übung gekommen ist. Diesen Hinweis verstehe ich als Beleg für die Wirkung der Übungen und nehme ihn gerne auf. Wie Aufweckübungen aussehen können, lesen Sie im Abschnitt „Bewegt denken und lernen“ ab Seite 37.

dessen Auswirkungen auf das Lernen zu thematisieren, habe ich ein Arbeitsblatt (**Arbeitsblatt 2**) entwickelt, dass ich sowohl im Unterricht als auch innerhalb von Lerncoaching-Gesprächen einsetze. Die Lernenden beobachten an sich über mehrere Tage, wann sie besonders leistungsfähig sind und wann eher müde. Dann übertragen sie diese Erkenntnis in das Arbeitsblatt, sie visualisieren es. An dieser Kurve leiten die Lernenden schließlich einige Grundsätze für die Gestaltung ihres eigenen, selbstgesteuerten Lernens ab. Im Kapitel „Schlüsselkompetenz Zeitmanagement“ ab Seite 96 finden Sie weitere Hinweise hierzu.

1.4 Vergessenskurve

Neue, frisch eingeprägte Lerninhalte haben eine Halbwertzeit von ca. 60 Minuten. Nach 20 Minuten haben wir ca. 40 % des Gelernten vergessen, nach einer Stunde wie gesagt bereits die Hälfte und nach einem Tag schon über 70 %. Hermann Ebbinghaus hat dieses Phänomen bereits 1885 in seiner Vergessenskurve beschrieben. Sie verdeutlicht die Geschwindigkeit, mit der Menschen vergessen (Hofmann & Löhle, 2012). Nach ihr erfolgt der stärkste Abfall des Vergessens in den ersten Stunden, danach ist der weitere Verlust nur noch gering. Die Kurve fällt innerhalb eines Monats bis auf eine erinnerte Wissensmenge von ca. 20 % langsam weiter ab. Um der Vergessenskurve entgegenzuwirken bzw. eine maximale Behaltensquote zu erreichen, hilft nur eins: Nach dem Motto „Einmal ist keinmal“ wird der Lernstoff in festgelegten Abständen wiederholt. Die erste Wiederholung erfolgt idealerweise bereits ca. zehn Minuten nach dem ersten Lernen, die zweite noch am selben Tag. Dann werden die Abstände immer größer: Die dritte Wiederholung sollte innerhalb der folgenden Woche erfolgen, die vierte nach spätestens vier Wochen. Der empfohlene Zeitpunkt für die fünfte Wiederholung ist nach ca. sechs Monaten angesiedelt. Wenn nötig, schließen sich weitere Wiederholungsprozesse an (Lernwerkstatt CH, o. J.). Auch wenn dieses Vorgehen zunächst aufwändig erscheint, die Vergessenskurve verändert sich mit jeder Wiederholung im positiven Sinne: Wird der Lernstoff nach der ersten Wiederholung wieder um 100 % beherrscht, gehen zwar wieder einige Teile verloren, der Abfall der Vergessenskurve ist aber bei weitem nicht mehr so steil wie nach dem ersten Lernen. Die Halbwertzeit verlängert sich und dadurch verschiebt sich der Zeitpunkt, an dem die nächste Wiederholung stattfinden soll, immer weiter nach hinten. Im Gegensatz dazu verkürzt sich die Zeit, die das Wiederholen an sich in Anspruch nimmt, das Wissen verfestigt sich Stück für Stück.

Praxistipp: Die erste(n) Wiederholung(en) in den Unterricht integrieren

Lehrende können wichtige Begriffe und Grundlagen bereits angekoppelt ans Unterrichtsgeschehen ein- oder zweimal wiederholen (lassen), um der Vergessenskurve entgegenzuwirken. Das sollte allerdings nicht zu viel Zeit in Anspruch nehmen. Durch „Abfragen kleiner Wissenshäppchen zwischendurch“ oder „Ingangbringen von Diskussionen, in denen Lernende Position beziehen müssen“ kann dies gelingen. Wenn die Lernenden am Ende der Stunde(n) die Gelegenheit erhalten, den Lernstoff mit Hilfe eines Arbeitsblattes zu verinnerlichen, ist schon sehr viel in die Richtung passiert. Das können Lückentexte, Kreuzworträtsel etc. sein.

Abbildung 1-6 verdeutlicht den Einfluss von Wiederholungen beim Lernen auf den Verlauf der Vergessenskurve.

Vorschlaflernen

Viele Eltern empfehlen ihren Kindern am Abend vor der Klassenarbeit, das Heft unter das Kopfkissen zu legen. Obwohl die Lerninhalte si-

Arbeitsblatt 2

Leistungskurve

(als Download verfügbar unter: www.hgf.io/schubert-lernenlehren-arbeitsmaterialien)

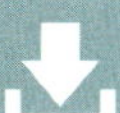

Kennen Sie Ihre Leistungskurve?
Wie sieht Ihr ganz normaler Durchschnittstag aus?
Wann sind Sie fit, wann müde? (**Abbildung 1-5**)

Beobachten Sie sich über mehrere Tage und stellen Sie sich dabei die folgenden Fragen:

- Wann stehe ich morgens auf?
- Fühle ich mich dann gleich fit?

- Wann kann ich mich besonders gut konzentrieren?
- Wie lange schaffe ich es, am Ball zu bleiben?
- Wann benötige ich Pausen und wie viele?

- Wann bin ich sehr müde?
- Gibt es einen bestimmten Grund dafür?
- Was unternehme ich dagegen?

Tragen Sie Ihre „Werte" als Kurve in die unten vorgefertigte Zeittafel ein.
Überprüfen Sie Ihr Lernverhalten, indem Sie die Zeiten, zu denen Sie gewöhnlich lernen, mit den Hochleistungszeiten Ihrer Kurve abgleichen.

Optimieren Sie gegebenenfalls Ihr Lernverhalten.

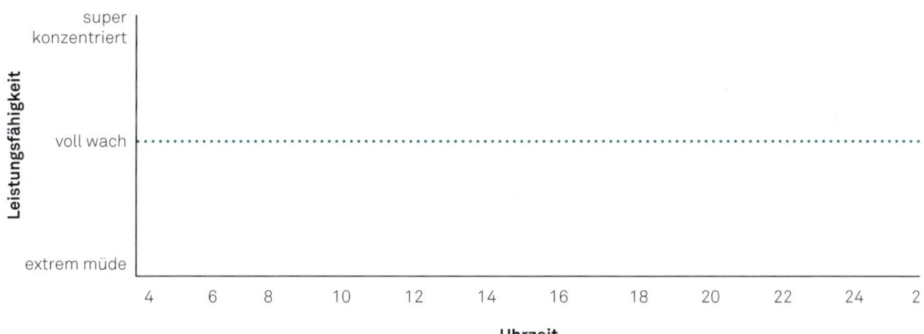

Abbildung 1-5: Vorlage für die eigene Beobachtung

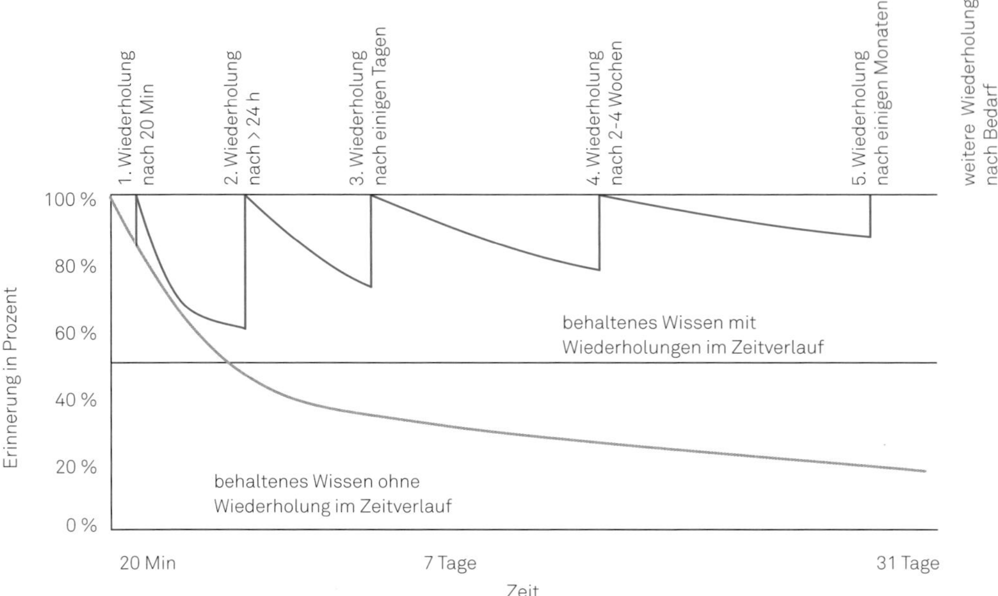

Abbildung 1-6: Die Vergessenskurve (grau) und der Einfluss von Lernwiederholungen auf ihren Verlauf (grün). (Eigene Darstellung)

cherlich nicht über Nacht durch Diffusion ins Gehirn gelangen – der Tipp hat seine Berechtigung. Wer kurz vor dem Schlafengehen das Gelernte noch einmal wiederholt ist äußerst produktiv, denn während des Schlafes findet die sogenannte Gedächtniskonsolisierung statt (Litzcke, 2003). Das Gehirn verarbeitet die zuletzt aufgenommenen Informationen im Schlaf, ohne das aktive Zutun des Lernenden.

In der Praxis ist es leider so, dass Lernende sich nach dem Lernen gerne damit belohnen, fernzusehen. Das ist kontraproduktiv, denn dadurch überschreiben sie sozusagen die letzten Informationen, die das Gehirn aufgenommen hat und nehmen ihm so die Möglichkeit, das Wissen automatisch zu festigen.

1.5 Lernfördernde und -hindernde Faktoren

In den Fachschulen und Hochschulen für Pflege- und Therapieberufe wird das Bild der Lernenden immer heterogener, denn es kommen viele Menschen mit unterschiedlichen Biografien zusammen. Neben den traditionellen Schulabgängern (die für sich schon verschiedene Bildungsabschlüsse wie Mittlere Reife oder Abitur mitbringen), absolvieren auch Personen mit bereits abgeschlossener Berufsausbildung und familiären Pflichten die Ausbildungskurse. Sie bringen sehr unterschiedliche Lebenserfahrungen und Lernvoraussetzungen mit. Einige verfügen über große kommunikative Kompetenzen, andere befinden sich augenblicklich in einer persönlichen Umbruchsituation. Hinzu kommen zunehmend mehr Lernende mit Migrationshintergrund, für die Deutsch eine Zweitsprache ist und das Lernen dadurch bedingt zu einer besonderen Heraus-

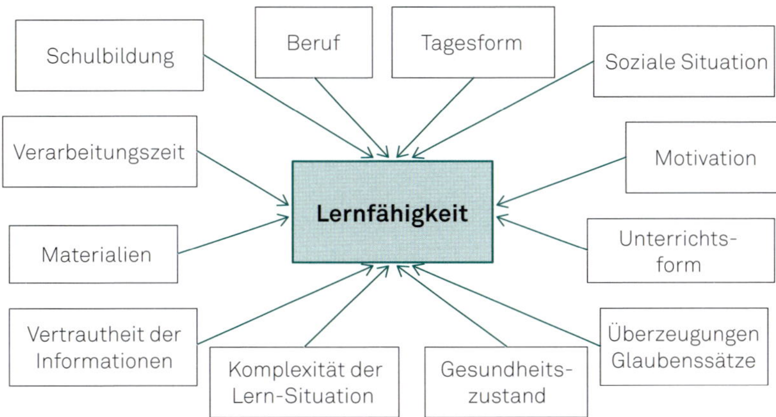

Abbildung 1-7: Einflussfaktoren auf die Lernfähigkeit. (Eigene Darstellung)

forderung wird. All diese Umstände führen dazu, dass die Lernenden sehr unterschiedliche Erwartungen und Vorlieben mit in den Unterricht bringen. Den Unterricht so zu gestalten, dass er den Bedürfnissen möglichst vieler Lernender gerecht wird, ist eine echte Herausforderung.

Auch wenn der Lernprozess selbst nicht von außen beobachtbar ist, wirken viele Einflussfaktoren positiv wie negativ auf sein Gelingen ein. Einige dieser Faktoren sind in der Person des Lernenden begründet und haben ihren Ursprung in der Vergangenheit. Dazu gehören die Schulbildung, die soziale Situation und ggf. der vorab erlernte Beruf, aber auch die früheren Lernerfahrungen und -erfolge der Lernenden. Anhand der früheren Lernerfahrungen schätzen Lernende ihre aktuelle Leistungsfähigkeit ein, denn sie haben ein inneres Gefühl oder einen Glauben, dass sie etwas schaffen oder auch nicht. Andere Faktoren sind abhängig von den Umständen, in denen Lernen stattfindet – sie beziehen sich also auf die Gegenwart. **Abbildung 1-7** fasst einige mögliche Einflussfaktoren auf das Lernen zusammen.

Viele Einflussfaktoren stehen in direktem Zusammenhang mit dem Unterrichtsgeschehen und können auch innerhalb des Unterrichts recht gut verändert werden. Die Unterrichtsform, die eingesetzten Methoden, die Komplexität der Lernsituationen, aber auch die Vertrautheit der Informationen sowie die zur Verfügung stehende Verarbeitungszeit beinhalten Möglichkeiten, Lernprozesse zu optimieren. Ich habe einige Fragen zusammengefasst, mit denen Lehrende ihren Unterricht diesbezüglich reflektieren können. Daraus ergeben sich einfache Regeln, unter deren Beachtung die Lernfähigkeit von Auszubildenden im Unterricht verbessert werden kann. Das **Arbeitsblatt 3** fasst sie in Form einer Checkliste zusammen.

Praxistipp: Umgang mit der Checkliste

Die Checkliste enthält verschiedene Fragen, die Lehrende bei der Unterrichtsreflexion in Hinblick auf die Unterstützung der Lernfähigkeit von Auszubildenden lenken können. Sie hat keinen Anspruch auf Vollständigkeit und kann durch weitere Fragen ergänzt werden. Aus den (ehrlichen) Antworten können sich wichtige Hinweise ergeben, wie die Lernfähigkeit von Auszubildenden über die Gestaltung von Unterricht im positiven Sinne beeinflusst werden kann.

Insgesamt lässt sich die Lernfähigkeit durch ein angenehmes Lernklima verbessern. Ein gutes Lernklima ist dann gegeben, wenn sich alle respektiert fühlen und keine Angst vor Negati-

Arbeitsblatt 3

Reflexion zur Gestaltung des eigenen Unterrichts

(als Download verfügbar unter: www.hgf.io/schubert-lernenlehren-arbeitsmaterialien)

Einflussfaktor	Frage bzw. Möglichkeiten
Unterrichtsform	Ist die Sitzordnung sinnvoll und geeignet? Trete ich meinen Auszubildenden mit einer angemessenen Haltung gegenüber? Kommuniziere ich wertschätzend und motivierend? Wissen meine Auszubildenden, wozu der Unterricht wichtig ist bzw. wozu sie die Inhalte benötigen? Kennen meine Auszubildenden die Ziele und Anforderungen des Unterrichts? Haben meine Unterrichtsstunden einen klaren Anfang und Schluss?
Unterrichtsmethoden	Passen meine gewählten Methoden zu den Unterrichtszielen? Verfüge ich über ein geeignetes Methodenrepertoire? Reagieren meine Auszubildenden positiv auf die von mir gewählten Methoden? Machen meine Auszubildenden einen gelangweilten Eindruck?
Komplexität der Lernsituation	Gelingt es mir, auch schwierige Zusammenhänge mit einfachen Worten zu erklären? Reduziere ich meinen Unterricht, wo es nötig ist, auf das Wesentliche? Können auch schwächere Auszubildende meinem Unterricht folgen?
Verarbeitungszeit	Unterrichte ich in einem angemessenen Tempo? Haben die Lernenden ausreichend Gelegenheit, Informationen „sacken zu lassen"? Gebe ich den Lernenden genügend Zeit und Raum für die Bearbeitung der von mir gestellten Lernaufgaben bzw. Arbeitsaufträge? Verlange ich zu viel oder zu wenig von meinen Auszubildenden? Kann ich stärkere und schwächere Auszubildende fordern und fördern?
Vertrautheit der Informationen	Können meine Auszubildenden an ihr vorhandenes Wissen anknüpfen? Mache ich meine Auszubildenden im Unterricht auf besonders wichtige Aspekte aufmerksam? Wiederhole ich angemessen? Rege ich meine Auszubildenden zum kritischen Nachdenken an? Verknüpfe ich meine Lerninhalte mit anderen Themen oder Modulen? Setze ich sie in einen nachvollziehbaren und praxisnahen Zusammenhang?
Materialien und Medien	Passen meine verwendeten Materialien und Medien zu den Zielen und zum Inhalt? Sind meine Materialien und Medien anschaulich und ansprechend?

vem wie Abwertung, Vorführung etc. haben. Dies geschieht durch das Einhalten verabredeter oder vorgegebener Regeln der gesamten Gruppe. Lehrende haben die Aufgabe, für die Einhaltung der Regeln zu sorgen und diejenigen Lernenden, die sie brechen, zurechtzuweisen. Aber auch wenn Lehrende Transparenz über den Rahmen (Zeit, Raum, Ziele, Erwartungen, Struktur etc.) ihres Unterrichts herstellen, hat dies eine positive Auswirkung auf das Lernklima. Auch wenn nicht die Lernergebnisse, sondern die Lernprozesse im Mittelpunkt stehen, ist es förderlich für das Lernklima. Dies können Lehrende unterstützen, indem sie die Lernenden anregen, Fragen zu stellen, Ideen auszutauschen und zu diskutieren. Darüber hinaus nehmen Lehrende, die ein gutes Lernklima schaffen wollen, die Aussagen von Lernenden ernst und beantworten Fragen gebührend. So leben sie ihre Vorbildfunktion vor der Gruppe. Schließlich trägt auch eine positive Fehlerkultur zu einem guten Lernklima bei. Dann spüren Lernende, „dass es gewünscht ist, dass sie sich ausprobieren und Fehler machen, weil dies das Lernen unterstützt“ (Brendel, Hanke & Macke, 2019, S. 117). Auch das zeitnahe und konstruktive Feedback durch die Lehrenden ist in diesem Zusammenhang wichtig. Aber genauso wichtig ist das Feedback der Lernenden an die Lehrenden, da das Wissen über das Zurechtkommen der Lernenden für Lehrkräfte unerlässlich für die Verbesserung ihre Lehre und des Lernklima ist. Zuletzt ist natürlich auch gemeinsames Lachen Kennzeichen eines guten Miteinanders, auch Humor sollte einen festen Platz in der Lehre haben.

Zum Schluss dieses Kapitels über lernfördernde und lernhindernde Faktoren möchte ich noch auf einen weiteren, meiner Ansicht nach sehr wichtigen, Aspekt eingehen: Das sind die **Glaubenssätze**. Alle Menschen tragen sie in sich und ihre Persönlichkeit ist durch sie sehr geprägt. Obwohl sie sich in Unterrichtssituationen kaum verändern lassen, werden sie gerade dort häufig für Lehrende sichtbar. Mark Twain hat einmal gesagt: Das, was jemand von sich selbst denkt, bestimmt sein Schicksal. Ich finde er hat Recht. Denn wer an sich glaubt, schafft viel. Und wer sich nur wenig zutraut, erreicht auch nur wenig.

Praxistipp: Einstieg zum Nachdenken über das Selbst

Kennen Sie das? Ein Lernender berichtet Ihnen in einem Gespräch, dass er etwas schon mehrfach versucht hat, es ihm aber noch nie gelungen ist. Er weiß nicht, warum es bei einem erneuten Versuch klappen sollte. Und kommt zu der Erkenntnis, dass eine nochmalige Anstrengung sich nicht lohnt. Das schlimmste daran ist, dass er fest daran glaubt, dass dies die unumstößliche Wahrheit ist.
Ich stelle daraufhin häufig die einfache Frage, die ich aus dem Buch von Taleb und Proß-Gill (2009) entnommen habe: Wenn ich in meinem ganzen Leben noch keinen schwarzen Schwan gesehen habe – heißt das, dass es keine schwarzen Schwäne gibt?
Diese Frage regt die meisten Lernenden zum Nachdenken an. Für mich war sie schon häufig ein Türöffner zu einem konstruktiven Lerncoaching-Gespräch, in dem ich Lernenden ihre festen Überzeugungen bewusst machen und eine Umkehr der negativen Glaubenssätze anbahnen kann.

Glaubenssätze sind häufig unbewusste Überzeugungen, die sich in den Gedanken zeigen. Viele von ihnen entstehen bereits im Kindesalter und verfolgen das Ziel, das Leben in der Herkunftsfamilie gut zu meistern. Oft führen besonders einprägsame Erlebnisse zur Ausbildung von Glaubenssätzen (Klenke, 2013). Im Erwachsenenalter existieren sie weiter und beeinflussen das Handeln, meist ohne dass die Betroffenen es wissen (Drath, 2014). Denn die alten Glaubenssätze sind seit langem vertraut und werden nie wieder in Frage gestellt. Glaubenssätze sind grundsätzlich weder gut noch schlecht, aber leider beinhalten sie häufig negative Gedanken. Überzeugungen steuern das Verhalten und sind nur schwer umkehrbar. Und sie hemmen Veränderungsprozesse – und damit auch Lernprozesse.

Deshalb ist es sinnvoll, diese Glaubenssätze regelmäßig auf ihre Sinnhaftigkeit zu überprüfen. Dass sie jedoch, wie bereits erwähnt, fast nie bewusst sind, macht die Überprüfung so schwierig. Dies kann in einem Lerncoaching-Gespräch nach dem folgenden Ansatz geschehen:

In einer ersten Auseinandersetzung machen sich die Lernenden die eigenen Werte und Glaubenssätze bewusst. Am besten formulieren sie zunächst einen beispielhaften Glaubenssatz in Form eines „Wenn-Dann-Formates“. Beispiel: „Immer, wenn ich vor der Gruppe stehe und ein Referat halten muss, ist mein Kopf leer.“

Anschließend lenken die Lernenden ihre Aufmerksamkeit auf das eigene Wertesystem und wägen Nutzen und Kosten ab, die mit diesem Glaubenssatz zusammenhängen. Im genannten Beispiel gibt es keinen Nutzen, denn es kommt kein gelungener Vortrag zustande. Stattdessen ist er mit unangenehmen Gefühlen wie Lampenfieber und Stammeln verbunden, die sich negativ auf die Motivation auswirken. Es ist durchaus sinnvoll, diese Erkenntnisse zu visualisieren, denn dieses erste Ergebnis ist damit fixiert und dient als Ausgangspunkt der weiteren Auseinandersetzung mit dem eigenen (Lern-)Verhalten. Dadurch wird die Übung nachhaltig.

Im dritten Schritt wird der Glaubenssatz umgewandelt in einen positiven Satz, der einen großen Nutzen bei geringen Kosten hat. Ein umgekehrter Glaubenssatz verändert das Wertesystem, es findet affektives Lernen statt. Aber nur wenn dieser neue Satz verinnerlicht wird und mit der neuen Überzeugung positive Erfahrungen gemacht und bewusst wahrgenommen werden, wird der Nutzen für die Lernenden spürbar. Erst dann wird Veränderung nachhaltig möglich. Für das Beispiel könnte dieser Satz lauten: „Ich bin genauso gut wie die anderen, wenn ich einige Grundsätze berücksichtige.“ Diesen Satz sprechen die Lernenden im Anschluss immer wieder aus und wenden ihn in den entsprechenden Situationen an. Tabelle 1 stellt die drei Schritte als Übersicht dar.

Häufig tragen Menschen unterschiedliche Glaubenssätze in sich, weil sie verschiedene Rollen bekleiden (Dollinger, 2013). Als Führungskraft mag jemand Durchsetzungskraft als dominantes Verhalten zeigen, zu Hause in der Rolle als Vater oder Mutter mögen ganz andere Verhaltensweisen von Bedeutung sein.

Tabelle 1-1: Umformulierung von Glaubenssätzen in drei Schritten

Schritt 1: Glaubenssatz bewusst machen	
Immer wenn ich vor der Gruppe stehe und ein Referat halten muss, ist mein Kopf leer.	
Schritt 2: Nutzen und Kosten abwägen	
Nutzen: KEINER, da trotz wiederholter Versuche kein gelungener Vortrag zustande kommt.	Kosten: Lampenfieber, Übelkeit, schwitzen stammeln, Blackout beschämendes Gefühl
Schritt 3: neuen, positiven Glaubenssatz formulieren	
Ich bin genauso gut wie die anderen, wenn ich einige Grundsätze berücksichtige.	
Nutzen: Zuversicht, positive Grundhaltung Kenntnis darüber, wie es gelingen kann weniger unangenehme Gefühle Erfolgserlebnis erhöht die Motivation	Kosten: Übungszeit erforderlich Grundsätze festlegen und verinnerlichen

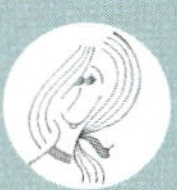

Pia: Die Übung lässt sich schwer umsetzen

Das genannte Beispiel stammt aus einem Lerncoaching-Gespräch mit der Physiotherapie-Studentin Pia. Sie konnte sich sehr gut auf die Übung einlassen und die Aussagen schnell erörtern. Am Ende fühlte sie sich ermutigt und ging recht froh aus dem Gespräch heraus. Aber mit der Umsetzung hatte sie Probleme. Sie hatte sich den neuen Satz gemerkt und sogar noch einen weiteren kreiert. Dieser lautete: „Wenn ich vor anderen spreche, stehe ich dabei aufrecht. Niemand bringt mich aus der Fassung." Vor ihrer nächsten Präsentation im Unterricht hat sie sich beide Sätze vorgesprochen, aber der Erfolg blieb aus. Es hat nicht besser geklappt als sonst. Darüber war Pia sehr enttäuscht.

Leider funktioniert das nicht von heute auf morgen problemlos. Wie jede andere Technik auch, muss die Umformulierung von Glaubenssätzen immer wieder geübt werden. Pia braucht Geduld und Gelegenheiten. Wenn sie sich ergeben, muss sie sie am Schopf packen und die Übung anwenden, so lautete meine Empfehlung. Das hat Pia umgesetzt und nach einiger Zeit ist es ihr gelungen, ihr Selbstvertrauen in die eigenen Präsentationskompetenzen zu vergrößern. Aber zu ihren liebsten Aufgaben gehört das Präsentieren weiterhin nicht.

Unsere Glaubenssätze bestimmen darüber, was wir besonders gut können und was uns schwerfällt. Da Glaubenssätze häufiger negativ als positiv formuliert sind, fällt es Lernenden viel leichter, ihre Schwächen aufzuzählen als ihre Stärken. Das blockiert sie jedoch in der Stärkung ihrer Ressourcen. Aus diesem Grund ist die Arbeit an den Glaubenssätzen für mich im Lerncoaching sehr wichtig. Denn wenn es gelingt, die blockierenden Glaubenssätze aufzubrechen und durch positive und motivierende zu ersetzen, hat dies eine erhebliche Auswirkung auf die Lernfähigkeit.

Zum Nachdenken: Glaubenssätze bestimmen die Persönlichkeit

Achte auf deine Gedanken,
denn sie werden Worte.

Achte auf deine Gefühle,
denn sie werden Handlungen.

Achte auf deine Handlungen,
denn sie werden Gewohnheiten.

Achte auf deine Gewohnheiten,
denn sie werden dein Charakter.

Achte auf deinen Charakter,
denn er wird dein Schicksal.

(aus dem Talmud, Schriftenwerk des Judentums)

1.6 Bewegt denken und lernen

Bewegung hat nicht nur eine positive Auswirkung auf die körperliche Gesunderhaltung, sondern auch auf die kognitiven Fähigkeiten. Das Gehirn verändert sich während der Bewegung durch Ingangsetzung komplexer Hirnleistungen, die fein aufeinander abgestimmt sein müssen. Im Hippocampus kommt es zur Neurogenese und die Nervenzellen werden besser miteinander vernetzt. Auch das Lernen selbst regt die Bildung neuer Nervenzellen an, durch körperliches Training verdoppelt sich aber die Anzahl dieser Nervenzellen. Zusätzlich erhöht sich die Konzentration und Ausschüttung der Neurotransmitter Serotonin, Dopamin und Noradrenalin, fehlende Bewegungsreize können zu einem Mangel derselben Stoffe führen (Lückhardt, 2015). „Keine oder zu wenige Bewegungsimpulse führen schon bei Schülern im Grundschulalter zu Defiziten im Bereich der Aufmerksamkeits- und Konzentrationsfähigkeit" (Lückhardt, 2015, S. 10). Aufmerksamkeit erfordert aber aktive Nervenzellen im Gehirn, einen aktiven Stoffwechsel und eine ausreichende Sauerstoffversorgung. Wenn das Gehirn neben der Bewegung noch eine geistige Herausforderung als zusätzlichen intellektuellen Stimulus erhält, kann es seine Fähigkeiten optimal erweitern.

Ich habe viele Jahre als Physiotherapeutin Menschen dabei unterstützt, Bewegungsabläufe (wieder) zu erlernen und/oder auf eine physiologische Weise durchzuführen. Die Gehirne der Kinder mussten dabei komplett neue Programme schreiben. Ältere Patienten haben ihre gewohnten Programme umgeschrieben oder daran gearbeitet, dass die gesunden Anteile ihrer Gehirne diejenigen Funktionen übernehmen, die in anderen Arealen durch Krankheit verlorengegangen sind (vgl. Plastizität des Gehirns auf Seite 24). Eines hatten jedoch alle Patienten gemeinsam: Sie haben ihr Gehirn verändert. Sie haben neue Synapsen gebildet, durch viele Wiederholungen neue oder veränderte Bewegungsabläufe eingeübt und diese bestenfalls automatisiert. Gleichzeitig haben sie pathologische, also unerwünschte Bewegungen gehemmt. Kurz: Ich habe Menschen dabei unterstützt, ihre Bewegungsfähigkeiten zu optimieren.

Wenn sich das Gehirn sowohl beim Bewegen als auch beim Lernen verändert, aber Lernen den Menschen deutlich weniger Spaß macht als Bewegung, stellt sich aus pädagogischer Sicht für mich die logische Frage: Wie lässt sich Bewegung gezielt dazu einsetzen, Lernprozesse zu unterstützen?

Diese Frage haben sich auch andere gestellt und es gibt unterschiedliche Konzepte auf dem Markt, die diesen Ansatz verfolgen. Begriffe wie Edukinästhetik, Brain Gym, Life-Kinetik, Gehirntraining durch Bewegung, Brain Walking und weitere sind entstanden. Meinem Konzept habe ich den Namen „Geh-Denk-Zeit" gegeben. Es beinhaltet Bewegungs-, Denk-, Zähl-, Koordinations- und Kreativitätsübungen. Regelmäßig angewendet steigern sie nicht nur Konzentration und Merkfähigkeit, sondern sie bereiten auch viel Spaß. Gerade in längeren Lernphasen trägt der regelmäßige Wechsel oder auch die Kombination von Denken und Bewegung zur Auflockerung und Verbesserung der Konzentrationsfähigkeit bei (Lückhardt, 2015). Die Übungen benötigen nicht viel Zeit und sind sehr vielseitig einsetzbar. Dass sie auch als kurze Elemente in Unterricht und Lerncoaching erfolgreich einsetzbar sind, habe ich vielfach festgestellt.

Ich möchte nun kurz die Wirkungen des „bewegten Denkens" vorstellen und einige exemplarische Vorschläge dazu machen, wie Lehrende über Bewegungs- und Denkübungen ihre Auszubildenden nicht nur wecken, sondern auch ihre Konzentrations- und Merkfähigkeit verbessern und ihre beiden Gehirnhälften miteinander verbinden können.

Das Gehirn eines Erwachsenen wiegt knapp 1,5 kg und entspricht in Bezug auf Form und Größe in etwa den beiden mit den Handflächen aneinandergelegten Fäusten seines Besitzers. Obwohl das Gehirn nur 2 % der Körpermasse ausmacht, verbraucht es 20 % der gesamten benötigen Energie des Körpers. Bewegung hat vier wichtige Wirkungen auf das Gehirn:

- Bewegung steigert die Gehirndurchblutung und damit seine Versorgung mit Sauerstoff und Nährstoffen, v.a. Glukose. Im Gegenzug dazu werden vermehrt Stoffwechselprodukte abtransportiert.
- Bewegung lässt neue Verbindungen zwischen den Nerven entstehen. Aber nicht nur die Zahl der Synapsen nimmt zu, sie werden mit zunehmender Wiederholung der Übungen auch stabiler und verlässlicher (vgl. Seite 25).
- Auch die Bildung von Neurotransmittern, die für die Informationsübertragung von einer Nervenzelle zur nächsten verantwortlich sind, wird angeregt. Zu den besonders wichtigen Überträgerstoffen gehören Glutamat, Dopamin, Acetylcholin, Serotonin und GABA (Gammaaminobuttersäure).
- Schließlich führt Bewegung zur verstärkten Ausschüttung von Glückshormonen. Hier spielen in erster Linie die Stoffe Dopamin, Serotonin und Oxitocin eine Rolle.

Zusammenfassend lässt sich sagen, dass Bewegung die Flexibilität und Arbeitsfähigkeit des

Gehirns erhöht und dabei glücklich macht. Das klingt vielleicht erst einmal etwas abstrakt. Aber stellen Sie sich vor, Sie stehen am Fuße eines Berges, den Sie erklimmen wollen, und schauen auf den Gipfel. Vielleicht fragen Sie sich anfangs, ob Sie diese Strapazen wirklich auf sich nehmen wollen, aber dann gehen Sie langsam los. Schritt für Schritt kommen Sie dem Gipfel näher. Oben angekommen überströmt Sie ein übergroßes Glücksgefühl, ausgelöst vom eingebauten Belohnungssystem des Körpers.

Wirkungen von Bewegung auf das Gehirn
Anregung von Durchblutung und Stoffwechsel
Erhöhung von Anzahl und Stabilität der Synapsen
Vermehrte Ausschüttung von Überträgerstoffen
Freisetzung von Glückshormonen

Um einen Effekt zu erzielen, sind keine großartigen und aufwändigen Übungen nötig. Schon kleine Koordinationsaufgaben reichen aus, um das Gehirn zu verändern. Allerdings sollten sie regelmäßig angewendet werden. Tägliches Üben mit einer Dauer von drei Minuten hat eine bessere Wirkung als einmaliges Üben pro Woche für eine Stunde. Ich mache nun einige kleine Vorschläge für Aufwach- und Konzentrationsübungen, die ohne Aufwand auch im Unterricht oder zuhause eingesetzt werden können.

Routinen verlassen

Erinnern Sie sich an die kleinen Anregungen zum Verlassen von Routinen von Seite 25? Schon wenn Sie eine typische Alltagssituation etwas anders gestalten als üblich, verändern Sie Ihr Gehirn. Dabei können Sie Ihrer Kreativität freien Lauf lassen. Ich möchte Ihnen noch einige weitere Anregungen aufzeigen:

- *Messer und Gabel vertauscht in die Hände nehmen*
- *Die Wäsche mit vertauschten Händen aufhängen*
- *Mit der nicht üblichen Hand ein paar Worte schreiben*
- *Einige Zeilen der Zeitung auf dem Kopf lesen*

Für den Einsatz im Unterricht gibt es konkrete Übungen. Meistens bitte ich die Lernenden aufzustehen, bevor ich mit den Übungen beginne. Das bringt sie schon in Bewegung, bevor es losgeht und stellt sicher, dass alle aktiv dabei sind und niemand den Start verpasst.

1. Übung: tip tap top
Jeder kennt aus Kindertagen die einfache kleine Übung, bei der die Fingerkuppen der Finger 2–5 im Wechsel an die Daumenkuppe geführt werden. Lassen Sie die Lernenden zunächst mit der rechten Hand, dann mit der linken (oder umgekehrt) diese Abfolge durchführen. Zunächst vorwärts und anschließend rückwärts. Meiner Erfahrung nach ist dies ohne Probleme sofort für alle Lernenden umsetzbar, da die Bewegungen seit Jahrzehnten automatisiert sind. Durch eine kleine Veränderung wird diese Übung aber schließlich zur Herausforderung: Wenn die Lernenden diesen Ablauf nun mit der einen Hand vorwärts und zeitgleich mit der anderen Hand rückwärts durchführen sollen, geraten sie plötzlich ins Stocken. Das Programm (bzw. die Synapse) hierfür fehlt und ein Umbauprozess kommt in Gang.

2. Übung: Satz bilden
Die Auszubildenden sollen einen Satz aufschreiben, der die folgenden Regeln berücksichtigt: Er besteht aus fünf Worten, die alle mit demselben Anfangsbuchstaben beginnen, dies kann zum Beispiel ein „E“ sein. Ein möglicher Satz lautet: Ein Elefant erntet eine Erdbeere.

3. Übung: Kniechen – Näschen – Öhrchen
Diese Übung ist sehr bekannt. Im Dick-und-Doof-Film Wüstensöhne demonstrierte Stan

Laurel sie: Zunächst berühren beide Hände die Knie (linke Hand an linkes, rechte Hand an rechtes Knie), anschließend greift die linke Hand an die Nase, während die rechte Hand an das linke Ohr fasst. Dann gehen wieder beide Hände an die Knie und anschließend greift die rechte Hand an die Nase, während die linke Hand an das rechte Ohr fasst. Dieser Wechsel wird im Rhythmus ausgeführt. Viele Lernende haben anfangs Probleme bei der koordinativen Umsetzung und kommen erst nach unterschiedlich langer Übungszeit in einen gleichmäßigen Rhythmus.

Die Übung lässt sich steigern, indem das Tempo erhöht wird oder die Hände nicht an beide Knie, sondern abwechselnd einmal ans linke und einmal ans rechte Knie fassen. Man kann auch im Rhythmus dazu einen Reim sprechen.

Fingerübungen steigern die Blutzufuhr im Gehirn deutlich stärker als Übungen mit großen Muskeln. Wenn die Finger sich bewegen, läuft das Gehirn auf Hochtouren. Das ist beispielsweise beim Klavierspielen der Fall. Sobald man jedoch eine Übung beherrscht, strengt der Kopf sich weniger an, die Bewegung läuft automatisiert ab. Obwohl die Hände nur ca. 2% der Körpermasse darstellen, sind sie wegen ihrer hochkoordinativen Bewegungsfähigkeiten in fast 60% der Großhirnrinde repräsentiert (Deutscher Turner-Bund, 2010). Das verdeutlicht **Abbildung 1-8**.

Bei diesen Übungen geht es nicht darum, dass sie fehlerfrei gemeistert werden. Der Versuch zählt und er verändert das Gehirn. Sobald eine Übung beherrscht wird, sollte sie durch eine andere Übung ausgetauscht werden. Je mehr Spaß diese Übungen machen, umso größer ist der Effekt und umso wacher werden die Lernenden. Zwei Minuten Unterrichtszeit, die sich nach meiner Erfahrung sehr lohnen.

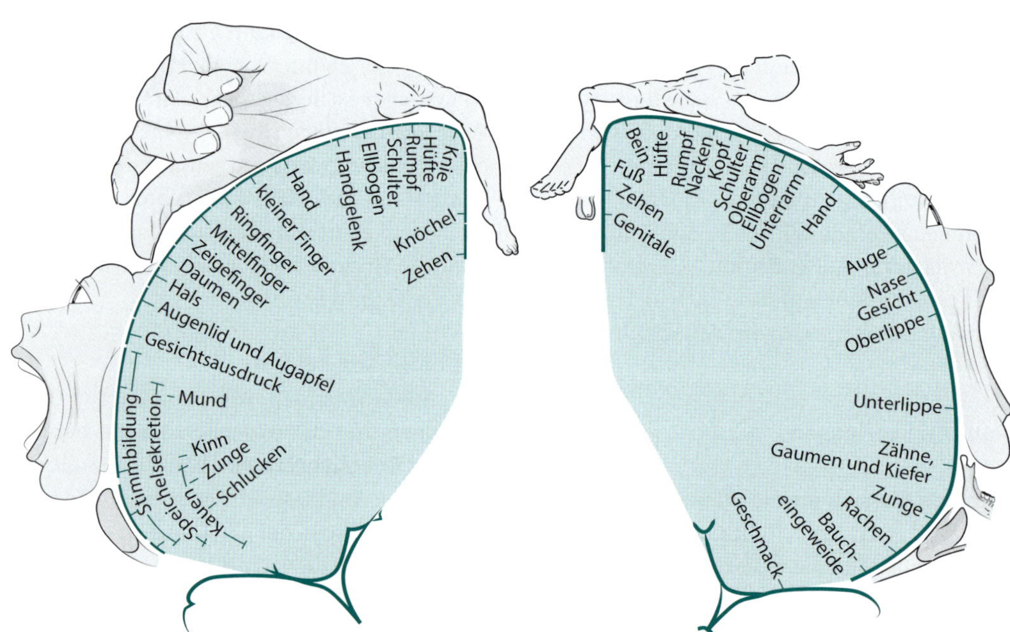

Abbildung 1-8: Repräsentation der Körperabschnitte in der sensorischen (rechts) und motorischen (links) Großhirnrinde. (Bild: grafikramer.de)

2 Der Lehrer als Lerncoach

„Nur die haben ein Recht zu kritisieren, die zugleich ein Herz haben, zu helfen."
(William Penn)

Überblick:

2.1 Lerncoaching – mehr als Lehren

Pätzold definiert Lernberatung als „zeitlich befristete Interaktion zwischen einem Berater und einem Ratsuchenden mit dem Ziel, in einem bestimmten Problem- oder Handlungsbereich Lösungen und Strategien zu entwickeln, die dann – möglicherweise unter Beteiligung des Beraters – vom Ratsuchenden implementiert werden können“ (Pätzold, 2004, S. 52).

Lerncoaching ist eine spezielle Form der pädagogisch-psychologischen Beratung (Hardeland, 2015). Der Begriff setzt sich aus den Worten „Lernen“ und „Coaching“ zusammen. Es geht also um einen Begleitungsprozess, der das Lernen von Menschen in seinen unterschiedlichen Formen und Methoden fokussiert. Er berücksichtigt aber auch die verschiedenen Einflussfaktoren, die das Lernen und seine Prozesse **fördern oder hemmen. Beratung** in Form von Coaching erteilt keine klugen Ratschläge, sondern findet als „horizontale Beratung auf Augenhöhe“ statt. Es ist eine Art Hilfe zur Selbsthilfe. Coach und Lernende sind gleichberechtigte Gesprächspartner. Der Coach ist bemüht, den Lernenden bei der Gestaltung ihrer Lernprozesse und -fortschritte unterstützend zur Seite zu stehen, indem er zur Reflexion anregt und/oder Handlungsalternativen aufzeigt, aus denen die Lernenden auswählen. Lerncoaching ist keine Nachhilfe, denn es wird kein Fachwissen vermittelt. Stattdessen geht es um die Auseinandersetzung mit den eigenen Lernprozessen und den damit verbundenen Stärken und Schwächen, um den aktuellen Lernstand zu beschreiben, ein gezieltes Vorankommen zu initiieren und zu planen, geeignete Lernwege zu finden und vor allem Verantwortung **für den eigenen Lernprozess zu übernehmen.** Der Lerncoach sieht in dem Lernenden einen Experten für sich und sein eigenes Lernen. Deshalb muss auch der Lernende selbst die Entscheidung für seine persönlichen Lernaktivitäten treffen. Der Coach gibt ihm dabei Impulse und beobachtet das Geschehen.

Mein Lerncoachingkonzept hat sich im Laufe vieler Jahre nach und nach (weiter-)entwickelt und ist ein Stück weit angelehnt an das Lernberatungskonzept von Klein und Reuter (2011). Ihm liegt ein Lernberatungsverständnis zugrunde, das Lernen in einem individuellen und flexiblen Gestaltungsrahmen begleitet und unterstützt. Es basiert auf Verantwortungsteilung und Interaktion und beinhaltet Aushandlungsprozesse, die nicht beliebig sind, sondern orientierungsgebende Standards benötigen. Lernberatung als eine erwachsenenpädagogische Intervention umfasst demnach

- eine pädagogische Grundhaltung und einen bewussten didaktischen Blick,
- ein Lernberatungsverständnis, das auf die Selbstorganisation von (lebensbegleitendem) Lernen abzielt,
- ein Lernarrangement, das eigenverantwortliches und selbstbestimmtes Lernen ermöglicht,
- die Formulierung und Berücksichtigung handlungsleitender Prinzipien, die der Beratungssituation einen Rahmen geben und für Kontinuität sorgen,
- Gestaltungsansätze, die Handlungsraum für die individuelle und aktive Entwicklung von beruflichen Kompetenzen und Lebensperspektiven eröffnet (Klein & Reutter, 2011, 21f).

Lerncoaching unterstützt Lernende bei der Planung, Durchführung und Umsetzung ihrer Lernaktivitäten und zielt darauf ab, Lernprozesse zu optimieren. Dabei geht es nicht um die Vermittlung fachlicher Kenntnisse, sondern um die Unterstützung des Lernenden beim Erwerb dieser Kenntnisse (Schubert, 2013).

Natürlich findet formales Lernen in einem institutionell vorgegebenen Rahmen statt, der an bestimmte Bedingungen geknüpft ist. Aber auch dieser gibt Spielräume, den Unterricht für die Lernenden möglichst wenig belastend, kalkulierbar und erfolgreich zu gestalten (Fromm, 2017). Dabei ist es besonders wichtig, dass Lehrende in ihrem Verhalten kongruent sind.

Denn Lernende nehmen sehr sensibel wahr, wenn das Reden und das Tun Lehrender nicht übereinstimmt.

An dieser Stelle spannt sich wieder der Bogen zu Hattie. Wenn er von „visible teaching and learning" spricht, meint er zusätzlich zur direkten Übersetzung „sichtbares Lehren und Lernen", aber auch „erkennbares und erfahrbares Lehren und Lernen". Dies findet statt, wenn Lehrende darauf achten, wo Lernende in ihren Lernprozessen stehen und erkennen, wie sie lernen (Höfer, D. & Steffens, 2012). Und er geht noch weiter: Wenn Lehrende ihren Unterricht mit den Augen der Lernenden gestalten, wissen sie, was diese denken und wissen. Vor diesem Hintergrund lassen sich Lernprozesse aktiv gestalten. Lehrende nehmen die Wirkungen ihres Tuns in den Blick. „Diese evaluierende Orientierung [...] scheint der zentrale Eingangsschlüssel zu Hatties „Haus der Pädagogik" zu sein" (Höfer et al., 2012, S. 291).

2.2 Wozu Lerncoaching?

Ganz allgemein formuliert will Lerncoaching die Auseinandersetzung mit dem individuellen Lernverhalten Lernender anregen und darüber die Lernfähigkeit verbessern und das Lernen erleichtern. Es befasst sich mit den Grundlagen für erfolgreiches Lernen (vgl. Gehirngerechtes Lernen, S. 20ff) und bietet letztendlich Hilfen zur Selbsthilfe. Die Lernenden sollen die Impulse aus den Lerncoaching-Gesprächen mitnehmen, möglichst selbstgesteuert anwenden, anschließend evaluieren und ihre bisherige Vorgehensweise bei Bedarf anpassen bzw. austauschen. Der Lerncoach steht dabei bei Bedarf unterstützend an der Seite der Lernenden.

Im Einzelnen verfolgt das Lerncoaching die folgenden Absichten:

- Identifikation individueller Lernbedarfe durch Ermittlung von Ressourcen und Defiziten
- Unterstützung bei der Planung und Gestaltung individueller und effektiver Lernwege
- Förderung der Lernmanagement-Kompetenz der Lernenden
  Dadurch werden die Lernenden zu mehr selbstbestimmtem und selbstorganisiertem Lernen befähigt. Subjektive Lernhaltungen und -verhaltensweisen werden innerhalb der Lerncoaching-Gespräche reflektiert und mit neuen Erfahrungen verglichen.
- Unterstützung des selbstgesteuerten Lernens durch die Anwendung von Lernstrategien, Lerntipps etc.

Lerncoaching ist ausdrücklich nicht die Vertiefung und Übung fachwissenschaftlicher Inhalte. Trotzdem kann es sehr hilfreich und sinnvoll sein, konkrete Lernstrategien auch an relevanten und als schwierig empfundenen, aktuellen Lernthemen exemplarisch auszuprobieren.

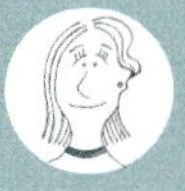

Praxistipp: Lernstrategien am konkreten Beispiel entwickeln

Maria ist verzweifelt. Sie hat Schwierigkeiten, sich Listen zu merken. Obwohl sie die Risikofaktoren für den Herzinfarkt (Rauchen, Bluthochdruck, hohe Blutfettwerte, Diabetes mellitus, Übergewicht, Bewegungsmangel, Ernährung) immer wieder durchgeht und wiederholt, kann sie sie sich nicht vollständig merken, irgendetwas fehlt immer. Ich habe ihr den Vorschlag gemacht, eine Eselsbrücke oder ein Kopfbild zu entwickeln. Nach einiger Zeit rief Maria: „Ich hab's. Ich stelle mir einfach einen dicken rauchenden Mann mit hochrotem Kopf vor, der faul vor dem Fernseher sitzt und eine ungesunde Suppe vor sich stehen hat, auf der jede Menge Fettaugen schwimmen." Viel später berichtete sie mir davon, dass sie dieses Bild nie wieder vergessen hat. Seitdem hat sie immer wieder Bilder als Lernhilfen entwickelt.

2.3 Zugrunde liegendes Beratungsverständnis

Lehrende sind wissend und geben ihr Wissen an ihre Lernenden weiter. Lerncoaching verlangt allerdings vom Lehrenden, eine nichtwissende Haltung einzunehmen. Durch geschicktes Fragen und nicht durch das Vorgeben von Lösungen macht er sich ein Bild vom Lernenden: seine Motivation und Organisation, seinen Lernerfolg und seine Reflexionsfähigkeit. Er stellt Fragen, aber er gibt nicht die Antworten. Er schafft eine vertrauensvolle Atmosphäre, in der Lernende mit dem Erzählen über sich beginnen können. Und er gibt Impulse, die die Lernenden zur Entwicklung von Lösungen und zur Initiierung von Reflexionsprozessen anregen (Hardeland, 2015). Alles in allem ist beim Lerncoaching also die Anwendung eines nicht-direktives Beratungsmodells angezeigt.

Wenn Lehrende diese Rolle einnehmen, geben sie Lernenden einen Rahmen, begleiten deren Lernprozess hilfreich, hören ihnen zu und stellen die richtigen Fragen (Middendorf, 2003).

Mein Lernberatungsverständnis berücksichtigt einerseits die Methoden des selbstorganisierten Lernens und das Nachdenken darüber (Metakognition) und andererseits die Prinzipien der personenzentrierten Gesprächsführung nach Rogers. Beide Modelle möchte ich nun erläutern.

2.3.1 Selbstorganisiertes Lernen und Metakognition

Ich verstehe selbstorganisiertes Lernen im Lerncoaching-Prozess als Verantwortungsteilung zwischen den am Prozess beteiligten Personen. Lerncoaching braucht aber einen hohen Organisationsgrad, um zielführend und ergebnisorientiert zu sein und zu bleiben. Dafür ist der Lerncoach verantwortlich. „Je individualisierter und flexibilisierter ein Lern-/Lehrsystem [...] ist, desto höher muss der Organisationsgrad sein, in dem sich Lernende und Lernberater/innen bewegen“ (Klein & Reutter, 2011, S. 14), damit das Ziel nicht aus den Augen verloren wird. Von wesentlicher Bedeutung für ein erfolgreiches Lerncoaching ist es, „ein Bewusstsein darüber zu haben und zu aktivieren,

- was zu lernen wichtig ist und was nicht (Relegierungsfähigkeit),
- was man bereits kann und weiß (individuelle Kompetenzen/Qualifikationen),
- wohin man sich entwickeln will (eigene Lerninteressen/Lernziele); [...],
- wie man subjektive Lernbedarfsanalysen macht,
- wie man am besten/effektivsten lernt (Lernstrategien/Bewusstsein über die inneren und äußeren Bedingungen, die das eigene Lernen fördern/behindern),
- wo die eigenen Grenzen liegen“ (Kemper & Klein, 1998, S. 35).

Die Entwicklung metakognitiver Kompetenzen als Voraussetzung für gelingendes Lernen hat eine große Bedeutung, da die situationsangemessene Aktivierung von Vorwissen sowie das Erkennen von Transfermöglichkeiten Kompetenzfelder sind, „die – biographisch begründet – individuell unterschiedlich ausgeprägt sind. Eher selten ist Lernenden ihr eigenes Lernhandeln bewusst“ (Klein & Reutter, 2011, S. 15). Lerncoaching muss Raum für eine Metakommunikation über das Lernen schaffen. Dies dient auch als Brücke, um Lernpotenziale, die in nicht formalen oder informellen Lernwelten aktiviert werden, für das Lernen in der Organisation zu nutzen.

Damit eigenverantwortliches, selbstorganisiertes Lernen möglich wird, benötigen die Lernenden Methodenkompetenz. Diese müssen sie häufig erst entwickeln. Methodenkompetenz lässt sich in zwei Bereiche einteilen: Methoden zur Arbeits- und Lernplanung sowie zur Informationsgewinnung bzw. -verarbeitung (Hagemann, 2012). **Tabelle 2-1** enthält exemplarische Beispiele für die beiden Bereiche der Methodenkompetenz. Das Buch geht auf die einzelnen Methoden und Techniken im

Tabelle 2-1: Die zwei Bereiche der Methodenkompetenz und einige Beispiele dazu. (Quelle: Hagemann, 2012).

Arbeits- und Lernplanung	Informationsgewinnung und -verarbeitung
Arbeitsplatz, Arbeitsutensilien	Lesen: schnell und sinngemäß
Zeit- und Ablaufpläne	Textbearbeitung: markieren, exzerpieren
Lernmethoden variieren	Informationen mitschreiben
Umgang mit digitalen Medien	Visualisierungstechniken
Präsentationstechniken	Recherchetechniken
usw.	usw.

Kapitel „Dranbleiben und Durchhalten während der Ausbildung“ ab Seite 89 genauer ein.

Lernmethoden bzw. Lerntechniken müssen eingeübt, das heißt wiederholt angewendet werden, damit die Lernenden mit ihnen vertraut werden. Das Üben mit Hilfe von Trainingsspiralen kann hier nützlich sein, da ihre Anwendung die immer wiederkehrende Reflexion und Metakognition erfordert. Trainingsspiralen (auch Lernspiralen genannt) bestehen aus mehreren mehrschrittigen Arbeitsinseln zu fachspezifischen Themen, die in einer festgelegten Abfolge aufeinander aufbauen: nachdem das Vorwissen zu einem Fachthema aktiviert wurde erarbeiten sich die Lernenden neue Kenntnisse und Verfahrensweisen, die sie im dritten Schritt auf komplexe Anwendungs- und Transferaufgaben übertragen (Bleier & Juen, 2005; Klippert, 2016). Mit Hilfe der Methode erleben Lernende, wie hilfreich die selbstgesteuerte Auseinandersetzung mit Lernthemen ist und lernen die Übertragung auf andere (Praxis-)Situationen. So kann ein stabiles, weitverzweigtes neuronales Netzwerk (vgl. Seite 25) entstehen.

2.3.2 Personenzentrierte Gesprächsführung nach Rogers

Lerncoaching möchte die Lernenden dabei unterstützen, eigene, selbstverantwortliche Lösungen zu finden. Die personenzentrierte Gesprächsführung nach Rogers eignet sich hierfür sehr gut und wird nun in ihren Grundzügen skizziert.

Der nicht-direktive Beratungsansatz wurde von dem amerikanischen Psychologen Carl Ransom Rogers (1902–1987) beschrieben. Mit dem Begriff non-direktiv wollte Rogers herausstellen, dass der Klient nicht gelenkt und gesteuert wird, sondern Selbstentfaltungsmöglichkeiten erhalten soll. Da der Begriff des Klienten eine hierarchische Distanz beinhaltet (der Klient ist hilfesuchend und unwissend, der Berater ist wissend und bringt den Klienten auf den richtigen Weg), verwendet Rogers den Begriff personenzentriert. In der Literatur findet sich jedoch häufig noch der ältere Begriff der klientenzentrierten Gesprächsführung (Rogers, 2002).

Rogers gehört zu den Mitbegründern der humanistischen Psychologie. Sie strebt nach Autonomie und sozialer Interdependenz, Selbstverwirklichung sowie Ziel- und Sinnorientierung. Das Streben nach Selbstverwirklichung und nach sinnhaftem Dasein stellt eine wichtige Antriebskraft des Menschen für Reifung und Wachstum dar. Ebenso hat der Mensch ein Bedürfnis nach positiver Wertschätzung. Rogers geht davon aus, dass jeder Mensch prinzipiell die Möglichkeit der freien Wahl und Entscheidung für ein glückliches und zufriedenstellendes Leben hat. Der Mensch wählt aus verschiedenen Alternativen aus, seine Entscheidungen sind subjektiv.

Die personenzentrierte Gesprächsführung unterstützt die Ratsuchenden bei der Entdeckung ihrer persönlichen Ressourcen. Eingeschränkte Ressourcen werden durch die personenzentrierte Gesprächsführung (re)aktiviert.

Der Beziehungsaspekt zwischen beratender und ratsuchender Person steht dabei im Mittelpunkt. Die Beziehung kann dann eine positive Wirkung entfalten, wenn die beratende Person bestimmte Voraussetzungen in ihrer Haltung und ihren Handlungen erfüllt. Es handelt sich um die drei „Basisvariablen" Kongruenz, Akzeptanz und Empathie.

Kongruenz: Echtheit

Kongruenz ist die grundlegendste Variable für den Beratungserfolg. Wenn eine beratende Person kongruent ist, stimmen ihr inneres Denken und Fühlen mit ihren äußeren Handlungen überein. „Voraussetzung dafür ist die Fähigkeit, die eigenen Gefühle wahrzunehmen und zwischen den eigenen Impulsen und Stimmungen sowie zwischen denen, die zum Klienten gehören und die diese in dem Berater auslösen, zu trennen" (Poser, o. J., S. 5). Dadurch gibt auch die beratende Person etwas von sich preis, was bedeutet, dass nicht nur die ratsuchende, sondern auch die beratende Person einzigartig ist. Gleichzeitig ist die beratende Person aufgefordert, kein Hierarchiegefälle aufkommen zu lassen, sondern der ratsuchenden Person auf gleicher Ebene zu begegnen. Folgende Verhaltensweisen können die Echtheit einer Person ausdrücken:

- „das augenblickliche Erleben im Gespräch mit dem Klienten in Ich-Botschaften mitteilen,
- bei der Übermittlung von Botschaften die Motive offen zeigen,
- spontanes und freies Kommunikationsverhalten zulassen,
- Betroffenheit und eigene Grenzen deutlich machen" (Poser, o. J., S. 5).

Akzeptanz: positive Wertschätzung

Rogers geht von der Annahme aus, dass Menschen das Bedürfnis haben, in Beziehungen Wärme, Respekt, Bewunderung, Liebe und Akzeptanz zu erfahren. Deshalb erkennt die beratende Person die Ratsuchenden als Person mit eigenen Werten an und respektiert ihre Individualität. Die Beziehung ist nicht an Bedingungen geknüpft. Das gibt der ratsuchenden Person das Gefühl, dass kein Urteil über sie gefällt wird. Dadurch fühlt sie sich sicher, was sich positiv auf die Beziehung auswirkt. Folgende Verhaltensweisen können die Akzeptanz ausdrücken:

- „offenes geduldiges Zuhören,
- Interesse an den Einstellungen und Meinungen des Klienten,
- Respekt vor der Entscheidung des Klienten, sich mit seinem Anliegen zu öffnen,
- Zurückhalten von eigenen Einstellungen und Meinungen" (Poser, o. J., S. 6).

Empathie: einfühlendes Verstehen

Wenn der beratenden Person das innere Erleben der ratsuchenden Person deutlich ist, kann sie ihr ihre Gedanken und Wahrnehmungen mitteilen. Diese Spiegelung sollte so konkret wie möglich stattfinden. Wenn die ratsuchende Person die Wahrnehmungsäußerungen nicht aufnimmt, sollte nicht darauf bestanden werden. Besser sucht die beratende Person dann neue Anknüpfungspunkte, zu deren Aufnahme die ratsuchende Person bereit ist. Folgende Verhaltensweisen können die Empathie ausdrücken:

- „Einbeziehen der nonverbalen Mitteilungen,
- Wahrnehmungsäußerungen sind möglichst konkret, genau, anschaulich und kurz,
- Der Berater betont, dass seine Rückkopplungen immer nur Versuche sein können, die Gefühle des Klienten zu verstehen,
- Verbalisierung der aktuell erlebten ‚Hier und Jetzt-Gefühle' des Klienten" (Poser, o. J., S. 7).

Die praktische Anwendung der personenzentrierten Gesprächsführung gliedert sich in drei Stufen: Das verständnisvolle Zuhören, das Wiederholen der Worte des Klienten (Paraphrasieren) und das Verbalisieren emotionaler Erlebnisinhalte.

Stufe 1: Das verständnisvolle Zuhören
Die beratende Person signalisiert ihre Bereitschaft, auf die ratsuchende Person einzugehen. Dies geschieht durch Gesten, Blickkontakt oder ähnliche Verhaltensweisen. Sie gibt so der ratsuchenden Person durch nonverbale, aber auch durch verbale Äußerungen das Gefühl, verstanden zu werden und hört akzeptierend zu. Sie verzichtet ganz bewusst auf Bewertungen.

Stufe 2: Das Paraphrasieren
Die beratende Person wiederholt die Aussagen der ratsuchenden Person mit eigenen Worten. Dies ermöglicht der ratsuchenden Person, die eigenen Gedanken und Gefühle noch besser wahrzunehmen und auszudrücken. Außerdem dient das Paraphrasieren der ratsuchenden Person als Rückversicherung, dass sie auch richtig verstanden wurde.

Stufe 3: Das Verbalisieren emotionaler Erlebnisinhalte
Die beratende Person beschränkt sich bei der Spiegelung nicht auf den Inhalt des Gesagten. Sie setzt den Fokus auf die Gefühle, die hinter den Ausführungen durchschimmerten. Diese wahrgenommenen Gefühle meldet die beratende Person möglichst konkret zurück.

2.3.3 Handlungsleitende Prinzipien

Aus dem beschriebenen Beratungsverständnis und in Anlehnung an die Empfehlungen von Klein und Reuter (2011) habe ich einige Prinzipien für die grundlegende Haltung beim Lerncoaching in **Abbildung 2-1** zusammengefasst. Pädagogisch-professionelles Handeln braucht didaktisch-methodische Prinzipien. Auch, weil es dadurch für die Lernenden vorhersehbar und einschätzbar wird und dadurch an Bedrohlichkeit verliert. Die Prinzipien sind mit einem Paradigmenwechsel vom Lehren zum Lernen verhaftet, was in der Verantwortungsteilung im Lern- und Lehrprozess besonders deutlich sichtbar wird. Die Lernenden bedienen sich ebenso wie die Lehrenden dieser didaktisch-methodischen Prinzipien auf ihrem Weg zu „Experten in eigener Lernsache“ (Klein & Reutter, 2011, S. 29). Sie übernehmen zunehmend mehr Verantwortung **für das eigene Lernen.**

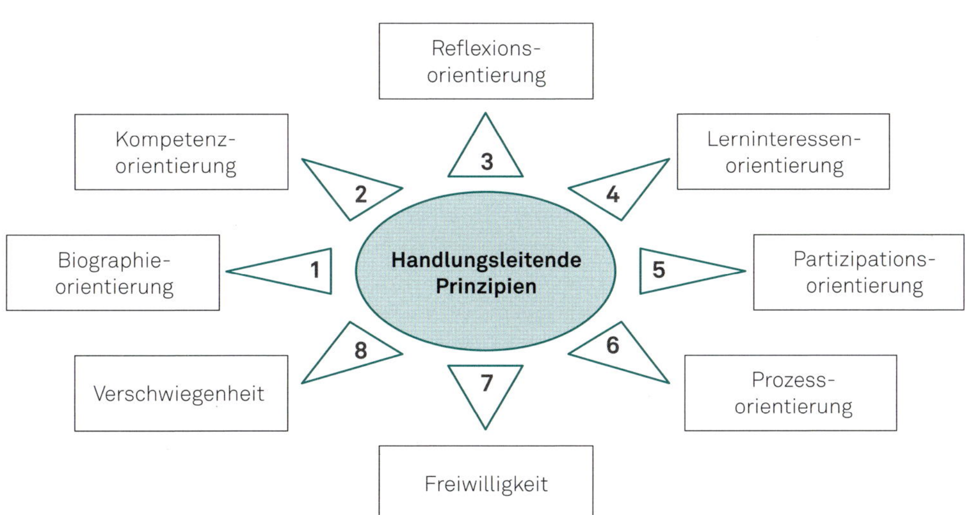

Abbildung 2-1: Handlungsleitende Prinzipien für die grundlegende Haltung beim Lerncoaching. (Eigene Darstellung)

1. Biografieorientierung

Jeder Lernprozess basiert auf früheren Erfahrungen. Leider haben viele Lernende nicht ausschließlich oder nur wenige gute Erinnerungen an ihr bisheriges Lernen. Diese Vorerfahrungen prägen die Haltung der Lernenden in der aktuellen Lernsituation. Erst wenn sie den Lernenden bewusst sind, können sie einer kritischen Bewertung unterzogen werden. Schließlich entscheiden die Ratsuchenden, welche Einstellungen sie behalten und welche sie verändern wollen. Die Biografieorientierung steht immer unter der Leitfrage, welche Fähigkeiten weiterentwickelt und welche individuellen Potenziale ausgeschöpft werden können und sollen.

2. Kompetenzorientierung

Wenn Lerncoaching an den vorhandenen Kompetenzen ansetzt, findet es ressourcenorientiert statt. Dies beeinflusst sowohl die Motivation als auch den Verlauf und Erfolg positiv. Wenn es gelingt, Neues als Erweiterung und Ergänzung vorhandener Kompetenzen zu empfinden, gelingt Lernen ebenfalls leichter. Der Blick auf die eigenen Kompetenzen fällt Lernenden jedoch nicht leicht.

Aber auch aus didaktischen Gründen ist innerhalb des Lerncoachings der Blick auf die Kompetenzen nötig. Wenn die beratende Person die Kompetenzen des Lernenden sieht und wertschätzt, kann sie ihn leichter ermutigen, den eigenen Lernprozess eigenverantwortlich zu gestalten. Aber auch der Lernende kann seine eigene Weiterentwicklung nur vorantreiben, wenn sein Blick für die eigenen Kompetenzen bzw. sein eigenes Können geschärft ist. Wer weiß, was er kann, kann sich weiterentwickeln.

Natürlich werden im Lerncoaching nicht nur Kompetenzen identifiziert und weiter ausgebaut. Auch Lernhindernisse sind Gegenstand der Bemühungen. Meistens sind sie der Grund für das Aufsuchen eines Gespräches durch die Lernenden. Kompetenzorientierung meint also nicht das Ausblenden von Problemen und Schwächen.

3. Reflexionsorientierung

Lernen ist mehr als die Erweiterung von Wissen und Handlungskompetenzen. Es beinhaltet immer auch die Arbeit an der eigenen Persönlichkeit, da beim erfolgreichen und reflektierten Lernen Einstellungen, Haltungen und Erwartungen geprüft und gegebenenfalls verändert werden. Diese Lernprozesse können im Lerncoaching von außen angeregt werden, aber nicht gesteuert (dann wäre es Manipulation, die wenig mit einem nicht-direktiven Ansatz zu tun hat). Innerhalb der Reflexion werden aktuelle Lernsituationen und -verläufe mit den definierten Lernzielen in Beziehung gesetzt und die Wechselwirkungen von Vergangenheit, Gegenwart und Zukunft überprüft. Neben der subjektiven Reflexion durch die Lernenden ist auch die konstruktive Rückmeldung durch den Lerncoach Bestandteil der Gespräche.

4. Lerninteressenorientierung

Der Lehrende sollte sich für die persönlichen Lerninteressen der Lernenden interessieren, da diese als intrinsische Motoren stärkere und längerfristige Lernreize darstellen als extrinsische Anreize wie Belohnung oder Bestrafung. „Lerninteressen bezeichnen einen Spannungszustand zwischen einer gewünschten, zukünftigen Situation und den Kompetenzen, die zum Erreichen dieser Situation erforderlich sind einerseits und der gegenwärtigen Situation und den derzeit verfügbaren Kompetenzen andererseits" (Klein & Reutter, 2011, S. 35). Diese Spannung soll den Lernenden bewusstwerden und sie sollen die in dieser Spannung liegende Energie für den Lernprozess nutzen. Lerncoaching umfasst also auch den Aspekt, Kompetenzentwicklungen zu ermöglichen, die den Kopf für die kognitive Steuerung dieser Prozesse erst frei machen.

Damit stellen die Lerninteressen der Lernenden den zentralen Ausgangspunkt für die didaktisch-methodische Steuerung des Lernprozesses dar. Aus den Lerninteressen heraus lassen sich Lernziele formulieren und Lernwege gestalten.

5. Partizipationsorientierung
Partizipation steht für den Grad der Mitsprache und Mitentscheidung im organisierten Coachingprozess. Partizipation ist nur möglich, wenn zwei Vorbedingungen erfüllt sind: Transparenz und Interaktion. Transparenz meint, dass die Lernenden das Lerngeschehen in der Coachingsituation weitgehend überblicken können. Dies bezieht sich auf die Beratungs- und Lerninhalte, die Begründungen für die Lerngegenstände, die Methoden und Verfahren sowie die zur Verfügung stehenden Medien und die Einflussnahmemöglichkeiten auf den Gesamtprozess. Interaktion meint die Kommunikationsprozesse zwischen beiden Personen. Insbesondere die Verantwortungsteilung muss immer wieder neu ausgehandelt werden.

6. Prozessorientierung
Prozessorientierung als didaktisches Prinzip bedingt „Prozessoffenheit als die Grundhaltung, sich verändernden Zielen und Interessen im Lern- und Lehrprozess zu stellen, ohne in Beliebigkeit zu verfallen" (Klein & Reutter, 2011, S. 38). Die Lernenden nehmen eine aktive, verantwortliche Position im Prozess von Beweggrund, Ziel, Inhalt, Weg, Ort, Zeit und Ergebnis ein. Der Prozess gibt dem Lerncoaching einerseits einen Rahmen, andererseits ist er auf Offenheit und Gestaltbarkeit ausgerichtet. Nur unter den Voraussetzungen kann ein Prozess im Sinne einer Lern- oder Trainingsspirale nach Klippert (2008) durch wiederholtes Reflektieren und nötigenfalls Anpassen zum (Lern)Erfolg führen.

7. Freiwilligkeit
Lerncoaching kann nur zielführend sein, wenn die Lernenden selbst einen Unterstützungsbedarf erkennen und ein Lerncoaching-Gespräch freiwillig in Anspruch nehmen. Die Auferlegung durch Lehrende bewirkt keine intrinsische Motivation. Sie können den Lernenden lediglich einen Denkanstoß geben. Vor allem ist Lerncoaching keine Bringeschuld von Bildungsinstituten.

Leider erlebe ich in der Praxis, dass viele Lernende aufgrund eines solchen Gespräches mit einer Lehrperson das Lerncoaching in Anspruch nehmen. Wegen des bestehenden Abhängigkeitsverhältnisses und aus Angst vor Sanktionen vereinbaren einige Lernende einen ersten Termin, dem dann oft kein zweiter folgt.

8. Verschwiegenheit
Für den Lerncoach sollte es selbstverständlich sein, dass alle Gesprächsinhalte vertraulich behandelt und nicht anderen Personen mitgeteilt werden. Auch die Dokumentationsunterlagen müssen so aufbewahrt werden, dass Dritte keinen Zugang haben. Meine Erfahrung zeigt, dass es durchaus Vorteile hat, wenn der Lerncoach nicht die Lehrperson selbst ist, sondern ein unabhängiger Außenstehender. Ihm vertrauen Lernende eher sehr persönliche Sorgen und Ängste an, da kein Abhängigkeitsverhältnis besteht.

Ein Beratungsverständnis ist wie ein Leitbild. Steht es nur auf dem Papier, dann hat es keinen Wert. Wird es jedoch verinnerlicht und gelebt, erhält die Persönlichkeit des Lerncoaches eine Art Kontinuität, die Lernende als stabil und verlässlich erleben. Ich habe ein Arbeitsblatt (**Arbeitsblatt 4**) entwickelt, das in Form einer Tabelle einige Aussagen zusammengefasst, die aus meinem Beratungsverständnis stammen. Sie helfen (angehenden) Lerncoaches dabei, die eigenen Lerncoaching-Kompetenzen zu überprüfen und individuelle Weiterentwicklungsbedarfe und -fortschritte sichtbar zu machen.

2.4 Der Lerncoaching-Prozess

Klassisches Lerncoaching verläuft als Zyklus in mehreren Sitzungen mit jeweils einer Dauer von 30 bis 90 Minuten (**Abbildung 2-2**). Wie viele Einzelgespräche nötig sind, hängt vom Beratungsbedarf und dem Bewusstsein der Lernenden darüber ab. Wenn ein Lernender ei-

Arbeitsblatt 4

Selbsteinschätzungsbogen der Coaching-Kompetenzen

(als Download verfügbar unter: www.hgf.io/schubert-lernenlehren-arbeitsmaterialien)

Aussage bezüglich der eigenen Lerncoaching-Aktivitäten	trifft völlig zu					trifft gar nicht zu
Ich handele nach einem klaren Konzept, dessen Rahmen die Lernenden kennen.	☐	☐	☐	☐	☐	☐
Die Metakognition zum Lernen ist ein fester Bestandteil meiner Lerncoaching-Gespräche.	☐	☐	☐	☐	☐	☐
Die Erfassung des Lernbedarfs ist Bestandteil meiner Lerncoachings.	☐	☐	☐	☐	☐	☐
In meinen Coachings werden individuelle Entwicklungs- und Lernziele definiert, dokumentiert und verfolgt.	☐	☐	☐	☐	☐	☐
Ich rege die selbstverantwortliche Entwicklung geeigneter Lösungen durch die Lernenden selbst an	☐	☐	☐	☐	☐	☐
Bei Bedarf mache ich Handlungsvorschläge und/oder biete Alternativen an.	☐	☐	☐	☐	☐	☐
Ich verfolge einen ressourcenorientierten Ansatz.	☐	☐	☐	☐	☐	☐
Mein inneres Denken und Fühlen stimmt mit meinen äußeren Handlungen überein.	☐	☐	☐	☐	☐	☐
Ich begegne den Lernenden auf Augenhöhe.	☐	☐	☐	☐	☐	☐
Ich erkenne die Werte der Lernenden an und respektiere ihre Individualität.	☐	☐	☐	☐	☐	☐
Ich urteile nicht über die Lernenden.	☐	☐	☐	☐	☐	☐
Ich drücke mich klar und präzise aus.	☐	☐	☐	☐	☐	☐
Ich höre aufmerksam zu und stelle die richtigen Fragen im richtigen Moment.	☐	☐	☐	☐	☐	☐
Ich signalisiere verbal und nonverbal mein Interesse an den Lernenden.	☐	☐	☐	☐	☐	☐
Ich wiederhole die Aussagen der Lernenden mit meinen eigenen Worten. Dadurch vergewissere ich mich, dass ich sie richtig verstanden habe.	☐	☐	☐	☐	☐	☐
Ich melde den Lernenden die von mir wahrgenommenen Gefühle zurück.	☐	☐	☐	☐	☐	☐
Ich erhalte positive Rückmeldungen von den Lernenden in Bezug auf die Coachinginhalte und -methoden.	☐	☐	☐	☐	☐	☐

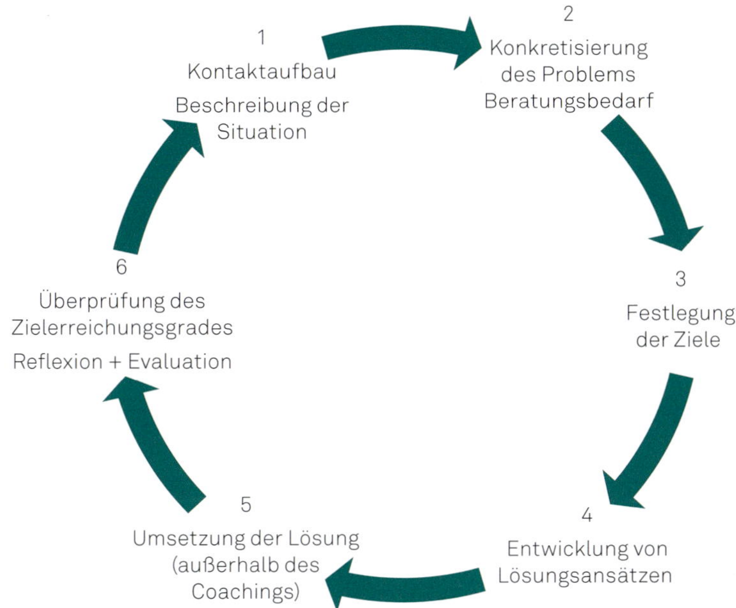

Abbildung 2-2: Schritte des Lerncoachingprozesses. (Eigene Darstellung)

nen klaren Coachingbedarf formuliert, der sich als sinnvoll erweist, kann sehr bald mit der inhaltlichen Arbeit begonnen werden. Wenn der Coachingbedarf jedoch zunächst unspezifisch ist und nicht klar geäußert werden kann, ist der Zeitaufwand entsprechend höher. Ich führe im Durchschnitt mit den einzelnen Coachees zwei bis zehn Gespräche im Abstand von jeweils zwei bis zehn Wochen. Es kommt jedoch auch vor, dass ein Anliegen so konkret ist, dass ein einzelner Termin ausreicht. Das ist vor allem dann der Fall, wenn es um die Überwindung von Schwierigkeiten bei der Umsetzung bestimmter Lernstrategien geht.

Da ich in der Erwachsenenbildung tätig bin und Studiengänge und Weiterbildungen im Gesundheitsbereich häufig in Blöcken organisiert sind, kommt es immer wieder einmal vor, dass persönliche Coaching-Gespräche durch Telefonbesprechungen ergänzt werden, insbesondere bei plötzlich auftretenden Schwierigkeiten zwischen den Blöcken. Aus meiner Erfahrung funktioniert das sehr gut, wenn das Erstgespräch vis-à-vis-geführt wurde und beide Beteiligten sich kennen.

Der Prozess, nach dem ich arbeite, lehnt sich an den Problemlöseprozess (PDCA-Zyklus) nach Deming an. Ich habe ihn auf den Lerncoachingkontext übertragen und um zwei Prozessschritte erweitert.

Im ersten Schritt geht es um *Kontaktaufbau und Situationsbeschreibung*. Eine vertrauensvolle Beziehung ist die Basis für eine gute Zusammenarbeit. Sie sollte außerdem stabil und verlässlich sein und kann vom Lerncoach bewusst gestaltet werden. Der Lernende berichtet über seine aktuelle Situation und erhält grundsätzliche Informationen zum Ablauf des Lerncoachings, seinen Rahmenbedingungen und bezüglich der Möglichkeiten und Grenzen.

Dann geht es im nächsten Schritt um die *Konkretisierung des Problems und die Formulierung des Beratungsbedarfes*. Dies fällt vielen Lernenden schwer, da ihnen häufig nicht bewusst ist, was ihren Lernprozess stört oder hemmt. Der Lerncoach kann durch bewusstes Nachfragen die Aufmerksamkeit des Lernenden auf kontextrelevante Inhalte lenken und ihm über das Paraphrasieren seiner Aussagen bei der Formulierung seines Anliegens helfen. In dieser Phase ist es besonders wichtig, dass der Lerncoach sich mit der Bereitstellung von Lösungen zurückhält. Beratungsgespräche können daran scheitern, dass der Coach schon Lösungen liefert, bevor der Lernende seine Problemlage erkannt hat (Grewe, 2005).

Wenn das Problem sichtbar ist und sich beide Beteiligten darüber einig sind, steht im Fokus des dritten Schrittes die *Festlegung der Ziele*. Wenn möglich, formuliert der Lernende die Lernziele selbst. Wie das genau funktioniert und nach welchen Kriterien Lernziele festgelegt werden sollten, beschreibt das Buch ab Seite 77. Die Ziele sind verbindlich und handlungsleitend. Nur wenn Ziele formuliert wurden, **können** Lerncoach und Coachee in dieselbe Richtung arbeiten.

Nachdem feststeht, wohin die Reise gehen soll, kann die *Entwicklung von Lösungsansätzen* beginnen. Die angestrebte Vision aus der Zukunft wird mit tatkräftigen Maßnahmen versehen, die jetzt in der Gegenwart umgesetzt werden müssen. Lernende sind Experten in eigener Sache und tragen die Lösung meistens in sich (Hardeland, 2015). Die Lernenden müssen in diesem Moment ihre bisherigen Strategien und Denkmuster verlassen und sich neue Wege überlegen. In dieser Phase sind Leitfragen, die vom Lerncoach formuliert werden, sehr ertragreich. Einige Leitfragen habe ich in einer Checkliste zusammengefasst. Sie befindet sich auf dem Arbeitsblatt 5, S. 53.

Der fünfte Schritt beinhaltet die *Umsetzung der Lösung*. Dieser Schritt findet außerhalb des Coachings statt und wird vom Lernenden eigenverantwortlich ausgeführt. Damit das möglich ist, muss der Lernende mit konkreten Ideen und Impulsen aus der Beratungssituation heraus gehen. Dafür ist es sehr hilfreich, wenn Coach und Coachee die Handlungsvorhaben im Coaching bereits einmal exemplarisch durchgehen. Manchmal bietet es sich auch an, Arbeitsaufträge schriftlich zu formulieren und/oder vertraglich festzuschreiben (einen Mustervertrag finden Sie auf Seite 70). Idealerweise treffen beide Beteiligten eine Absprache darüber, an welchem Lernstoff oder in welchen Situationen die Anregungen umgesetzt werden. Das sollten möglichst alltägliche Lernsituationen sein und keine künstlich geschaffenen Laborsituationen. Im nächsten Lerncoachingtermin berichten die Lernenden von ihren Erfahrungen. Diese werden dann reflektiert und gegebenenfalls umstrukturiert.

Der letzte Schritt befasst sich mit der **Überprüfung des Zielerreichungsgrades** und bezieht die Begriffe *Reflexion und Evaluation* mit ein. Zum einen wird der Lerncoaching-Prozess reflektiert. Der Lernende erhält die Möglichkeit, ein Feedback über den Verlauf der aktuellen (und auch der vorherigen) Lerncoachingsitzungen zu geben. Ganz zum Schluss gibt der Lerncoach dem Lernenden eine wertschätzende Schlussrückmeldung, die auch die wichtigsten Gesprächsergebnisse noch einmal zusammenfasst. Zum anderen ist es wichtig, die Lernaktivitäten auf Veränderung zu überprüfen. Diese Evaluation findet jedoch eher zu Beginn der folgenden Sitzung statt, da die Phase der selbstständigen Umsetzung sich an das Lerncoaching-Gespräch anschließt.

2.5 Möglichkeiten und Grenzen des Lerncoachings

Lerncoaching kann sehr unterschiedlich gestaltet werden: Innerhalb des Unterrichtsgeschehens kann es sinnvoll sein, das eigentliche fachliche Thema zu unterbrechen und stattdessen auf Lern- bzw. Arbeitsmethoden einzugehen oder eine grundsätzliche Sequenz zur Motivation oder Haltung der Lernenden einzubauen. Das ist insbesondere dann der Fall, wenn ein Großteil der Gruppe mit der Umsetzung bestimmter Lernaktivitäten Schwierigkeiten hat oder das aktuelle Thema nicht interessant empfindet. Das lässt sich bekanntermaßen leider nicht immer vermeiden.

Arbeitsblatt 5

Checkliste: Leitfragen, die das aktive Durchlaufen des Coachingprozesses unterstützen

(als Download verfügbar unter: www.hgf.io/schubert-lernenlehren-arbeitsmaterialien)

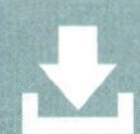

Schritt 1: Kontaktaufbau, Beschreibung der Situation
Warum nehmen Sie Lerncoaching in Anspruch?
Was erhoffen Sie sich davon? Was erwarten Sie von mir?
Warum haben Sie so lange gezögert, bis Sie einen Termin vereinbart haben?
Schritt 2: Konkretisierung des Problems, Beratungsbedarf
Verstehe ich es richtig? Fällt es Ihnen besonders schwer, ... zu erledigen?
Also erleben Sie das nicht zum ersten Mal. Woran liegt es, dass Ihnen das häufiger passiert?
Sie haben also keine Lust auf Lernen und können sich deshalb nicht aufraffen?
Was genau fällt Ihnen so schwer, wenn Sie eine Präsentation vorbereiten möchten?
Schritt 3: Festlegung der Ziele
Was möchten Sie im Lerncoaching erreichen?
Was wäre für Sie ein gutes Ziel? Woran möchten Sie zuerst arbeiten?
Woran merken Sie (merken andere), dass Sie Ihre Ziele erreicht haben? Wie fühlt sich das an? Was ist der Vorteil?
Schritt 4: Entwicklung von Lösungsansätzen
Was können Sie verändern/anders machen, damit es besser gelingt?
Was müssten Sie machen, damit das Problem noch größer wird? (Kopfstandmethode)
Fehlt Ihnen die Idee, wie Sie vorgehen könnten?
Wie muss die Lösung aussehen, damit Sie sie auch umsetzen können?
Wie können Sie jetzt starten? Was ist ein möglicher erster Schritt?
Was wollen Sie in Zukunft anders machen?
Schritt 5: Umsetzung der Lösung (außerhalb des Coachings)
Was werden Sie auf jeden Fall ändern? Was möchten Sie auf keinen Fall ändern?
Was müssen Sie ändern, um den Plan zu verwirklichen und das Ziel zu erreichen?
Worauf werden Sie bei der Umsetzung achten?
Was tun Sie, wenn es Schwierigkeiten gibt? Welche Möglichkeiten haben Sie?
Schritt 6: Überprüfung des Zielerreichungsgrades, Reflexion und Evaluation
Was war einfach für Sie? Was war schwierig?
Woran merken Sie, dass Sie sich verbessert/verschlechtert haben?
Sehen andere das auch so wie Sie? Haben Sie darüber mit anderen gesprochen?
Ist das Lerncoaching hilfreich für Sie? Was gefällt Ihnen gut? Was fehlt Ihnen?

Lerncoaching ist aber auch möglich und üblich vor Unterrichtsbeginn oder im Anschluss an den Unterricht. Dann findet es meist in Form von kurzen Gesprächen statt, die aus aktuellem Anlass spontan zustande kommen.

Schließlich finden Lerncoaching-Gespräche auch geplant, das heißt nach Terminvereinbarung, statt. Diese Gespräche haben in der Regel einen konkreten Beratungsanlass und eine längere Dauer. Meine Gespräche dauern meistens zwischen 30 und 90 Minuten, im Regelfall schließt sich ein weiteres Gespräch an, in dem die neuen Impulse nach dem Ausprobieren reflektiert werden. Diese Gespräche und Gesprächsergebnisse werden dokumentiert.

Beratung bzw. Coaching zwischen Lehrer und Auszubildenden auf Augenhöhe ist im Alltag nicht immer leicht durchführbar. Es besteht ein gewisses Abhängigkeitsverhältnis: Der Lehrer vergibt Noten und der Lernende erhält sie, er wird durch seinen Lehrer beurteilt. Das mag ein Grund dafür sein, dass Lernende nicht mit ihren Lehrern **über** ihre Sorgen und Schwächen reden. Sie haben Angst vor Vorurteilen oder Stigmatisierungen. Dann kann ein Lerncoaching durch eine externe Person, zu der kein Abhängigkeitsverhältnis besteht, vorteilhafter sein. Der externe Lerncoach kennt aber den Lernenden nicht aus dem Unterricht mit seinen Stärken und Schwächen. Er muss zunächst über ein Gespräch die nötigen Informationen sammeln, was mehr Zeit beansprucht. Außerdem kostet ein externer Lerncoach Geld. Auch wenn es Aus- und Weiterbildungsstätten gibt, die diese Kosten für ihre Lernenden übernehmen, ist dies meines Wissens nach nicht weit verbreitet.

Hinzu kommt, dass ein Lerncoaching außerhalb des Unterrichtes ein „Add on“ ist und von vielen Lernenden als zusätzliche Belastung empfunden wird. Zu den bereits absolvierten acht Stunden Unterricht des Tages gesellt sich noch eine weitere, obwohl die Luft schon raus ist. Und das konstruktive Nachdenken über sich selbst benötigt sehr viel Energie.

Lerncoaching ist ein wechselseitiger Austausch, der nur zielführend ist, wenn beide Personen Verantwortung übernehmen. Der Lernende verantwortet das Arbeiten mit den Ergebnissen der Gespräche, der Coach ist für die Gestaltung des Beratungsprozesses zuständig. Im Sinne einer nicht-direktiven Gesprächsform erarbeitet und/oder erhält der Lernende Vorschläge und Impulse. Im Falle einer Nichtumsetzung darf er nicht sanktioniert werden. Die Ergebnisse sind für den Lernenden nur dann hilfreich, wenn sie in seinen lebensweltlichen Kontext passen und von ihm als nützlich empfunden werden. Der Coach kann dies nicht in allen Teilen garantieren und hierfür auch nicht die Verantwortung übernehmen. Deshalb ist es wichtig, die Reichweite der einzelnen Tipps und Herangehensweisen zu kommunizieren. Auch wenn bestimmte Lernstrategien bei vielen Lernenden zum Erfolg führen, kann dieser bei anderen ausbleiben.

Umgekehrt kann ein Ratsuchender sich weigern, beratungsrelevante Auskünfte zu geben und dadurch die professionelle Gestaltung des Coachingprozesses limitieren. Die Inanspruchnahme von Lerncoaching beruht immer auf dem Konzept der Freiwilligkeit, ist aber nur erfolgversprechend möglich, wenn eine grundlegende Vertrauensbasis existiert. Es gehört auch zu den Aufgaben eines Lerncoaches, diese fehlende Basis gegebenenfalls zu thematisieren und das Coaching zu beenden.

Lerncoaching verfolgt das Ziel, die selbstständige Organisation von Lernprozessen zu unterstützen. Das Angebot reicht von der Identifikation konkreter Lernbedarfe über die Unterstützung bei der Reflexion eigener Lernprozesse bis hin zur Entwicklung und Erprobung ausgewählter Lernstrategien. Lerncoaching distanziert sich jedoch ausdrücklich davon, als Nachhilfeangebot zu dienen. Mit der Ausnahme, Lernstrategien an exemplarischen Ausbildungs- oder Studieninhalten anzuwenden, kann und soll ein Lerncoaching kein Nachhilfeunterricht sein.

3 Der erfolgreiche Start in die Ausbildung

„Zu einem guten Ende gehört auch ein guter Beginn."
(Konfuzius)

Überblick:

3.1 Der Übergang in die Ausbildung

Menschen entscheiden sich aus unterschiedlichen Gründen für eine Ausbildung oder ein Studium. Trotzdem haben viele Lernende keine klare Vorstellung von den Inhalten der bevorstehenden Ausbildung bzw. dem bevorstehenden Studium und den potenziellen Aufgabenfeldern, die der anschließende Beruf beinhaltet. Hinzu kommt, dass Lernende insbesondere die erste Phase von Ausbildung und Studium häufig als sehr theorielastig und praxisfern erleben und sich zu diesem Zeitpunkt nicht selten fragen, ob die Entscheidung zu dieser Ausbildung oder diesem Studium die richtige war. Deshalb ist es gerade in dieser ersten Phase besonders wichtig, dass die Lernenden schnell erkennen, wozu sie diese „trockenen" Grundlagen benötigen und an welchen Stellen die Ausbildung oder das Studium daran anknüpfen wird. Diese Informationen sind sehr wichtig, denn sie steigern die Motivation und helfen den Lernenden, die Ausbildung bzw. das Studium mit einem tieferen Verständnis für den Gesamtzusammenhang anzugehen (Berthold, Jorzik & Meyer-Guckel, 2015). Lehrende, die ihren Unterrichtsstoff schon früh in praxisrelevante Zusammenhänge einbetten, schaffen Transparenz und können so Ausbildungs- und Studienabbrüchen vorbeugen.

Der Start in Ausbildung und Studium ist mit verschiedenen Herausforderungen verbunden – für Lernende ebenso wie für Lehrende. Dazu gehören bestehende Lücken zwischen den in der Schule vermittelten und den von der Ausbildung oder dem Studium vorausgesetzten Fachkenntnissen. Auch Nichtwissen und falsche Vorstellungen von einem in Ausbildung und Studium erforderlichen „selbstorganisierten und selbstgesteuerten Lernen" können sowohl den Einstieg als auch den Erfolg beeinträchtigen. Die Lernenden habe eine Schullaufbahn von mindestens zehn Jahren hinter sich, in der sie gelernt haben zu lernen. Nicht selten habe ich im Unterricht zur Lerneinheit „Lernen und Lerntechniken" den Eindruck, dass einige Lernende gelangweilt sind. Sie sind offensichtlich der Ansicht, dass sie diesen Unterricht nicht benötigen. Denn Lernen können sie schon. Häufig sind es jedoch dieselben Lernenden, die zu einem späteren Zeitpunkt wegen eines Lerncoachings auf mich zukommen.

Meiner Erfahrung nach fehlt vielen Lernenden die Einsicht, dass es sinnvoll sein kann, sich gerade zu Beginn eines neuen Lebensabschnittes mit der eigenen Lernkompetenz[2] und dem eigenen Lernbedarf[3] auseinanderzusetzen. Dies im Unterricht zu thematisieren, ist jedoch auch durch die immer größer werdende Heterogenität unter den Lernenden sehr notwendig, denn in Klassenzimmer und Hörsaal kommen Menschen mit unterschiedlichsten Biografien zusammen: Einige haben bereits eine Ausbildung oder ein Studium ganz oder teilweise absolviert und wollen sich beruflich (noch einmal) verändern. Andere haben einen Migrationshintergrund und Deutsch ist für sie nicht Mutter-, sondern Zweitsprache. Wieder andere haben familiäre Verpflichtungen und sind für eigene Kinder verantwortlich oder kümmern sich um einen pflegebedürftigen Angehörigen. Diese Vielfalt in den Lernendengruppen führt dazu, dass die Lernenden sehr unterschiedliche Erwartungen an Ausbildung und Studium stellen, mit denen Lehrende im Unterricht konfrontiert sind. Es ist nicht leicht, den verschiedenen Bedürfnissen der Lernenden gerecht zu werden. Umso wichtiger ist es, ihnen bereits zu Ausbildungs- oder Studienbeginn hilfreiche und individuell einsetzbare Strategien zur Selbsthilfe an die Hand zu geben. Das ist gerade in der Lerneinheit „Lernen und Lerntechniken" sehr gut möglich.

2 Lernkompetenz ist die Fähigkeit, das eigene Lernen wirksam zu steuern. Ein verbreitetes Konzept ist das selbstregulierte Lernen (Maag Merki, 2004).

3 Lernbedarf ist das Defizit zwischen dem aktuellen Kompetenzstand eines Lernenden und dem angestrebten Lernergebnis, das dem Lernziel entspricht (eigene Definition).

3.2 Reflexion des bisherigen Lernens

Praxiserfahrung: Schwächen sind bekannt, Stärken häufig nicht

Wenn ich Lernende nach ihren Stärken frage, denken sie häufig lange nach und reagieren schließlich mit einem Schulterzucken. So ganz spontan fällt es vielen Lernenden sehr schwer, konkrete positive Eigenschaften ihrer eigenen Persönlichkeit sowie ihre Stärken zu benennen. Frage ich anschließend nach den Schwächen, zählen sie sehr spontan eine ganze Litanei von Dingen auf, die sie nicht gut können oder Eigenschaften, die sie nicht besonders an sich mögen.

Mit Ausbildung oder Studium beginnt ein neuer Lebensabschnitt, der für Lernende mit vielseitigen Veränderungen verbunden ist, die zur Herausforderung werden können und vielen Lernenden zunächst nicht bewusst sind. Die Schulzeit hat ihr individuelles Lernverhalten über viele Jahre geprägt. Auch wenn heute schon in der Regelschule Selbstorganisation und Recherchekompetenz gefordert wird, geschieht dies dort mit wiederkehrenden und überschaubaren Lerninhalten. Ausbildung und Studium verlangen ein höheres Maß an Eigenständigkeit und Eigenverantwortlichkeit (Berthold et al., 2015), die Aufgaben sind komplexer und vor allem Zusammenhänge sind besonders wichtig.

Die Regelschulen werden gerne für die „mangelnde Studierfähigkeit" verantwortlich gemacht, da in ihnen nicht genügend fachlich vorqualifizierend gearbeitet wird. Wobei es weniger die fehlenden fachlichen Kenntnisse sind, die gerade im Zusammenhang mit dem Ausbildungs- oder Studienstart Probleme bereiten, sondern überfachliche- bzw. Schlüsselkompetenzen eine sehr große Rolle spielen. Dazu zählen „Belastbarkeit, Eigenständigkeit sowie die Fähigkeit, das eigene Lernen zu planen und zu reflektieren, Kompetenzen im schriftlichen Ausdruck, Lese- bzw. Textverständnis bis hin zum kritischen und reflektierten Umgang mit Informationen" (Berthold et al., 2015, S. 36).

Wenn tatsächlich das Fehlen dieser überfachlichen Kompetenzen der Grund für häufigere Ausbildungs- und Studienabbrüche ist, mag ein gut organisierter und begleiteter Ausbildungs- oder Studienstart elementar für den individuellen Lernerfolg sein. So lautet zumindest meine Hypothese. Der Start in den neuen Lebensabschnitt muss gestaltet und vor allem begleitet werden: Von den Bildungsinstituten, von den Lehrenden, die dort tätig sind und natürlich von den Lernenden. Nur wissen Letztere häufig nicht, was genau sie benötigen und wie sie vorgehen können. Aus meiner Sicht benötigen sie frühe Hilfen zu einem guten Einstieg.

Die Lernerfahrungen, die Menschen machen, egal ob bewusst oder unbewusst, prägen ihr Verständnis vom Lehren und Lernen nachhaltig. Wir alle erinnern uns an Lehrer, die uns in guter oder auch schlechter Erinnerung geblieben sind. Und es gab sowohl Lerninhalte, die wir mochten als auch jene, die uns zuwider waren. Häufig sind in der Erinnerung die „schönen" Fächer an die „guten" Lehrer gekoppelt und umgekehrt.

In vielen Alltagssituationen erinnern wir uns neben diesen Erfahrungen im Sozialraum Schule aber auch an unsere Erfahrungen mit dem eigenen Lernen und dem damit verbundenen Erfolg. In zweiteren steckt sehr viel Wissen über gute und schlechte Lernstrategien, über Motivation und Unlust, über Selbstvertrauen und Hilflosigkeit. Lernende beschäftigen sich aber nur selten bewusst mit ihrer eigenen Lernbiografie und ziehen kaum Erkenntnisse daraus, die sie dann für ihre persönliche Weiterentwicklung nutzen. Ganz im Gegenteil: viele Lernende gehen davon aus, dass alle Menschen dasselbe unter Lernen verstehen. Und dass sie wissen, wie Lernen geht. Aber in Wirklichkeit ist jede Lerngeschichte genauso einzigartig wie die Persönlichkeit, die dahinter steckt (Lernwerkstatt CH, o. J.) und sich daraus entwickelt. Wenn Lernende ihre Lerngeschichte bewusst wahrnehmen und sich mit ihrer eigenen Lernbiografie auseinandersetzen, können sie über diesen Prozess ihr eigenes Lern- und Ausbildungsverständnis weiterentwickeln und konkrete Veränderungen in Richtung Gelingen anstreben. Das wirkt sich auf Motivation und Erfolg aus. Eine wichtige Voraussetzung für das Gelingen eines guten Starts – vielleicht die wichtigste.

Praxistipp: Arbeiten Sie mit den Lernenden an ihrer Lernbiografie

In den Ausbildungscurricula der verschiedenen Pflege- und Therapieberufe sind in der Lerneinheit „Lernen und Lerntechniken" Unterrichtsstunden für die Auseinandersetzung mit dem Lernen in der Ausbildung vorgesehen. Hier lässt sich die Lernbiografiearbeit hervorragend unterbringen. Für mich gehört zur Lernbiografiearbeit neben der Frage danach, wo gelernt wurde vor allem die Frage nach den positiven wie negativen Erinnerungen, die Lernende mit ihrem bisherigen Lernen verbinden. Ich habe den sogenannten *„kompetenzorientierten Lebenslauf"* entwickelt, den ich die Lernenden anfertigen lasse. In ihm visualisieren sie ihre bisherigen Lernstationen und besonders wichtige und einschneidende Erlebnisse aus formalen und informellen Lernkontexten und setzen sich kritisch damit auseinander. Ziel ist es, insbesondere die positiven Elemente herauszuarbeiten und zu stärken. Darüber hinaus kann er auch ein guter Einstieg in die Arbeit an den Schwächen sein. Auch wenn die Lernenden den Effekt in den meisten Fällen nicht gleich erkennen, viele profitieren im Ausbildungsverlauf davon. Dieses Kapitel macht einen Vorschlag für eine mögliche Umsetzung und beinhaltet einige erprobte Methoden und Arbeitsmaterialien.

Es ist von immenser Wichtigkeit, dass Lernende sich ihre Kompetenzen bewusst machen. Erst wenn jemand weiß, wo er steht, kann er sinnvolle Schritte für seine individuelle Weiterentwicklung ableiten. Um den Einstieg dazu zu erleichtern, mache ich mit den Lernenden die im Kasten erwähnte Übung, in der sie ihre früheren und aktuellen Lern- und Lebensstationen auf einem Flipchart-Papier bzw. einer Wandzeitung visualisieren. Die Idee dazu kam mir in einem Projekt, in dem ich als Wissenschaftliche Mitarbeiterin tätig war. In diesem Zusammenhang wurde der Begriff „kompetenzorientierter Lebenslauf" geboren (Schubert, Narbei, Ruge & Zimmermann, 2015). Der kompetenzorientierte Lebenslauf benötigt keinen chronologischen Aufbau, er beschränkt sich auch nicht auf den Bereich Bildung. Stattdessen gibt er Auskunft über die persönlichen Stärken und Schwächen und die Lernenden arbeiten wichtige Meilensteine ihres bisherigen Lebensweges heraus. Sie können das private und das berufliche Leben betreffen. Die Aufgabe führt zur Selbstreflexion und schafft ein Bewusstsein über die eigenen Kompetenzen. Das Besondere an diesem Lebenslauf ist, dass die Lernenden nicht nur darstellen, was sie in ihrem Leben bereits getan haben, sondern vor allem herausarbeiten, zu welchem Erkenntnis- und Kompetenzgewinn die einzelnen Stationen geführt haben. Die Ergebnisse sind sehr vielfältig und reichen von der tabellarischen Übersicht über die Anfertigung eines Diagramms oder Zeitstrahls bis hin zur Darstellung in Form von verzweigten (Lebens-) Flüssen oder Bäumen. Es gibt keine genauen Vorgaben, die Lernenden können ihrer Kreativität freien Lauf lassen und ihre Vorlieben einbringen.

Meine Erfahrungen zeigen, dass Lernende bei der Bearbeitung der Aufgabe sehr große Schwierigkeiten haben, insbesondere zu Beginn. Ist der Anfang aber erst einmal gemacht, ist das Eis gebrochen und die Lernenden entwickeln viele kreative Ideen. Ich vergebe diesen Arbeitsauftrag gerne im Klassenverband, damit diejenigen, die selbst keine spontane Idee für die Umsetzung haben, sich von den anderen inspirieren lassen können. Insgesamt sind für die erste Bearbeitung dieses Arbeitsauftrags ca. 45 bis 60 Minuten erforderlich. Die Ergebnisse sind sehr unterschiedlich detailliert und reichen von der bloßen Darstellung der Lern- und Lebensstationen bis hin zur detaillierten Beschreibung von wertvollen und prägenden Erlebnissen, die die Lernenden als persönlichen Gewinn oder Verlust werten. Das fertige Produkt dient als Grundlage für das Nachdenken über die eigenen Kompetenzen. Es ist sinnvoll, dass die Lernenden ihren kompetenzorientierten Lebenslauf aufbewahren und zu einem späteren Zeitpunkt weiterbearbeiten und/oder ihn für eine erweiterte Reflexion oder Evaluation einsetzen.

Um die Lernbiografie-Arbeit mit dem kompetenzorientierten Lebenslauf zu erleichtern, habe ich für die Lernenden eine Checkliste mit Fragen entwickelt, anhand derer sie vorgehen können. Dazu habe ich in der Vergangenheit viele positive Rückmeldungen erhalten. **Arbeitsblatt 6** enthält diese Tabelle.

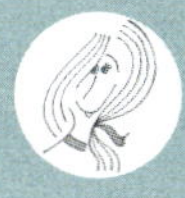

Die Physiotherapie-Studentin Pia

Pia vereinbarte ca. 4 Monate nach Beginn ihres Studiums einen Lerncoaching-Termin. Sie fühlte sich erschlagen von den unendlich vielen Informationen und hatte den Eindruck, dass sie den ganzen Lernstoff nicht bewältigen kann. Mittlerweile war sie nicht mehr sicher, ob diese Ausbildung für sie die richtige ist.

Das ist eine typische Situation, mit der viele Lernende zu Beginn kämpfen. Pia hat sich mir als Lerncoach anvertraut und damit den ersten Schritt getan, um konstruktiv an der Situation zu arbeiten. Im Gespräch wurde schnell klar, dass sie mit ihren Sorgen nicht alleine war. Vielen anderen Studierenden ging es genauso. Auch wenn es komisch klingt, die Einstiegsphase ist häufig mit entsprechenden Sorgen und Nöten verbunden. Wichtig ist, sie zu erkennen und ernst zu nehmen. Das konnte Pia nachvollziehen und sie fragte mich, wie sie vorgehen kann, damit sie erfolgreich durch die Zeit kommt.

Im ersten Schritt zeigte sie mir den kompetenzorientierten Lebenslauf (vgl. **Abbildung 3-1**), den sie zu Studienbeginn angefertigt hatte. In der Abbildung wird deutlich, dass er sehr übersichtlich war. Er bestand fast ausschließlich aus quantitativen Aussagen über ihre Lebensstationen.

Unser erstes Ziel war schnell vereinbart: Pia schaute sich ihr „Produkt" in Ruhe an und setzte sich mit Hilfe einiger von mir gestellten Leitfragen intensiv mit ihren bisherigen Stationen und deren Bedeutung für sie persönlich auseinander. Zum Beispiel hat sie in der Messdienergruppe, der sie angehörte, die Einteilungsplanung der Messdiener für die Gottesdienste übernommen. Daran schloss ich die Frage an, wie sie dabei vorgegangen ist. Es stellte sich heraus, dass sie diese Organisationsaufgabe sehr erfolgreich gemeistert und vom Pastor viel Lob darüber erhalten hat. Das hatte Pia spontan gar nicht so in Erinnerung und sie

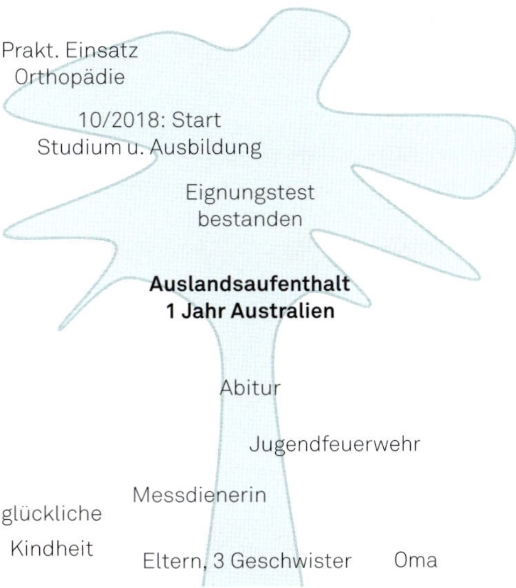

Abbildung 3-1: Kompetenzorientierter Lebenslauf von Pia, PT-Studierende bei Studienbeginn. (Eigene Darstellung)

Arbeitsblatt 6

Leitfragen kompetenzorientierter Lebenslauf

(als Download verfügbar unter: www.hgf.io/schubert-lernenlehren-arbeitsmaterialien)

**Gestalten Sie Ihren persönlichen „kompetenzorientierten“ Lebenslauf.
Die folgenden Fragen sind als Hilfe gedacht, von denen am Ende einige beantwortet sein sollen.**

- Was waren die bisherigen Stationen meines Lebens?
  Mit welchen Gefühlen verbinde ich diese Stationen?
  Welche wichtigen Personen habe ich wo getroffen?

- Wann und wo habe ich besonders wichtige Dinge gelernt?
  Wofür waren sie wichtig?
  Wann und woran habe ich gemerkt, dass ich tatsächlich gelernt habe?

- Welche Aufgaben habe ich wo übernommen?
  Welche dieser Aufgaben wurden mir übertragen?
  Welche dieser Aufgaben habe ich durch Eigeninitiative übernommen?

- Was hat mich besonders geprägt?
- Was hat mich besonders interessiert?
  Was interessiert mich jetzt ganz besonders?

- Wodurch wurde mein Lernen initiiert?
- Hat mein Lernverhalten sich im Laufe der Zeit verändert?
  Wann war das?
  Wodurch wurde die Änderung ausgelöst?
  Was hatte ich davon?

- Was kann ich gut? Was fällt mir leicht?
  Warum ist das so?

- Wo sehe ich meinen persönlichen Lernbedarf?
  Worin möchte ich mich noch weiterentwickeln?
  Was gelingt mir nicht so gut?
  Woran liegt es, dass ich manche Dinge nicht so gut kann?
  Was sind meine Schwachstellen?
  Wie gehe ich mit meinen Schwachstellen um?

hat darin nicht eine wichtige Eigenschaft gesehen, die sie nun für ihre Lernorganisation nutzen kann. Das sollte sich ändern. Einmal im Redefluss, fielen ihr zu allen aufgeführten Punkten positive Eigenschaften ein, die sie entwickelt hatte. Mehr noch: Sie baute Brücken zum jetzigen Studium und entdeckte, welche Eigenschaften ihr welche Vorteile für das Studium verschaffen können. Zum Beispiel helfen ihr ihre hervorragenden Englischkenntnisse aus dem Australienaufenthalt dabei, englischsprachige Fachliteratur zu lesen und zu verstehen. Bei der Jugendfeuerwehr wurden viele Gruppenaktivitäten durchgeführt. Wenn es zu Meinungsverschiedenheiten kam, griff sie häufig schlichtend ein. Schließlich hat sie eine Mentorenaufgabe für neue Mitglieder der Jugendfeuerwehr übernommen. Dass all das wichtige Erfahrungen waren, wurde ihr jetzt bewusst.

Pia bemerkte plötzlich ihre außerordentlich gute Reflexionsfähigkeit ganz ohne mein Zutun und vervollständigte ihre Ausarbeitungen. Am Ende sagte sie mir, dass die Arbeit am kompetenzorientierten Lebenslauf immer mehr Spaß gemacht hat. Sie wurde immer zuversichtlicher, den Anforderungen des Studiums gewachsen zu sein. Am Ende des Lerncoachings stand ein klares nächstes Ziel fest: Pia organisiert ihre Lernaktivitäten ab sofort bewusst und zielorientiert. Außerdem reflektiert sie ihr bisheriges methodisches Vorgehen beim Lernen innerhalb des Lerncoachings und probiert gegebenenfalls andere Lernstrategien aus. **Abbildung 3-2** zeigt denselben kompetenzorientierten Lebenslauf nach der Überarbeitung.

Der kompetenzorientierte Lebenslauf setzt gezielt an der Lernbiografie an und macht vielfältige bewusste und unbewusste Lernerfahrungen sichtbar. Verborgene Erfahrungsschätze und die darin enthaltenen Lerneinsichten und -hindernisse werden zugänglich. Wenn diese erinnerten Lernerfahrungen in neue Zusammenhänge gesetzt werden, entsteht bei den

Kompetenzorientierter Lebenslauf:
Claudia, Physiotherapie-Studentin
Prakt. Einsatz Orthopädie
große Unsicherheit im Umgang mit Patienten, fehlendes Hintergrundwissen zu den Krankheitsbildern, sehr aufgeregt
sehr großes Arbeitspensum, Sorge, es nicht zu schaffen
10/2018: Start Studium u. Ausbildung
Eignungstest bestanden
große Hürde genommen, Unsicherheit, mulmiges Gefühl – wie Prüfung, stolz, weil ich einen der wenigen Ausbildungsplätze bekommen habe
Auslandsaufenthalt 1 Jahr Australien
Englisch fließend in Wort und Schrift, war auf mich allein gestellt, musste alleine klarkommen
Abitur
endlich fertig mit der Schule, Lernen hat nie wirklich Spaß gemacht, viel Negativkritik von Lehrern erhalten
Organisation der Gottesdiensteinteilung
Jugendfeuerwehr
Schlichterin bei Meinungsverschiedenheiten, Mentorin für neue Mitglieder
Messdienerin
glückliche Kindheit
Eltern, 3 Geschwister
Oma
war immer für mich da, beide Eltern berufstätig, ruhender Pol der Familie

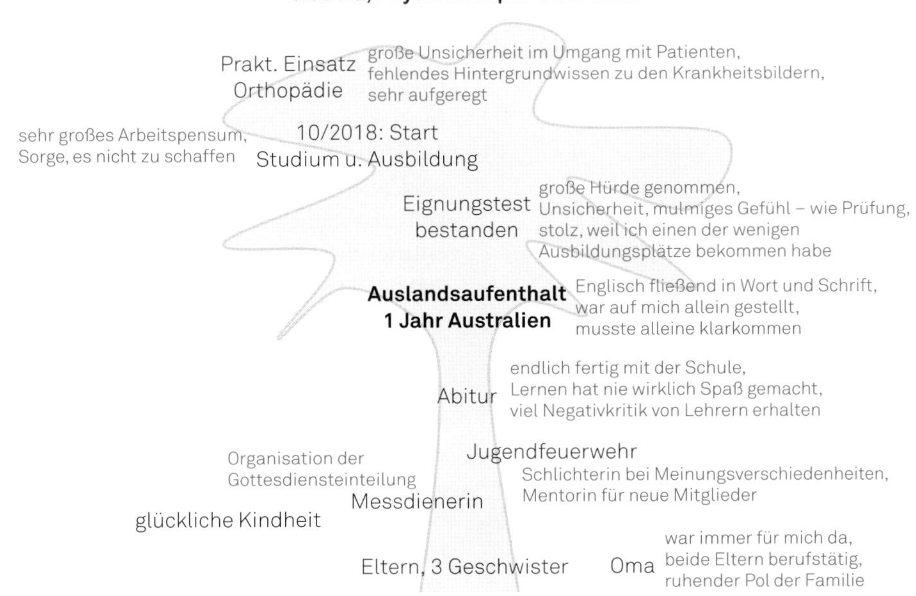

Abbildung 3-2: Kompetenzorientierter Lebenslauf von Pia, PT-Studierende nach dem ersten Lerncoaching. (Eigene Darstellung)

Lernenden ein vertieftes Bewusstsein über das eigene Lern- und Ausbildungsverständnis (Lernwerkstatt CH, o. J.).

Praxistipp: Brücken zur Patientenarbeit bauen

Ein weiteres Ziel der lernbiographischen Arbeit in den Pflege- und Therapieberufen kann sein, sich neben der eigenen auch mit den Lerngeschichten anderer auseinanderzusetzen, die Unterschiede wahrzunehmen und zu allgemeingültigen Aussagen über Lernprozesse zu kommen. Denn zu den Kernaufgaben der Gesundheitsfachberufe gehört auch die Edukation, Beratung und Anleitung von Patienten, die im beruflichen Alltag eine immer größere Rolle spielen. Und die wichtige Erfahrung, dass der Lernprozess nicht immer nach demselben Schema abläuft, sondern dass es stattdessen große individuelle Unterschiede gibt, bereitet die Lernenden auf die Anwendung klientenzentrierter Patientengespräche vor. Denn auch Patienten müssen motiviert werden. Lernende, die sich selbst bewusst mit ihrem Lernverhalten und dessen Änderung auseinandergesetzt haben, entwickeln eher Verständnis und Empathie für ihre Patienten und werden von diesen als kongruent wahrgenommen.

3.2.1 Schlüsselkompetenzen – Grundlage für erfolgreiches Lernen

„Soft Skills" heißt der neue Begriff für Schlüsselkompetenzen. Übersetzt bedeutet er „weiche Fähigkeiten". Der Duden definiert Soft Skills als „Kompetenz im zwischenmenschlichen Bereich" und als die „Fähigkeit im Umgang mit anderen Menschen" (www.duden.de). Diese auf soziale Kompetenzen reduzierte Definition ist heute nicht mehr ausreichend, sondern das Nachdenken über die eigenen emotionalen Fähigkeiten hat eine große Bedeutung erhalten. Oft werden Soft Skills auch als „Heartskills" bezeichnet. Dieser Begriff macht sichtbar, dass es sich nicht um eine rationale Intelligenz handelt (Trautwein, 2013).

Helen Orth bezeichnet Schlüsselkompetenzen als „erwerbbare, allgemeine Fähigkeiten, Einstellungen und Wissenselemente, die bei der Lösung von Problemen und beim Erwerb neuer Kompetenzen in möglichst vielen Inhaltsbereichen von Nutzen sind, so daß eine Handlungsfähigkeit entsteht, die es ermöglicht, sowohl individuellen als auch gesellschaftlichen Anforderungen gerecht zu werden" (Orth, 1999, S. 107).

Menschen mit einem hohen Maß an Soft Skills sind emotional intelligent. Wer eine große emotionale Intelligenz besitzt, kann sich gut selbst wahrnehmen und beobachten, ist motiviert, verfügt über Einfühlungsvermögen und hat gute kommunikative Fähigkeiten (Peters-Kühlinger & John, 2012). Gegenüber den Soft Skills stehen die Hard Skills (harte Fähigkeiten). Das sind formale Qualifikationen wie Schulabschlüsse und Arbeitszeugnisse, die primär Aussagen über fachliche Kompetenzen beinhalten.

Soft Skills verhelfen Lernenden, sich mit ihren Stärken und Schwächen auseinanderzusetzen und sich weiterzuentwickeln. Wer das tut, kennt seine persönlichen Potenziale und seinen bestehenden Lernbedarf. Wenn Schlüsselqualifikationen das Denken prägen, geht der Blick Lernender über den eigenen Tellerrand hinaus. Sie übernehmen die Perspektive anderer, denken ganzheitlich und vernetzt, reflektieren und entwickeln Handlungsstrategien (Trautwein, 2013). Die Kunst in Bezug auf Ausbildung oder Studium ist es, alle Einzelelemente auf ihre Bedeutung hin zu prüfen und so zusammenzufügen, dass es ein sinnvolles Ganzes ergibt. Eine Verknüpfung zwischen den einzelnen Ausbildungsanteilen entsteht. Wer das kann und tut, arbeitet effizient – das heißt, er erreicht mit der geringstmöglichen Anstrengung maximalen Erfolg, weil er das Wesentliche erkennt und sein Ziel konsequent verfolgt. Der Erfolg hat eine positive Auswirkung auf die Motivation und das Lernen ist weniger mühsam.

Soft Skills sind keine Talente, sondern trainierbare Verhaltensmuster. Schlüsselkompetenzen plus (steigende) Lebenserfahrung erleichtert es Lernenden zunehmend, ihre Ziele zu erreichen (Trautwein, 2013). Schaeper (2005) listet die 25 häufigsten Nennungen für Schlüsselkompetenzen in der berufspädagogischen Literatur. Dazu gehören Kommunikationsfähigkeit, Kooperationsfähigkeit, Denken in Zusammenhängen, Flexibilität, Selbstständigkeit, Kreativität, Problemlösefähigkeit, Transferfähigkeit, Lernbereitschaft, Durchsetzungsvermögen, Entscheidungsfähigkeit, Zuverlässigkeit, Verantwortungsgefühl, Lernfähigkeit, Konzentrationsfähigkeit, Ausdauer, Genauigkeit, analytisches Denken, logisches Denken, abstraktes Denken, selbstständiges Lernen, Leistungsbereitschaft, Kritikfähigkeit, Urteilsfähigkeit und Fremdsprachenkenntnisse.

Die aufgeführten Eigenschaften prägen die Persönlichkeit. In ihr kommen alle Charaktereigenschaften und Werte zusammen und es entsteht ein einzigartiges Profil. Die Ausbildung der Persönlichkeit ist nie abgeschlossen. Je mehr Erfahrungen jemand gesammelt hat, desto individueller und flexibler kann er die täglichen Aufgaben und Probleme lösen. Mit einem gut entwickelten System von Schlüsselkompetenzen.

Praxistipp: Schlüsselkompetenzen bewusst machen

So „soft" die Schlüsselkompetenzen sind, so schwer fällt es vielen Lernenden, ihre eigenen Schlüsselkompetenzen einzuschätzen und zu beschreiben, in welchen Bereichen sie stark und in welchen sie eher schwächer sind. Durch geschicktes Fragen nach konkreten Erfahrungen mit der Lösung von alltäglichen und nicht alltäglichen Problemen sowie der Zufriedenheit damit im Nachhinein, kann man ihnen gut auf die Sprünge helfen. Da es sich um sehr persönliche Dinge handelt, gelingt dies am besten im Einzelgespräch. Um auch in Gruppensettings das Thema bearbeiten und reflektieren zu können, habe ich ein Instument zur Selbsteinschätzung der Schlüsselkompetenzen entwickelt (**Arbeitsblatt 7**). Selbstverständlich kann es auch individuell im Rahmen von Lerncoaching-Gesprächen zum Einsatz kommen. Das Arbeitsblatt dazu befindet sich auf Seite 64.

Schlüsselkompetenzen aus der berufspädagogischen Literatur nach Schaeper (2005)

Kommunikationsfähigkeit	Lernfähigkeit
Kooperationsfähigkeit	Konzentrationsfähigkeit
Denken in Zusammenhängen	Ausdauer
Flexibilität	Genauigkeit
Selbstständigkeit	analytisches Denken
Kreativität	logisches Denken
Problemlösefähigkeit	abstraktes Denken
Transferfähigkeit	selbstständiges Lernen
Lernbereitschaft	Leistungsbereitschaft
Durchsetzungsvermögen	Kritikfähigkeit
Entscheidungsfähigkeit	Urteilsfähigkeit
Zuverlässigkeit	Fremdsprachenkenntnisse
Verantwortungsgefühl	

Arbeitsblatt 7

Selbsteinschätzung meiner Schlüsselkompetenzen
(als Download verfügbar unter:...)

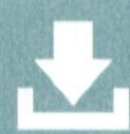

Die Tabelle enthält einige Aussagen zu Schlüsselkompetenzen, die bei Lernaktivitäten, aber auch im Berufsleben eine Rolle spielen. Gehen Sie bitte Aussage für Aussage durch und kreuzen Sie an, inwieweit sie auf Sie zutrifft. So, wie Sie sich derzeit einschätzen. Der ausgefüllte Bogen gibt Ihnen eine Übersicht über den momentanen Stand Ihrer Schlüsselkompetenzentwicklung.

Aussage	trifft völlig zu					trifft gar nicht zu
Ich kann mich präzise und unmissverständlich ausdrücken.	☐	☐	☐	☐	☐	☐
Es fällt mir leicht, vor Gruppen zu sprechen.	☐	☐	☐	☐	☐	☐
Ich habe ein sicheres Auftreten.	☐	☐	☐	☐	☐	☐
Ich verhalte mich stets korrekt, höflich und freundlich.	☐	☐	☐	☐	☐	☐
Ich kann gut mit anderen zusammenarbeiten.	☐	☐	☐	☐	☐	☐
Ich sage in Lerngruppen, wie ich mich einbringen kann und was ich von den anderen erwarte.	☐	☐	☐	☐	☐	☐
Ich versuche, die Sichtweise anderer zu verstehen.	☐	☐	☐	☐	☐	☐
Ich kann mit schwierigen Situationen gut umgehen.	☐	☐	☐	☐	☐	☐
Ich setze mir klare Ziele und verfolge sie konsequent.	☐	☐	☐	☐	☐	☐
Ich plane meine Zeit und halte mich daran.	☐	☐	☐	☐	☐	☐
Ich behalte stets den Überblick über meinen Lernfortschritt.	☐	☐	☐	☐	☐	☐
Ich verschaffe mir rechtzeitig geeignete Lernunterlagen.	☐	☐	☐	☐	☐	☐
Auch wenn ich einmal keine Lust zum Lernen habe, bleibe ich am Ball.	☐	☐	☐	☐	☐	☐
Ich habe viele Ideen, wie ich ans Ziel komme. Wenn's mal nicht klappt, versuche ich einen anderen Weg.	☐	☐	☐	☐	☐	☐
Für mich ist eigenständiges Arbeiten selbstverständlich.	☐	☐	☐	☐	☐	☐
Auf mich kann man sich verlassen.	☐	☐	☐	☐	☐	☐
Ich kann mich gut konzentrieren und lasse mich nicht schnell ablenken.	☐	☐	☐	☐	☐	☐
Neue Dinge interessieren mich sehr.	☐	☐	☐	☐	☐	☐
Ich weiß, was ich weiß und kenne meinen Lernbedarf.	☐	☐	☐	☐	☐	☐
Ich arbeite sehr genau und sorgfältig.	☐	☐	☐	☐	☐	☐
Auf andere Menschen mache ich einen selbstbewussten Eindruck.	☐	☐	☐	☐	☐	☐
Ich erkenne, wenn ich Probleme mit dem Lernen habe und suche aktiv nach Lösungen.	☐	☐	☐	☐	☐	☐
Ich gebe anderen sachliche Kritik und kann auch selbst Kritik von anderen annehmen.	☐	☐	☐	☐	☐	☐
Ich weiß, wie ich mir Fachinformationen verschaffe und filtere die wichtigsten Kernaussagen aus Texten heraus.	☐	☐	☐	☐	☐	☐
Es fällt mir leicht, Zusammenhänge selbst zu erschließen und Informationen auf andere Bereiche zu übertragen.	☐	☐	☐	☐	☐	☐

Arbeitsblatt 7

Fortsetzung

Auswertung

Je weiter links Sie die Kreuze gemacht haben, desto besser sind Ihre Schlüsselkompetenzen bereits ausgeprägt. Schauen Sie sich zunächst diese Aussagen an.

Im nächsten Schritt fokussieren Sie diejenigen Aussagen, bei denen Sie das Kreuz eher rechts gesetzt haben. Dann suchen Sie sich zwei oder drei Aussagen heraus, die Sie angehen – sprich verbessern – wollen. Halten Sie diese schriftlich fest und entwickeln Sie Strategien, mit denen Sie die Veränderung erreichen möchten.

Am besten bewahren Sie den ausgefüllten Bogen gut auf und schätzen Ihre Schlüsselkompetenzen nach einigen Monaten erneut ein. Wenn Sie dies in einer anderen Farbe auf demselben Blatt tun, können Sie im direkten Vergleich sehen, in welchen Bereichen eine Veränderung stattgefunden hat.

Wenn Sie möchten, bitten Sie einen Menschen, dem Sie vertrauen und der Sie gut kennt, eine Fremdeinschätzung Ihrer Schlüsselkompetenzen vorzunehmen. Diese können Sie dann mit Ihrer eigenen Einschätzung vergleichen. Aussagen, bei denen beide Einschätzungen deutlich voneinander abweichen, sollten Sie überdenken und/oder gemeinsam diskutieren.

3.2.2 Den passenden Lernrhythmus finden

Im Kapitel „Leistungskurve und Biorhythmus" ab Seite 27 wurde besprochen, dass die Kenntnis über den Verlauf der eigenen Leistungskurve mit ihren Hoch- und Tiefzeiten ermöglicht, Lernaktivitäten an den Rhythmus der inneren Uhr anzupassen. Mit dem Ausbildungs- oder Studienbeginn ändern sich jedoch viele Gewohnheiten mit Auswirkung auf den Lernrhythmus.

Lernende sind aus der Regelschule den regelmäßigen Unterrichtsschluss nach sechs Unterrichtsstunden gewohnt, nun verbringen sie während der Theoriephasen der Ausbildung acht oder noch mehr Unterrichtsstunden an fünf Tagen pro Woche in der Ausbildungsstätte. Die Lernenden berichten, dass sie sich nach einem Tag in Schule oder Hochschule völlig müde und nicht mehr aufnahmefähig fühlen und anschließend zu Hause kaum noch etwas schaffen und erst einmal mehr oder weniger lange Zeit „chillen" müssen, um sich zu erholen.

Praxistipp: Energiespeicher aufladen

Es ist durchaus verständlich, dass die Energiereserven Lernender nach acht Stunden Unterricht erschöpft sind. Deshalb ist es durchaus sinnvoll, an einen langen Schul- oder Hochschultag eine Entspannungsphase anzuschließen. Aus den Erzählungen der Lernenden weiß ich, dass diese bevorzugt auf dem Sofa stattfindet, meist bei laufendem Fernseher und mit dem Handy in der Hand. Mir wird aber auch berichtet, dass dieses „Abhängen" manchmal über Stunden erfolgt, ohne dass sich anschließend das Gefühl der Erholung einstellt. Der Speicher wurde demnach nicht wieder aufgeladen. Mich wundert das nicht, denn die Lernenden setzen sich dabei erneut einer Reiz- und Informationsflut aus, genauso wie den ganzen Tag schon – nur die Medien sind andere.

Dabei gibt es verschiedene Möglichkeiten, den Körper nach einem anstrengenden Tag wirklich zu entspannen und frische Kraft zu tanken. Welche im Einzelfall passend ist, muss jeder Lernende für sich herausfinden. Einigen hilft ein Spaziergang, andere trinken gemütlich eine Tasse Tee oder telefonieren mit einem Menschen, der ihnen wichtig ist. Wieder andere nutzen die Musik als ein Mittel, schnell herunterzufahren und den Kopf wieder frei zu bekommen.

Ich empfehle in diesem Zusammenhang gerne die Methode Power-Nap oder Koffein-Nap, um die Reserven schnell wieder zu füllen. Seine Wirkung auf die Regeneration des Körpers und seiner Leistungsfähigkeit ist nachgewiesen und wer es kann, fühlt sich nach 20 Minuten wieder frisch und aktiv. Übersetzt bedeutet der Begriff PowerNap „Energie" und „Nickerchen". Es handelt sich um einen kurzen Schlaf, der Körper und Geist mit neuer Kraft auflädt. Ein oder zwei Stunden Schlaf tagsüber würden den Wechsel von Leichtschlaf- und Tiefschlafphasen unterbrechen und nicht zur Erholung führen. Ganz im Gegenteil: Wer tagsüber schon einmal fest über Stunden eingeschlafen ist, kennt das Gefühl, völlig gerädert wieder aufzuwachen. Häufig dauert es Stunden, bis der Körper wieder „funktioniert".

Für die Lernenden habe ich ein Merkblatt zum Nachlesen erstellt, das die wichtigsten Aspekte zum Power-Nap zusammenfasst (**Arbeitsblatt 8**). Es befindet sich im Buch auf Seite 67.

Während der Praxiseinsätze verbringen die Lernenden in den Pflege- und Therapieberufen ganze Arbeitstage mit ebenfalls acht Zeitstunden größtenteils „auf den Beinen". Das ist für die meisten Lernenden neu und sie empfinden dies in der ersten Zeit als sehr anstrengend. Die Füße schmerzen nach einem Arbeitstag und auch die praktischen Aufgaben strengen anfangs sehr an. Für die Auszubildenden in den Pflegeberufen kommt die Schicht-

Arbeitsblatt 8

Tipp zum Entspannen und Regenerieren
(als Download verfügbar unter: www.hgf.io/schubert-lernenlehren-arbeitsmaterialien)

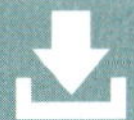

Power-Napping – kleiner Schlaf mit großer Wirkung

Auch wenn das Nickerchen zwischendurch bei uns eher verpöhnt ist:
Es hat viele Vorteile. Internationale Studien belegen, dass Power-Napping

- eine positive Wirkung auf das Arbeitsgedächtnis hat
- die Reaktionsfähigkeit steigert
- die Leistungsfähigkeit verbessert
- Erschöpfungszuständen vorbeugt
- Glückshormone ausschüttet, welche die Stimmung anheben.

Power-Napping sollte eine Dauer von 20 Minuten nicht übersteigen, damit nicht die Tiefschlafphase einsetzt.
Es ist überall möglich, auch am Schreibtisch oder auf dem Fußboden. Vorausgesetzt man findet eine bequeme und entspannte Position.

Wer vorher eine Tasse Kaffee trinkt, macht ein Koffein-Nap. Er beugt der Gefahr vor, fest einzuschlafen. Denn die anregende Wirkung von Koffein setzt erst nach 20 Minuten ein – zu dem Zeitpunkt, wo das Napping beendet wird.

Power-Napping muss man allerdings üben. Entspannungsmethoden helfen dabei, schnell abschalten zu können.

Solange die innere Uhr den Schlaf nicht automatisch beendet, kann in der ersten Zeit ein Wecker beim Aufwachen helfen. Erfahrungsgemäß klappt der kleine Schlaf ohne Hilfsmittel bereits nach wenigen Wochen.

Probieren Sie es doch einfach aus.

arbeit erschwerend hinzu. An all das muss man sich erst einmal gewöhnen.

Auch wenn auf der einen Seite zu Beginn von Ausbildung und Studium vieles neu und ungewohnt ist und deshalb schwerfällt – auf der anderen Seite enthalten grundsätzliche Veränderungen auch immer Möglichkeiten, bisherige Vorgehens- und Verhaltensweisen zu überdenken und gegebenenfalls zu optimieren. Denn die neuen Abläufe hat es bisher nicht gegeben und es gibt auch noch keine (schlechten) Gewohnheiten.

Im Lerncoaching kann es für Lernende wertvoll sein, einmal darüber nachzudenken, wann sie am besten lernen können, wann sie am liebsten lernen möchten und wie lange am Stück das Lernen für sie gewinnbringend ist. Die Heterogenität ist groß. Während einige direkt im Anschluss an einen Schultag die Inhalte nacharbeiten (da es dann noch präsent ist und weniger Aufwand bedeutet), gibt es andere, die besser nach der Frühschicht am Nachmittag oder vor der Spätschicht am Vormittag lernen können. Wieder andere nutzen lieber die (freien) Wochenenden zum Lernen.

Im Kapitel „Leistungskurve und Biorhythmus" befindet sich auf Seite 31 das Arbeitsblatt 2. Das setze ich in meinen Lerncoachings ein, damit Lernende sich mit ihrer persönlichen Leistungskurve auseinandersetzen, sich reflektieren und ein sinnvolles Vorgehen zur Gestaltung ihrer Lernaktivitäten entwickeln.

3.2.3 Eigenverantwortliches Lernen braucht Verbindlichkeit

> *„Letztendlich können wir uns nur auf uns selbst verlassen. Und das auch nicht immer."*
> (Waltraud Puzicha)

Ja ist nicht gleich ja. Es gibt ein kurzes, klares und deutliches „JA", ein genervtes „Jaaaaaaa", bei dessen Aussprechen die Tonlage sinkt, ein fragendes „Ja", bei dem die Stimme angehoben wird und auch ein doppeltes „JaJa", das die Bitte um Ruhe beinhaltet nach dem Motto: „Ich hab's gehört und mach's später."

Wenn Lehrende und Lernende sich auf gemeinsame Ziele verständigen, muss am Ende ein Ja stehen. Am besten ein klares JA aus Großbuchstaben, das deutlich ausgesprochen und ernst gemeint ist. Denn nur dieses JA ist verbindlich. Mir fällt immer wieder auf, das Lernende, die mich in Lerncoaching-Gesprächen in dem Moment, wo sie einen Plan formulieren, der ihre Lernbemühungen in der nächsten Zeit bis zum nächsten Treffen leiten soll, nicht anschauen und kein klares JA dazu aussprechen, diesen Plan anschließend häufiger nicht verfolgen.

In dem Fall bemühe ich mich, das Ja des Lernenden zu verändern. Ich frage noch einmal nach und versuche dabei, in Blickkontakt zu kommen. Es ist sehr beeindruckend zu beobachten, wie sich mit dem Blickkontakt auch die Stimme verändert. Selbst der Redeinhalt von Lernenden wird manchmal ein anderer, wenn man ihnen bei der Festlegung von Zielen in die Augen blickt. Es fällt schwerer, seinem Gegenüber etwas vorzumachen, wenn man ihn dabei ansieht.

Jeder Mensch hat sich schon einmal etwas vorgenommen und schließlich nicht ausgeführt oder durchgehalten. Häufig wird eine vorhandene Unlust schon mit dem ausgesprochenen Satz sicht- und hörbar. Viele Menschen, die mit dem Joggen starten wollen, beginnen nicht heute oder morgen, sondern sobald das Wetter besser wird. Oder sie wollen Gewicht reduzieren, starten aber erst mit der Diät, wenn die Feiertage vorüber sind. Irgendwann später, nur nicht jetzt sofort. Aber dann ganz bestimmt. Auf diesen Aspekt geht das folgende Kapitel „Motivation und Volition" ab Seite 69 näher ein. Ein Vorhaben alleine, ohne den ersten Schritt zu tun, kann und wird nicht zielführend sein. Lehrende mit einem sensiblen Gehör für die unterschiedlichen „Ja-Töne können ihren Lernenden zu mehr Verbindlichkeit verhelfen.

Praxistipp: Ein Vertrag schafft Verbindlichkeit

Auch wenn es komisch klingt, es funktioniert an vielen Stellen wunderbar: Der Lernende vereinbart sein Vorhaben mit sich selbst – schriftlich in Form eines Vertrages (**Arbeitsblatt 9**). Und der Lehrende ist Zeuge. Das mache ich häufig so und sehe gleich mehrere Vorteile: Nach der mündlichen Formulierung eines Ziels und den dazugehörigen Maßnahmen zur Umsetzung halten wir dies schriftlich fest. Damit ist das Ziel unmissverständlich und nachhaltig dokumentiert. Wenn der Lernende diesen Vertrag an einem Ort aufbewahrt, an dem er sich häufig aufhält, erinnert er ihn immer wieder an sein Vorhaben. Ich mache mir immer eine Kopie des Vertrags. Falls der Lernende nicht von selbst aktiv wird, erinnere ich ihn schließlich daran. Oder ich frage zumindest einmal nach. In meinem Vertragsformular, das ich für meine Lerncoachings einsetze, dokumentiert der Lernende auch, womit er sich belohnt, wenn er sein Ziel erreicht hat. Vielleicht erhöht diese Aussicht bei dem einen oder anderen Lernenden die intrinsische Motivation. Das Formblatt zum Vertrag finden Sie auf Seite 70.

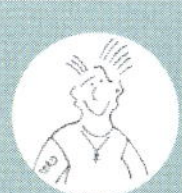

Tim: „Manchmal muss man Kompromisse eingehen“

Tim, der Auszubildende in der Altenpflege, kam mehrfach zum Lerncoaching zu mir. Anfangs ging es immer wieder um den Dauerkonflikt mit seiner Mutter wegen seiner „Unordnung“ beim Lernen. Er beharrte darauf, dass es seine Mutter nichts angeht, wie er sein Lernen organisiert.

Auf Nachfrage erfuhr ich, dass Tim, wenn er etwas für die Schule tut, immer den Wohnzimmertisch dazu nutzt. „Der Tisch ist viel größer als mein Schreibtisch und tagsüber hält sich ohnehin niemand im Wohnzimmer auf“, konstatierte Tim und er fügte hinzu: „Ich verstehe nicht, wieso meine Mutter immer gleich die Krise bekommt, wenn mein Zeug da liegt. Der Tisch wird ansonsten überhaupt nicht genutzt.“

Im Gespräch stellten wir heraus, dass verschiedene Menschen, die in einem Haushalt leben, häufig unterschiedliche Vorstellungen von bestimmten Dingen haben. Und wir kamen zu dem Schluss, dass eine Art „Hausordnung fürs Lernen“ helfen könnte. Schließlich sprach sich Tim mit seiner Mutter aus und sie einigten sich darauf, dass Tim das Wohnzimmer innerhalb eines vorgegebenen Rahmens weiter nutzen kann und darf. Insbesondere legten sie einen klar definierten Zeitraum fest, in dem das Arbeiten im Wohnzimmer erlaubt war, aber auch, dass Tim den Arbeitsplatz am Ende aufräumen muss – und das ohne Aufforderung. Damit Tim seine Unterlagen in der Nähe aufbewahren kann, räumte die Mutter ein Schrankfach frei und stellte es ihm für diesen Zweck zur Verfügung. Ein guter Kompromiss, wie sich im weiteren Verlauf herausstellte. Denn Tim hat sich – auch ohne schriftlichen Vertrag – an diese Vereinbarung gehalten.

3.3 Motive und Ziele als Voraussetzung für erfolgreiches Lernen

3.3.1 Motivation und Volition

> *„Der ideale Tag wird nie kommen. Der ideale Tag ist heute, wenn wir ihn dazu machen.“*
> (Horaz, 65–8 v. Chr.)

Motivation ist „diejenige [...] Kraft, die dem Verhalten Richtung, Intensität und psychische Kraft gibt“ (Spinath, 2018, S. 83) und spielt deshalb in Lernkontexten eine große Rolle. Im Kapitel „Lernfördernde und -hindernde Faktoren“ ab Seite 32 bin ich bereits auf Glaubenssätze als wichtige Lernhindernisse eingegangen und zu dem Schluss gekommen, dass,

Arbeitsblatt 9

Vertrag mit mir selbst

(als Download verfügbar unter: www.hgf.io/schubert-lernenlehren-arbeitsmaterialien)

Vertrag

Ich verpflichte mich, bis zum

folgendes Ziel umzusetzen:

Um mein Ziel zu erreichen, ergreife ich folgende Maßnahmen:

	sofort	bis zum

Für das Erreichen meines Ziels belohne ich mich mit:

Datum, Unterschrift

wenn es gelingt, die blockierenden Glaubenssätze durch positive zu ersetzen, dies eine erhebliche Auswirkung auf Motivation und Lernfähigkeit hat. Für eine gute Lernmotivation sind Glaubenssätze günstig wie: „Ich glaube, dass ich meine Kompetenzen durch Lernen verbessern kann" oder: „Ich glaube, dass meine Anstrengungen sich lohnen" (Spinath, 2018). Damit solche Überzeugungen jedoch geschaffen und aufrechterhalten werden können, brauchen die Lernenden realistische Ziele, deren konsequente Verfolgung zu (möglichst baldigen) Erfolgserlebnissen führen. Leider erkennen Lernende ihre kleineren Erfolge häufig nicht von selbst. Wenn es diese Erfolge jedoch gibt, sollten Lehrende sie durch gezielte Rückmeldungen darauf hinweisen. Das ist deshalb so wichtig, damit die Lernenden sich selbst diesen Erfolg zuschreiben und ihn nicht bagatellisieren nach dem Motto: „Das ist ja nichts" oder: „Das schafft jeder". Lernende, die sich selbst den Erfolg zuschreiben, machen positive Lernerfahrungen und leiten häufig daraus optimistische Vorhersagen für die Zukunft ab. Sie erkennen, dass sie für ihr Lernen verantwortlich sind und ihren Lernprozess und -erfolg steuern und positiv verändern können. Dies kann der Anfang eines neuen – positiven – Lernens sein.

Aber auch die eigene Stimmung, mit der man in den Tag hinein und durch ihn hindurch geht, beeinflusst Menschen darin, wie zuversichtlich sie an die täglichen Aufgaben – nicht nur in Bezug auf das Lernen – herangehen. Wer lächelt, gewinnt nicht nur die Herzen der anderen schneller, er hat auch ein größeres Selbstvertrauen. Hertlein (2013) empfiehlt in einer Gesellschaft, in der oft gilt: „Nicht geschimpft ist genug gelobt", den völlig natürlichen Durst nach Anerkennung durch Eigenlob verlässlich zu stillen und macht auch einen praktischen Vorschlag für die Umsetzung. Während der Morgentoilette verwendet sie ihr „Lob-Rouge", indem sie laut zu sich selbst sagt: „Du bist toll." Die meisten Menschen finden es komisch, sich selbst zu loben und tun sich äußerst schwer damit. Vielleicht liegt es daran, dass sie es nicht gewohnt sind, und sie sich dabei ein wenig komisch vorkommen. Ich meine aber, dass sich der Versuch lohnt. Meistens führt er zum Erfolg.

Maria hat eine gute Grundhaltung

Maria, Auszubildende in der Gesundheits- und Krankenpflege, hatte zu Beginn ihrer Ausbildung Bedenken bezüglich der damit verbundenen zeitlichen und lerntechnischen Anforderungen. Aber sie war sich von Anfang an sicher, dass sie die Ausbildung machen und schaffen wollte. Sie war motiviert, schritt gleich zur Tat und blieb kontinuierlich dabei. Damit sie stets den Überblick behielt, machte sie sich vom ersten Tag an Aufgabenlisten. Hinter die erledigten Aufgaben setzte sie Haken. Obwohl sie abends häufig sehr müde ins Bett ging, machte sie das froh. Sie hatte ihr Vorankommen stets im Blick und konnte ihren Erfolg eigentlich gar nicht übersehen. Das wollte sie ja auch nicht, denn sie genoss das gute Gefühl, trotz ihrer vielen zusätzlichen Aufgaben mit Wohnung und Kindern genauso gut zurechtzukommen wie ihre Mitstreiter.

Praxistipp: Stellen Sie die Lernenden vor einen Spiegel

Die „Spiegelübung" mache ich mit denjenigen Lernenden, die wenig Selbstvertrauen haben. Sie kann sehr unterschiedlich gestaltet werden. Ich leite die Übung ein mit der Frage: „Was sehen Sie, wenn Sie morgens in den Spiegel schauen?" Zum Zeitpunkt der Frage stehen die Lernenden noch nicht vor einem Spiegel. Im Regelfall sehen die Lernenden einen müden, lustlosen Menschen, der furchtbar aussieht. Details werden meistens nicht beschrieben. Erst auf Nachfrage zum Beispiel, wohin die Mundwinkel zeigen, erfahre ich, dass sie bei vielen nach unten gerichtet sind.

Hier liegt ein erster Ansatz – die Lernenden stellen sich vor einen Spiegel und bewegen die Mundwinkel nach oben hin zu einem Lächeln. Auch wenn nicht gleich ein vollmundiges Lächeln resultiert, meistens bewegt sich der Mund zumindest in Richtung einer waagerechten Linie. Ein Lächeln auf dem Gesicht wirkt sich direkt positiv auf die eigene Stimmung aus. Das spüren die Lernenden während dieser Übung auch. Und selbstverständlich hat es auch eine Wirkung darauf, wie andere Menschen die Person wahrnehmen. Das melde ich in dem Moment ebenfalls zurück.
Ein weiterer (bestenfalls zusätzlicher) Ansatz ist es, wenn die Lernenden etwas Positives zu sich selbst sagen. Das können die unterschiedlichsten Dinge sein: „Ich bin in Ordnung", „Ich bin gut" oder „Ich schaffe das" sind nur einige Beispiele. Damit haben alle Lernenden erst einmal große Schwierigkeiten. Der Start fällt schwer, die Stimme ist leise und klingt nicht überzeugend. Ich empfehle dann den Lernenden, diese Übung im Bad zu machen. Dort sind sie allein und niemand bekommt etwas davon mit, das erleichtert den Einstieg. Wer seinen Satz nicht laut aussprechen mag, beginnt zunächst damit, ihn bewusst zu denken und spricht ihn erst später hörbar aus. Im Verlauf wird die Stimme dabei immer klarer und lauter. Und verbindlicher.
Manche Lernende lassen sich darauf ein, die Übung in meinem Beisein zu versuchen. Mit zunehmender Sicherheit beim Sprechen des Satzes verändert sich auch die Körperhaltung. Sie wird aufrechter. Aus meiner Sicht eine wunderbare und sehr wirkungsvolle Übung, die auch in vielen anderen Lebenssituationen eingesetzt werden kann, zum Beispiel vor schwierigen Gesprächen.

Viele Menschen setzen sich mit ihrer persönlichen Motivation auseinander, weil sie frustriert sind. Das lateinische Wort frustra bedeutet übersetzt vergeblich und steht für eine Wunschversagung. Man hat sich bemüht, ein bestimmtes Ziel zu erreichen, aber die Mühe war vergeblich (Fritze, 2011). Lernende schreiben dieser Wunschversagung Ursachen zu, die Psychologie spricht hier von Kausalattribution. Das Wort stammt aus dem Lateinischen, causa bedeutet Ursache, attribuere zuschreiben. Attributionen spielen zur Erklärung von Motivation, Emotionen und Lernverhalten eine besonders große Rolle. Erfolg und Misserfolg werden anhand Ursachenfaktoren erklärt, die innerhalb oder

Praxistipp: Stellen Sie die „Schuldfrage"

Ich habe kaum eine Lerncoachingsitzung erlebt, in der der Lernende nicht von einem negativen Lernerlebnis berichtet. Dann stelle ich häufig die Frage danach, woran das liegt oder wer dafür verantwortlich ist – sozusagen die Schuldfrage. Häufige Antworten sind: „Der Lehrer stellt immer so schwere Aufgaben", „Die Vorbereitungszeit war zu kurz" oder: „Das Skript ist viel zu kompliziert". Es liegt also nicht am Lernenden selbst. Das Schlimme daran ist, dass die Lernenden sich ohnmächtig fühlen und meinen, selbst nichts gegen die Situation tun zu können. Wenn es mir gelingt, dass sie im weiteren Gespräch den Fokus auf ihr eigenes Verhalten legen und dies kritisch überdenken, können sie Ansätze entwickeln, wie sie in Zukunft selbstverantwortlich mit typischen Schwierigkeiten umgehen können und wollen.
Bestehende Fragen zu Unterrichtsskripten sollten besser zeitnah und nicht erst im Zuge von Prüfungsvorbereitungen geklärt werden. Um das erforderliche Arbeitspensum besser schaffen zu können, ist das zukünftige Arbeiten mit Arbeits- und Zeitplänen sinnvoll, da sie rechtzeitig an anstehende Aufgaben und Prüfungen erinnern, weil sie sie den Lernenden stets vor Augen führen. Die „Schuldfrage" verdeutlicht die Verantwortung der Lernenden für die Gestaltung ihrer eigenen Lernprozesse. Außerdem enthält sie die Möglichkeit, den eigenen Frust als Anschubenergie zu nutzen. Sie wissen am Ende, dass sie sich in Bewegung setzen müssen, wenn sie etwas verändern wollen.

außerhalb der lernenden Person liegen und unterschiedlich stabil und generalisiert sein können. Die Ursachenfaktoren beeinflussen, wie sich Erfahrungen auf zukünftiges Lernverhalten auswirken. Diejenigen Ursachen, die die Lernenden ihrer eigenen Person zuschreiben und die kontrollierbar sind – dazu zählen zum Beispiel vorgenommene Anstrengungen – sind gut durch die Person selbst steuerbar und sind deshalb motivationsförderlich (Schöne & Tandler, 2014).

Leider schreiben Lernende – ebenso wie viele Patienten auch – häufiger anderen Personen oder äußeren Umständen die Ursachen für ausbleibenden Erfolg zu. Der Lehrer kann nicht gut erklären oder acht Unterrichtseinheiten an einem Tag sind einfach zu viel. Da die Lernenden diese Umstände nicht selbst verändern können, fühlen sie sich ohnmächtig. Sie können nichts dagegen unternehmen, sind machtlos und befinden sich in einer Art Opferrolle. Ein Hamsterrad ohne Ausweg.

Aus einem Frust heraus kann sich demnach Motivation entwickeln. Motivare ist lateinisch und heißt bewegen, der Beweggrund ist das Motiv. Und Motive sind immer auf Bedürfnisse ausgerichtet. Ich möchte nicht in diesem Buch auf die verschiedensten Motivationstheorien näher eingehen. Ich arbeite in meinen Lerncoachings sehr häufig mit der „Veränderungsformel“ von Holman (2006), die für das erfolgreiche Anstoßen und das zielführende Durchlaufen von Veränderungsprozessen aus meiner Sicht sehr hilfreich ist. Sie verdeutlicht, dass mehrere Komponenten zusammenspielen (müssen) und enthält wertvolle Ansätze für das Aktivieren von Menschen.

Schub- und Zugmotivation

Motivation hat das Ziel, einen Veränderungsprozess anzukurbeln. Das Verlassen bewährter Routinen benötigt nicht nur die Kenntnis geeigneter Strategien, sondern es ist auch sehr viel Energie erforderlich. Damit diese mobilisiert werden kann, sind drei Faktoren wichtig: Schubmotivation, Zugmotivation und Ressourcen. Daraus ergibt sich nach Holman (2006) die folgende einfache Formel (**Abbildung 3-3**):

„S“ steht für *Schubmotivation*, sie meint die Notwendigkeit zu handeln. Diese Notwendigkeit ergibt sich aus einer Unzufriedenheit mit der momentanen Situation. Man möchte sie verändern – sprich verbessern. Die Lernenden sind meistens nicht zufrieden mit ihren Noten

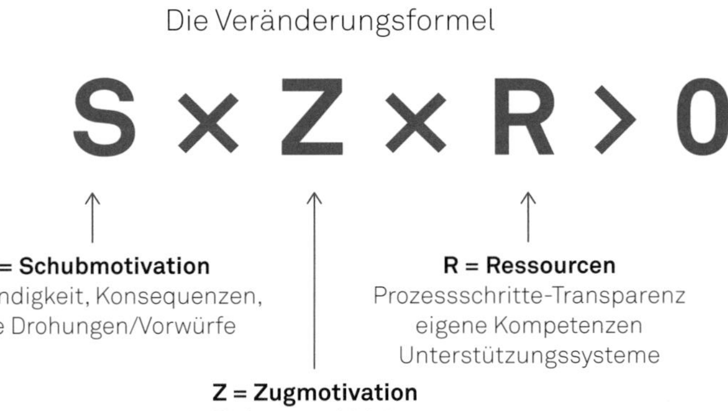

Abb. 3-3: Schubmotivation, Zugmotivation und Ressourcen. (Eigene Darstellung nach Homann, 2006)

oder mit dem zeitlichen Aufwand, den sie für ihre Ausbildung bzw. ihr Studium betreiben müss(t)en.

„Z“ steht für *Zugmotivation*, sie beinhaltet den Blick in die Zukunft. Zugmotivation resultiert aus der Vision bzw. dem Bild von der Situation, die besteht, wenn man seine Ziele erreicht hat. Die Lernenden berichten in diesem Zusammenhang spontan, wie schön es wäre, bessere Noten zu haben oder mit weniger Anstrengung ans Ziel zu gelangen.

Schließlich müssen *Ressourcen* vorhanden sein, für sie steht das „R“. Das kann die Kenntnis über geeignete Vorgehensweisen bzw. Lernstrategien sein, die Unterstützung durch andere Personen, aber auch das Geld für die Anschaffung von Lernmaterialien. Welche Ressourcen im Einzelfall hilfreich sind, ist stark vom Lernenden und dem jeweiligen Kontext abhängig. Insbesondere für das Schaffen eines Bewusstseins für die Stärken und Schwächen der eigenen Kompetenzen hat die Reflexion des bisherigen Lern- und Arbeitsverhaltens (vgl. Seite 57ff.) eine immense Bedeutung.

Alle drei Elemente müssen jeweils größer sein als Null. Denn da sie in der Formel miteinander multipliziert werden, bewegt sich die gesamte Veränderungsmotivation beim Fehlen eines der Elemente hin zur Null (Dollinger, 2013).

Praxistipp: Ein Schritt zurück und zwei Schritte vorwärts

Wie bereits weiter oben beschrieben, schreiben Lernende gerne anderen Personen oder äußeren Umständen die Ursache für ihre (schlechten) Lernerfahrungen und -ergebnisse zu. Die Lernenden erleben ihre Lernerfolge und -misserfolge in der aktuellen Situation, deshalb entwickeln viele bestenfalls eine Schubmotivation. Auf die Frage nach den Gründen für den ausbleibenden Lernerfolg antworten sie vor allem mit Aussagen wie: „Die Anstrengungen, die in Zusammenhang mit dem Lernen aufgebracht werden müssen, sind zu groß“ oder: „Die erreichten Noten sind zu schlecht“. Die Unterlagen sind nicht wirklich vollständig und auch die Ordnung lässt zu wünschen übrig. Außerdem bleibt zu wenig Zeit für Freizeitaktivitäten. Einige Lernende berichten, Vorwürfe von den Eltern zu bekommen. Diese werden teilweise sogar als Drohungen ausgesprochen, dass sie die Ausbildung oder das Studium nicht schaffen werden, wenn sie sich nicht bald auf den Hosenboden setzen. Vorwürfe oder Drohungen sind jedoch kaum von Erfolg gekrönt. Nachdem die Lernenden mir die aktuelle Situation und wie (schmerzhaft) sie sie erleben, beschrieben haben, lenke ich ihren Blick auf die Zukunft. Dazu stelle ich bestimmte Fragen: „Wie würde es sich anfühlen, wenn Sie bessere Noten schreiben?“, „Womit verbringen Sie Ihre gewonnene Freizeit, wenn das Lernen schneller und besser funktioniert?“, „Woran merken Sie deutlich, dass es Ihnen besser geht? Was ist das Schönste an diesem Gefühl?“. Damit beabsichtige ich, dass der Lernende eine Vision entwickelt. Er soll sich auf eine imaginäre „Blumenwiese“ legen und die genannten positiven Gefühle möglichst deutlich in sich spüren, sie sich ganz genau vorstellen. In dieser Vorstellung soll es ihm gut gehen. Dann lässt sich mühelos im Gespräch der Nutzen herausarbeiten, den ein Lernender hat, wenn er sich in Aktion begibt und sein Verhalten verändert. Denn es gilt: Menschen wägen Aufwand und Nutzen ab und setzen sich eher in Bewegung, wenn sie am Ende auch etwas davon haben.

Im nächsten Schritt ist es nötig, über die (vorhandenen und gegebenenfalls zusätzlich benötigten) Ressourcen zu sprechen. Damit Lernende möglichst häufig auf der „Blumenwiese“ liegen können, müssen sie geeignete Lern- und Arbeitsstrategien kennen und anwenden, mit denen sie persönlich effektiv und effizient vorwärtskommen. Darüber erhöhen sie ihre eigene Lernkompetenz und sie werden zufriedener.

Auch das Nachdenken über zusätzliche Unterstützungssysteme kann hilfreich sein: Wer könnte mich abfragen? Mit welchen Kommili-

tonen könnte ich besonders gut eine Lerngruppe bilden? Welche Lernmaterialien (Bücher, Arbeitsblätter, Arbeitsvorlagen) gibt es und welche davon könnten mir helfen? Welche möchte ich ausprobieren?
Das aufgeführte Vorgehen hat eine klare Struktur und ist dadurch transparent und für die Lernenden leichter nachvollziehbar. Wenn die Ergebnisse verschriftlicht werden, verfügen die Lernenden am Ende des Gesprächs über eine Zusammenfassung, die handlungsleitend ist und aus der sich fast automatisch eine To-Do-Liste für die Umsetzung des Veränderungsvorhabens ergibt. Wenn man will ...

Jeder Lernende kämpft – mal mehr und mal weniger stark – mit seiner Motivation. Das ist menschlich, und auch der fleißigste und beste Lerner fällt zwischendurch in ein Loch der Lustlosigkeit. Ich bezeichne das manchmal scherzhaft als „Hochleistungstief" und beobachte dieses selbstverständlich auch immer wieder an mir selbst. Aber selbst, wenn wir uns die Ärmel hochkrempeln, uns gute Vorsätze machen, ein Ziel definieren und einen Umsetzungsplan entwickeln, ist es noch kein Garant dafür, dass es funktioniert. Udo Lindenberg beschäftigt sich in seinem Song „Ganz anders" aus dem Jahr 2008 mit diesem Phänomen. Im Refrain heißt es (Lindenberg, 2008):

Eigentlich bin ich ganz anders
ich komm' nur viel zu selten dazu
Du machst hier grad' mit einem
Bekanntschaft
den ich genauso wenig kenne wie du.

Weiter singt er, dass er gar nicht der Typ ist, den jeder in ihm sieht und dass er das beizeiten beweisen will. Dabei sagt er nicht, wann das sein wird. Das Umsetzen der geschmiedeten Pläne ist nicht einfach, das Vorhaben alleine reicht offensichtlich nicht aus. Motivation ist demnach nicht genug, denn das Aktiv-Werden verlangt noch einen Schritt mehr: Volition.

Praxiserfahrung: Gesagt ist nicht getan – Motivation ist nicht Volition

Kennen Sie solche Aussagen? „Am 1. Januar höre ich mit dem Rauchen auf!" „Sobald das Wetter besser wird, beginne ich zu joggen!" „Wenn die Feiertage vorbei sind, mache ich eine Diät!" Man nimmt sich etwas für die Zukunft vor, ist hoch motiviert, etwas zu verändern. Aber eben nicht heute. Sondern demnächst. Aber dann ganz bestimmt ...

Motivation ist die Auswahl einer Handlungsabsicht. Wer motiviert ist, nimmt sich vor, etwas zu tun. Er tut es aber nicht unbedingt. Erst wenn die Handlungsabsicht realisiert wird, bewegen Menschen sich wirklich. Das ist Volition. Eine vollständige Handlung hat demnach motivationale und volitionale Anteile. Die volitionalen Prozesse werden immer erst im Anschluss an die motivationalen Prozesse wirksam (Heinze, 2018).

Nach einem breiten Begriffsverständnis von Motivation gehören in den Prozess sowohl die Auswahl einer Handlung als auch deren Planung, Durchführung und Bewertung. Demnach ist Volition ein Teilaspekt von Motivation (Heinze, 2018). Spinath (2005) hat ein eher enges Begriffsverständnis von Motivation, das sich auf die Richtungsfindung und Intensitätssteuerung begrenzt. Es räumt der Volition eine stärkere konzeptionelle Eigenständigkeit ein.

Welche Definition man auch bevorzugt, Volition hat eine besondere Stellung in der Überwindung von Widerständen innerhalb von Lernprozessen. Das wird besonders deutlich, wenn Lernende sehr anspruchsvolle Lernaufgaben zu erledigen haben, die für sie schwer zu bewältigen sind und in ihnen negative Emotionen auslösen. Volition beinhaltet nicht nur die Fähigkeit zur Realisierung von Zielen, sondern auch die Überwindung dabei auftretender Schwierigkeiten.

Meine Beobachtungen Lernender haben in mir die Erkenntnis erzeugt, dass sie drei Dinge benötigen, um ihre Lernaktivitäten voranzutreiben: Sie müssen es wollen, sie müssen es können und sie müssen es am Ende auch tun. Schließlich ist Lernen ein „Tuwort" (Kluge, 2007). Diese drei kleinen Worte habe ich mir zum Leitsatz gemacht:

WOLLEN – KÖNNEN – TUN.

Denn es sind die drei Voraussetzungen für ein erfolgreiches Prozessmanagement – übrigens nicht nur in Bezug auf das Lernen. Wollen steht für die Veränderungsbereitschaft, Können für die Veränderungskompetenz und Tun für die tatsächliche Umsetzung. Natürlich benötigt die Umsetzung auch Rahmenbedingungen, die neue Verhaltensweisen erst ermöglichen (**Abbildung 3-4**).

Es gibt also offensichtlich Einflussfaktoren auf die Lernmotivation. Die Lernpsychologie unterscheidet zwischen situativen und persönlichkeitsbezogenen Einflussfaktoren. „Situative Einflussfaktoren liegen in der Lernsituation bzw. in der gestellten Aufgabe und damit in äußeren Umständen. Persönlichkeitsbezogene Einflussfaktoren liegen in den mehr oder weniger überdauernden Zügen der Persönlichkeit des Lernenden." (Lernwerkstatt CH, o.J., S. 7).

Die *situativen Einflussfaktoren* können Lehrende sehr gut beeinflussen: Lernbereitschaft lässt sich vergrößern, wenn Neugierde oder Faszination geweckt wird oder der Lernstoff einen gewissen Neuigkeitsgehalt hat. Aufgaben sollten auch einen Anreiz beinhalten, damit die Lernenden sich ausdauernd mit ihnen beschäftigen. Hier spielen natürlich auch die gewählten Methoden eine wichtige Rolle. Aber auch der Schwierigkeitsgrad von Aufgaben muss wohldosiert sein. Wenn Lernenden eine Aufgabe unlösbar scheint, weil sie zu schwer ist, geht von ihr ebenso wenig Motivation aus wie von einer zu leichten Aufgabe, die keine Herausforderung beinhaltet, sondern deren Lösung eine Selbstverständlichkeit ist. Beides wirkt sich negativ auf die Motivation aus. **Abbildung 3-5** stellt den Zusammenhang zwischen dem Anspruch einer Lernaufgabe und den individuellen Fähigkeiten, sie zu lösen sowie die Entstehung von Stress sowohl bei Über- als auch bei Unterforderung, graphisch dar.

Die *persönlichkeitsbezogenen Einflussfaktoren* der Lernmotivation „werden durch Anlage und Umwelt geprägt und sind kurzfristig kaum beeinflussbar" (Lernwerkstatt CH, o.J., S. 9). Zunächst haben die Bedürfnisse der Lernenden einen bedeutenden Einfluss. Beispielsweise wirkt sich das Bedürfnis nach Zustimmung und Geltung durchaus positiv auf die Lernmotivation aus, wenn es am Ende befrie-

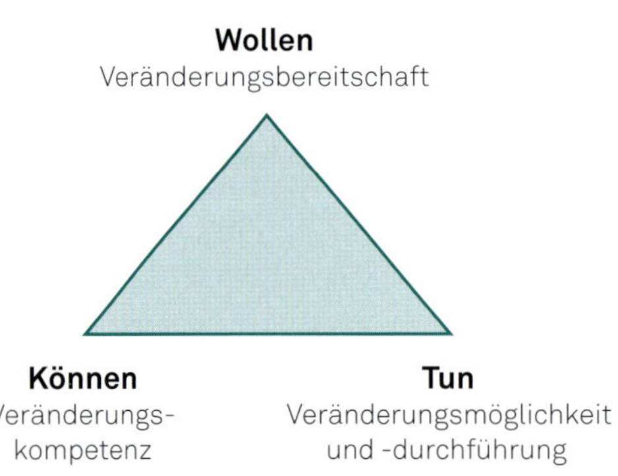

Abbildung 3-4: Die drei Voraussetzungen für ein erfolgreiches (Lern-)Prozessmanagement. (Eigene Darstellung)

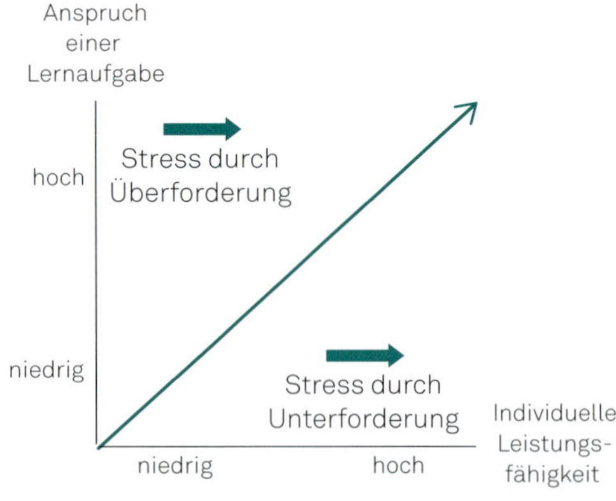

Abbildung 3-5: Zusammenhang zwischen dem Anspruch einer Lernaufgabe und den individuellen Fähigkeiten, sie zu lösen. (Eigene Darstellung)

digt wird. Das Bedürfnis selbst kann die Lehrperson zwar nicht initiieren, sie kann es aber erkennen und befriedigen, zum Beispiel durch positive Verstärkung in Form von Lob. Das Bedürfnis nach Selbstbestimmung kann eine Lehrperson lernmotivationsfördernd nutzen, indem sie offene Lernwege zur Lösung eines Problems zulässt.

Motivation ist die Grundvoraussetzung für alles Lernen. Lernende, die sich selber antreiben, benötigen weniger Anschub durch Lehrende, da sie eine große Leistungsbereitschaft mitbringen. Die anderen benötigen aber einen Antrieb von außen, zum Beispiel durch den Lehrer oder die Eltern. Aus einer extrinsischen Motivation kann sich eine intrinsische entwickeln. Wenn Lehrende die Erfolgserlebnisse Lernender anerkennen, kann sich daraus ein Interesse für den Lerngegenstand entwickeln. Ausbleibende Erfolgserlebnisse blockieren früher oder später jeden Lernfortschritt. Deshalb ist es so wichtig, Lernziele zu formulieren und zu kommunizieren. Denn gute Lernziele vermeiden Frust und machen Fortschritte sichtbar. Schließlich ist die persönliche Einstellung der Lernenden wichtig für das individuelle Weiterkommen. Davon berichtet die folgende kleine Geschichte vom Schäfer und dem Wetter.

„Warum der Schäfer jedes Wetter liebt" von Anthony de Mello

Ein Wanderer fragt einen Schäfer: „Wie wird das Wetter heute?" Der Schäfer: „So, wie ich es gerne habe." Der Wanderer: „Woher wißt Ihr, daß das Wetter so sein wird, wie Ihr es liebt?" Die Antwort: „Ich habe die Erfahrung gemacht, mein Freund, daß ich nicht immer das bekommen kann, was ich gerne möchte. Also habe ich gelernt, immer das zu mögen, was ich bekomme. Deshalb bin ich ganz sicher: das Wetter wird heute so sein, wie ich es mag." Was immer geschieht, an uns liegt es, Glück oder Unglück darin zu sehen (Mello, 2017).

3.3.2 Lernziele formulieren und verfolgen

> *„Es ist nicht mein Ziel, besser zu sein als alle anderen, sondern besser als ich selbst zuvor."*
> (Wayne Dyer)

Ich möchte einsteigen in das Thema Lernziele mit einer Fabel, die aus dem Buch „Lernziele und Unterricht" von Robert Mager (1994) stammt (S. 78).

Wer keine Ziele hat, weiß nicht wohin er will. Mehr noch: Er kann keine geeigneten Wege oder Strategien entwickeln, um möglichst schnell und mit geringem Aufwand voranzukommen. Und wenn er Pech hat, geht er unter. So wie das Seepferdchen in der Geschichte. Ziele sind der rote Faden. Wer eine klare Richtung hat, kann effektiv und effizient vorankommen. Effektiv bedeutet, dass man sein Ziel überhaupt erreicht. Effizient sind diejenigen, denen dies mit einem geringen Aufwand gelingt.

Aber wie werden Lernziele definiert? Nach Oetting-Roß (2014) sind Lernziele das angestrebte Ergebnis eines Lernprozesses, beschrieben als Handlung. Ein Lernziel umschreibt ein Verhalten, das einen Rückschluss auf die dem Handeln zugrunde liegenden Kompetenzen zulässt. Es beschreibt beobachtbares Verhalten, also das, was ein Lernender nach erfolgreichem Durchlaufen eines Lernprozesses in der Lage ist zu tun.

Lehrende definieren Lehrziele und Lernende Lernziele. Wenn beide im Kern übereinstimmen, können Lernende ihr Vorgehen geplant steuern und reflektieren.

Schewior-Popp (2013) unterscheidet eine enge und eine weite Definition von Lernzielen. Die „enge" Definition betont das unmittelbar zu beobachtende Verhalten im praktischen Handeln (Methodenkompetenz) und im Wissensbereich (Fachkompetenz). Die „weite" Definition umfasst die Einstellungen und Haltungen der Lernenden, die eine große Auswirkung auf das Handeln haben. Dazu gehören

Die Geschichte vom Seepferdchen

Es war einmal ein Seepferdchen, das eines Tages seine sieben Taler nahm und in die Ferne galoppierte, sein Glück zu suchen. Es war noch gar nicht weit gekommen, da traf es einen Aal, der zu ihm sagte:
„Psst. Hallo Kumpel. Wo willst du hin?"
„Ich bin unterwegs, mein Glück zu suchen", antwortete das Seepferdchen stolz.
„Da hast du es ja gut getroffen", sagte der Aal. „Für vier Taler kannst du diese schnelle Flosse haben, damit kannst du viel schneller vorwärtskommen."
„Ei, das ist ja prima", sagte das Seepferdchen, bezahlte, zog die Flosse an und glitt mit doppelter Geschwindigkeit von dannen.
Bald kam es zu einem Schwamm, der es ansprach: „Psst. Hallo Kumpel. Wo willst du hin?"
„Ich bin unterwegs, mein Glück zu suchen", antwortete das Seepferdchen.
„Da hast du es ja gut getroffen", sagte der Schwamm, „für ein kleines Trinkgeld überlasse ich dir dieses Boot mit Düsenantrieb. Damit könntest du viel schneller reisen."
Da kaufte das Seepferdchen das Boot mit seinem letzten Geld und sauste mit fünffacher Geschwindigkeit durch das Meer. Bald traf es auf einen Haifisch, der zu ihm sagte:
„Psst. Hallo Kumpel. Wo willst du hin?"
„Ich bin unterwegs, mein Glück zu suchen", antwortete das Seepferdchen.
„Da hast du es ja gut getroffen. Wenn du diese kleine Abkürzung machen willst", sagte der Haifisch und zeigte auf seinen geöffneten Rachen, „dann sparst du eine Menge Zeit."
„Ei, vielen Dank", sagte das Seepferdchen und sauste in das Innere des Haifisches, um dort verschlungen zu werden.

die Sozialkompetenz und die Personalkompetenz. Keine Definition kommt ohne die andere aus, aber je nach Aufgabe sind die einzelnen Kompetenzen unterschiedlich stark gefordert.

Lernziele dienen Lehrenden und Lernenden als Orientierungshilfe. Außerdem schaffen sie Transparenz über den Lernprozess, denn alle wissen, wohin die Reise gehen soll. Hier liegt die Betonung auf *soll*, denn das Lernziel wird ja bereits vor Beginn eines Lernprozesses festgelegt. Schließlich helfen Lernziele dabei, den Lernerfolg zu prüfen, also bei der Reflexion und Evaluation des Lernergebnisses.

Lernen geschieht mit dem Kopf, mit dem Herzen und mit der Hand. Dementsprechend gibt es kognitive, affektive und psychomotorische Lernziele. Lernziele können auf unterschiedlichen Niveaustufen formuliert werden, diese werden in Lernzieltaxonomien beschrieben.

Abbildung 3-6 beinhaltet die drei Lernzielarten und deren Niveaustufen. Es ist nicht erforderlich, zu jedem Lernziel die konkrete Niveaustufe anzugeben, auf der es sich befindet. Allerdings sind die Erwartungen, die ein Lehrender an seine Lernenden stellt von ihrem Ausbildungsstand und ihren individuellen Leistungsstärken abhängig. Die Taxonomien unterstützen dabei, individuell angemessene Lernziele zu entwickeln und Demotivation zu vermeiden.

Bloom, Krathwool und Dave sind die Autoren der Lernzielarten. Wissen ist das niedrigste Niveau, das im *kognitiven Lernbereich* erreicht werden kann. Lernende, die auswendig gelerntes Wissen abrufen können, befinden sich auf dieser ersten Stufe. Erst wenn sie das neue Wissen mit eigenen Worten wiedergeben können, haben sie es verstanden und damit die zweite Stufe erreicht. Die dritte Stufe „anwenden" meint nicht die Umsetzung in die (berufliche) Praxis (hier kommt es häufig zu Missverständnissen). Stattdessen ist die Übertragung des erlernten Wissens auf neue bzw. ähnliche Situationen gemeint. In der höchsten Stufe bilden sich die Lernenden ein Urteil über bestimmte Sachverhalte, sie haben eine Meinung und vertreten diese argumentativ. Man kann zusammenfassend sagen: Mit zunehmender Stufe nimmt die Komplexität zu. Im kognitiven Bereich lässt sich der Wissenszuwachs einfach überprüfen. Das geschieht durch das Abfragen von Fakten, wie es zum Beispiel in Form von Klausuren erfolgt.

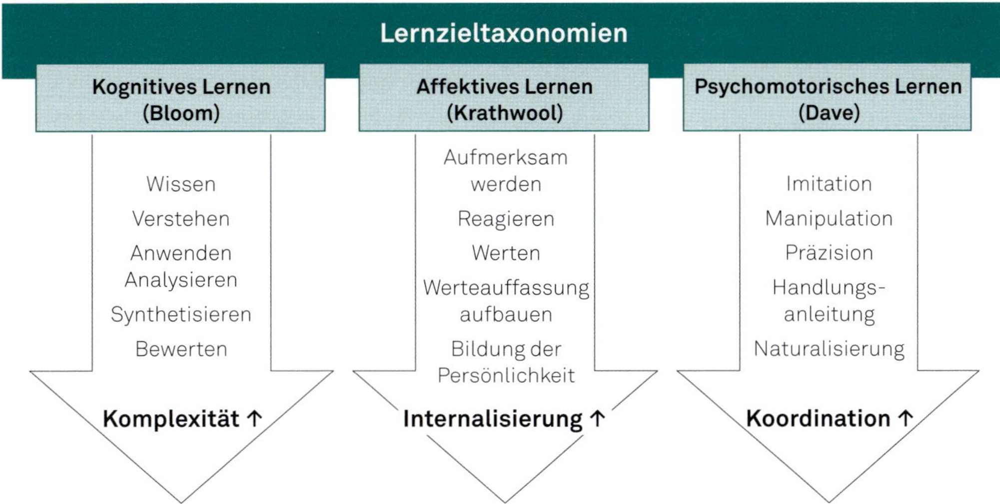

Abbildung 3-6: Lernzieltaxonomien für kognitives, affektives und psychomotorisches Lernen. (Eigene Darstellung)

Im *affektiven Bereich* geht es um den Aufbau eines Wertesystems bzw. einer inneren Haltung. Hier müssen Lernende im ersten Schritt aufmerksam werden, dass es bestimmte „Probleme" überhaupt gibt, mit denen man sich auseinandersetzen sollte bzw. möchte. Dazu ein Beispiel aus dem Straßenverkehr: Während einige Autofahrer beim Umschalten der Ampel von grün in Richtung rot noch schnell aufs Gaspedal treten, bremsen andere schon sehr frühzeitig und halten bereits bei gelb an. Beide haben eine unterschiedliche Werteauffassung und Einstellung zum Phänomen „rote Ampel". Solche Beispiele kennen wir auch in den Pflege- und Therapieberufen. Auszubildende müssen für bestimmte Situationen sensibilisiert werden, damit sie ein inneres Wertesystem aufbauen, das sich in ihrer Persönlichkeit bzw. Haltung zeigt. Dazu gehört zum Beispiel die Wahrung der Intimsphäre von Patienten bei der Durchführung von pflegerischen oder therapeutischen Interventionen, das Respektieren des Tragens einer Kopfbedeckung aus religiösen Gründen und auch die Akzeptanz, dass das Intervall, in dem eine Körperpflege nötig ist, unterschiedlich betrachtet werden kann. Je höher die Taxonomiestufe, desto stärker haben Lernende die Wichtigkeit bestimmter Verhaltensweisen internalisiert. Affektives Lernen findet nur sehr langsam statt und lässt sich auch nur sehr schwer überprüfen. Im Gegensatz ist ein unangemessenes situatives Verhalten Lernender leicht sichtbar, insbesondere in den praktischen Einsätzen am Patienten.

Die dritte Säule ist der *psychomotorische Bereich* – das Lernen mit der Hand. Die Säule beinhaltet sozusagen das Handwerk der Gesundheitsberufe. Viele Handlungen werden durch „Vormachen und Nachmachen" erlernt – die Lernenden imitieren, was Lehrer oder Praxisanleiter ihnen zeigen. Sie lernen im weiteren Verlauf durch wiederholtes Anwenden, diese Handlungen zu verändern und zu präzisieren und können sie zunehmend besser individuell an die Patienten anpassen. Im letzten Schritt der Naturalisierung gehen die motorischen Abläufe „in Fleisch und Blut" über. Sie werden automatisiert. Hier gilt: Mit zunehmender Stufe nimmt die Koordinationsleistung zu. Das Überprüfen der Zielerreichung ist einfach, da praktische Handlungsabläufe in der Performanz gut beobachtbar sind.

Gelernt wird in allen drei Bereichen. Unterschiedliche Aufgaben haben aber verschiedene

Schwerpunkte und erfordern unterschiedliche Kompetenzen. Diese spiegeln sich hier selbstverständlich wieder.

Damit Lernziele zum Erfolg führen können, werden sie nach den SMART-Kriterien formuliert. Das Akronym SMART enthält bestimmte Kriterien, die ein Lernziel erfüllen sollte:

S spezifisch
M messbar
A angemessen
R realistisch
T terminiert.

Spezifisch bedeutet, es muss eindeutig und präzise formuliert sein. Messbar ist ein Ziel, wenn es nach klaren Kriterien überprüft werden kann. Angemessen heißt, dass es passend für den Lernenden sein muss, sowohl für ihn persönlich als auch für den Ausbildungsabschnitt, in dem er sich befindet (vgl. **Abbildung 3-5** auf Seite 76). Wenn keine Über- oder Unterforderung stattfindet, ist ein Ziel auch realistisch und damit erreichbar. Terminiert bedeutet, dass es wichtig ist, einen Zeitpunkt anzugeben, bis wann ein Ziel erreicht sein soll. Die Terminierung sorgt für Verbindlichkeit. Hier kommt auch der Vertrag von Seite 70 (Arbeitsblatt 9) wieder ins Spiel.

Ziele sind idealerweise auf den individuellen Lernbedarf abgestimmt. Der Lernbedarf ist die Diskrepanz zwischen den vorhandenen Kompetenzen des Lernenden und den definierten Anforderungen aus dem Unterricht. Das Lernziel wird nach den SMART-Kriterien formuliert und steuert den Lernprozess, an dessen Ende das Lernergebnis steht. Formuliert wird das Lernergebnis genauso wie das Lernziel. Der Unterschied zwischen Lernergebnis und Lernziel ist der, dass im Lernergebnis ein tatsächlich sichtbares Verhalten beobachtbar ist, während das Lernziel die Absicht vor Beginn des Lernprozesses beinhaltet. Im Idealfall ergibt die Evaluation, dass Lernziel und Lernergebnis übereinstimmen, das ursprüngliche Verhalten (die ursprüngliche IST-Situation) hat sich verändert. Wenn dies nicht der Fall ist und die Evaluation zeigt, dass das Lernziel nur teilweise oder gar nicht erreicht wurde, kann dies verschiedene Gründe haben:

1. Das Ziel war zu hochgesteckt. Es muss korrigiert werden.
2. Der Weg zum Ziel war nicht geeignet. Ein Methodenwechsel muss erfolgen.

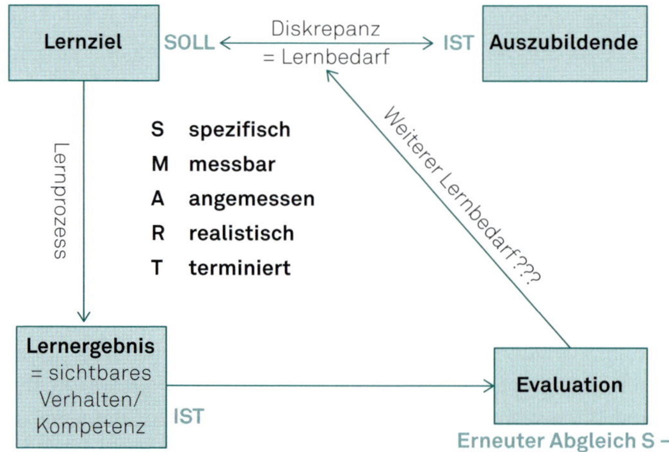

Abbildung 3-7: Das Lernziel als Dreh- und Angelpunkt des Lernprozesses. (Eigene Darstellung)

In beiden Fällen besteht weiterer Lernbedarf, der Lernprozess ist noch nicht abgeschlossen. **Abbildung 3-7** fasst die Bedeutung des Lernziels innerhalb des Lernprozesses zusammen.

Praxistipp für den Einstieg in die Arbeit mit Lernzielen

Manchmal gehe ich so vor, dass ich die Lernenden bitte, einmal aufzuschreiben, was ihnen an der Ausbildung oder im Studium besonders gut gefällt. Sie sollen die Dinge notieren, von denen sie gerne mehr hätten und die sie motivieren. Häufig fällt ihnen nichts oder nur sehr wenig dazu ein.
Dann kommt die Kopfstandmethode ins Spiel. Die Lernenden schreiben im zweiten Schritt auf, was ihnen nicht gefällt, was sie nicht gut können und wovor sie vielleicht Angst haben. Anhand dieser Notizen machen sie sich dann Gedanken darüber, was sie tun müssen, damit die genannten Schwierigkeiten sich verschlimmern. Den meisten Lernenden fallen dazu sehr spontan Antworten ein, nach dem Motto: „Schlimmer geht immer" (das haben Lernende mehrfach so formuliert im Unterricht). Diese Aussage(n) werden anschließend auf den Kopf stellt, und daraus ergeben sich Lernziele. Denn: Ziele sind Probleme, die auf dem Kopf stehen (O'Connor/Seymor).
Ein großer Vorteil der Übung ist, dass sie schriftlich durchgeführt wird. Die individuell sehr unterschiedlichen Ergebnisse stehen den Lernenden auch nach Abschluss des Arbeitsauftrages zur Verfügung, sie sind nachlesbar. Lernende, die sich im Nachhinein mit der Arbeit an ihren Lernzielen befassen (egal, ob mit Lerncoach oder ohne), vermeiden, dass die Ergebnisse sehr schnell wieder verpuffen.

Meiner Erfahrung nach mögen Lernende die Auseinandersetzung mit ihren Lernzielen überhaupt nicht. Im Laufe der Ausbildung oder des Studiums müssen sie innerhalb des Pflege- oder Therapieprozesses, an dem sich ihr professionelles berufliches Handeln orientiert, Lernziele für ihre Patienten festlegen. Auch wenn sie dann nicht Lern-, sondern Pflege- oder Therapieziele heißen, werden sie genauso formuliert wie Lernziele. Ich meine, dass die Auseinandersetzung mit den persönlichen Lernzielen den Umgang mit dem Pflege- oder Therapieprozess und auch die Unterstützung der Patienten bei der Zielformulierung erleichtert. Vielleicht auch deshalb, weil durch die eigene Auseinandersetzung mit einem leidigen Thema die Empathie für die Schwierigkeiten anderer Menschen bei der Festlegung von Zielen vergrößert.

Ziele und Motivation gehören zusammen. Wer nicht motiviert ist, setzt sich keine Ziele. Wer sich keine Ziele setzt, kann sich nicht motivieren. Und wenn Ziele da sind, kann die Motivation die Umsetzung antreiben oder bremsen. Jeder Mensch trägt sogenannte Kopfbewohner in sich. Das sind die inneren Stimmen, die das Verhalten lenken. Leider tragen viele Menschen einige demotivierende Kopfbewohner mit sich herum. Sie führen zu Zweifeln, ob die gesteckten Ziele erreicht werden können und sind überhaupt nicht hilfreich. Motivierende Kopfbewohner wirken dagegen unterstützend und verleihen Stärke. Einige – positive wie negative – Kopfbewohner entstehen in den Lernenden selbst, andere werden von außen, zum Beispiel durch die Eltern, „eingepflanzt". Letztlich sind es wieder Überzeugungen, die das Handeln beeinflussen (vgl. Glaubenssätze auf Seite 35ff.).

Das **Arbeitsblatt 10**: „Erkennen Sie Ihre Kopfbewohner!" auf Seite 82 soll den Lernenden dabei helfen, ihre persönlichen Kopfbewohner zu entdecken, die antreibenden bewusst auszubauen und den bremsenden entgegenzuwirken. Um dies langfristig zu erhalten, können die Lernenden im Anschluss daran einen Motivationssatz festlegen, den sie sich immer wieder vorsprechen und aus dem sie in „schlechten Zeiten" Mut und Kraft schöpfen können. Dazu eignet sich auch die auf Seite 71 vorgestellte Spiegelübung.

Arbeitsblatt 10

Erkennen Sie Ihre Kopfbewohner!

(als Download verfügbar unter: www.hgf.io/schubert-lernenlehren-arbeitsmaterialien)

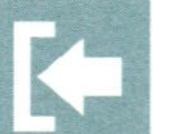

Kopfbewohner sind Ihre inneren Stimmen, die Sie bei der Umsetzung Ihrer Ziele antreiben oder bremsen. Die meisten Menschen tragen sehr viele demotivierende Kopfbewohner mit sich herum, die ihnen einreden, dass sie ihre Ziele nicht erreichen können. Auf sie sollte man besser verzichten, da sie viel Kraft und Energie rauben. Die motivierenden Kopfbewohner dagegen unterstützen Sie und machen Sie stark.

Füllen Sie die Tabelle aus. Manche Kopfbewohner sind Ihnen vielleicht von anderen Personen „eingepflanzt“ worden. Was sagen sie und wie häufig melden sie sich? Welche tun Ihnen gut und welche wollen Sie lieber nicht behalten?

	Kopfbewohner	Was sagen sie?	Wie häufig höre ich sie?	Will ich sie behalten?
antreibende	**Freundschaftliche**: Du schaffst das! Du kannst das! Du bist stark!			
antreibende	**Mahnende**: Probier es mal aus! Lerne täglich 30 Minuten und du wirst bestimmt besser!			
bremsende	Sei lieber vorsichtig, du könntest dich blamieren! Wenn du dich nicht mehr anstrengst, schreibst du 'ne schlechte Note!			
bremsende	**Träge**: Lass es, es ist viel zu anstrengend! Das hat auch noch bis morgen Zeit!			
bremsende	**Bösartige**: Du Versager! Gib auf, das wirst du nie können!			

Hören Sie auf die guten Kopfbewohner. Hilfreich ist ein Motivationssatz, den Sie immer wieder sprechen und der Ihnen Mut und Kraft gibt. Er lautet:

____

____

3.3.3 Prokrastination

> *„Verschiebe nie auf morgen, was du noch übermorgen besorgen kannst."*
> Mark Twain

Ich habe mit großem Vergnügen das kleine Büchlein „Einfach liegen lassen. Das kleine Buch vom effektiven Arbeiten durch gezieltes Nichtstun" von John Perry (2012) gelesen, in dem er auf sehr amüsante Weise Tipps für ein kluges Aufschieben ohne schlechtes Gewissen gibt. Auch wenn sein beschriebenes Vorgehen an einigen Stellen sehr erfolgreich ist: in Bezug auf die Erledigung bestimmter Aufgaben funktioniert es überhaupt nicht. Vor allem, wenn die Aufgaben in Zusammenhang mit einer Ausbildung oder einem Studium stehen. Da die „*Verschieberitis*" unter Lernenden weit verbreitet ist, braucht dieses Buch trotz Herrn Perry aus meiner Sicht zumindest einen kleinen Beitrag mit der Überschrift Prokrastination.

Der Begriff Prokrastination stammt vom lateinischen procrastinatio ab, was soviel heißt wie Vertagung. In der pädagogisch-psychologischen Forschungsliteratur wird Prokrastination „als wiederkehrendes Aufschieben von zu erledigenden Aufgaben und zu treffenden Entscheidungen auf einen späteren Zeitpunkt umschrieben" (Heinze, 2018, S. 24). Wer verschiebt, geht anstehenden Aufgaben aus dem Weg.

Wenn ich im Lernfeld Lernen und Lerntechniken das Thema Prokrastination kurz anspreche, geht jedesmal ein Raunen durch die Gruppe. Spätestens beim Gedanken an den Abgabetermin für die jährliche Steuererklärung oder an den längst überfälligen Anruf bei Tante Mia wurde bisher jedem meiner Zuhörer bewusst, dass er an irgendeiner Stelle unter Verschieberitis leidet. Das ist kein Grund zur Sorge, sondern völlig normal – jeder hat bestimmte Dinge, die er im Alltag nur ungern erledigt oder die er wegen der vielen übrigen Aufgaben nicht geschafft hat. Das wäre alles halb so schlimm, wenn uns das Gewissen nicht ständig plagen würde. „Wer aufschiebt, hat immer die unerledigte Aufgabe im Nacken sitzen. Und das macht [...]Druck" (Fritze, 2011, S. 22). Aufschieber wirken zwar häufig entspannt, sie sind es aber nicht lange. Denn die Aufgaben erledigen sich nicht von selbst und sie holen einen ein. Früher oder später ist jeder Aufschieber massiv gestresst davon. Und zwar in dem Moment, wo ihm viel zu spät klar wird, dass er die Aufgabe erledigen muss, ob er möchte oder nicht. Und dass das Nichtstun negative Konsequenzen hat.

Prokrastination kann eine situationsunspezifische Persönlichkeitseigenschaft sein, die relativ stabil und unveränderbar ist. Das Verhalten kann aber auch situationsabhängig sein und nur in gewissen situativen Kontexten auftreten. Dann tritt es zum Beispiel in Zusammenhang mit langweiligen, sehr schweren oder unangenehmen Aufgaben auf. Hierzu zählt auch die Prüfungssituation, für die zu spät, zu wenig oder gar nicht gelernt wird (Rustemeyer & Callies, 2013).

Einige „Verschieber" benötigen den großen Druck, um endlich aktiv zu werden und sind im Anschluss an die Erledigung der Aufgabe sehr mit sich zufrieden. Andere verschieben die Dinge aus Angst, sie nicht bewältigen zu können. Weitere Gründe sind ein fehlendes oder schlechtes Zeitmanagement, falsche Organisation, Konzentrationsprobleme, Unterbewertung der eigenen Fähigkeiten und Unlust auf die anstehende Aufgabe (Franke, o. J.).

Rustemeyer und Callies fassen die folgenden Bestimmungsmerkmale von Prokrastination zusammen:

- Ein tatsächlicher Lern- oder Aufgabenbeginn oder eine Entscheidung wird hinausgezögert.
- Es besteht eine Diskrepanz zwischen der eigenen (Lern-)Absicht und dem tatsächlichen Verhalten, ein sogenanntes „intention-action-gap".
- Es besteht ein Widerwillen gegen die aufgeschobene Tätigkeit.

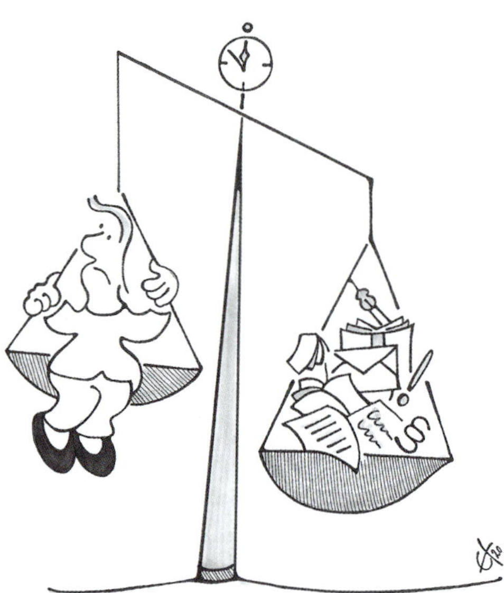

Abbildung 3-8: Aufschieberitis kann nicht zum Erfolg führen.

- Andere, schneller zu beendende oder weniger angstbesetzte Tätigkeiten werden anstatt der eigentlichen Aufgabe erledigt (Rustemeyer & Callies, 2013).

Wenn Prokrastination ein Dauerzustand wird, stapeln sich die unerledigten Aufgaben immer höher, werden die Zeitfenster immer knapper und der Stress immer größer. Höchste Zeit, etwas zu unternehmen.

Aufschieber brauchen neue Gewohnheiten und Anlässe für eine Verhaltensänderung. Oder anders herum gesagt: Sie müssen ihre schlechten Gewohnheiten eliminieren. In Anlehnung an den Artikel „Tipps und Tricks gegen die Aufschieberitis“ von Franke (o. J.) habe ich einen Fragenkatalog in Form einer Checkliste entwickelt (**Arbeitsblatt 11**). Sie kann Lernenden als Grundlage für die eigenständige Auseinandersetzung mit der Thematik ausgehändigt werden oder Lehrenden als Leitfaden in Lerncoaching-Gesprächen dienen.

3.3.4 Work-Life-Balance

Der Begriff setzt sich aus den Wörtern „Work = Arbeit“, „Life = Leben“ und „Balance = Gleichgewicht“ zusammen. „Work-Life-Balance ist die englische Bezeichnung für die Ausgewogenheit von Arbeits- und Privatleben. Es handelt sich hierbei um das Gleichgewicht zwischen dem zeitlichen Aufwand und der Anstrengung, die jemand der Arbeit [beziehungsweise dem Lernen, eigene Anmerkung] widmet und der Zuteilung dieser beiden Faktoren zu anderen Lebensbereichen“ (Onpulson, o. J.). Ist die Work-Life-Balance unausgeglichen, entsteht Stress. Dieser kann sich steigern und beispielsweise zu Burnout, Tinnitus oder Magenerkrankungen führen.

Wer zu viel Zeit mit Arbeit oder Lernen verbringt und immer weniger seinen Hobbies nachgeht, Freunde trifft oder sich entspannt, muss dringend etwas ändern. Er braucht klare Strukturen und Ordnungssysteme, an die er sich hält, um sich Freiräume zur Regeneration verschaffen und diese dann auch umsetzen zu können. Natürlich gibt es im Laufe einer Ausbildung oder eines Studiums immer wieder vorübergehend Zeiten, in denen das Lernen im Vordergrund steht und das Privatleben zu kurz kommt. Für einen überschaubaren Zeitraum stellt das kein Problem dar. Es sollte nur eben nicht ständig passieren und zum Regelfall werden.

Die Grenze, ab wann ein Ungleichgewicht von Arbeits- und Privatleben entsteht, ist individuell verschieden. Typische Zeichen für eine Überschreitung dieser Grenze sind Vergesslichkeit und das Gefühl, überfordert zu sein. Am Ende ist man weder den Anforderungen am Arbeitsplatz noch denen im Privatleben gewachsen.

Auch hier ist die Fähigkeit zur Selbstreflexion ein wichtiger erster Ansatz zur Gegensteuerung. Wer seine Bedürfnisse kennt und klare Ziele hat, erkennt frühzeitig, wenn er von einem solchen Ungleichgewicht bedroht ist und kann gegensteuern.

Arbeitsblatt 11

Checkliste zur Vermeidung von Aufschieberitis
(als Download verfügbar unter: www.hgf.io/schubert-lernenlehren-arbeitsmaterialien)

1. Warum verschieben Sie?
Ist es die Aufgabe, die sie stört? Was stört Sie genau? Trauen Sie sich die Aufgabe zu?
Sind Sie überarbeitet, krank oder zu müde? Sind Sie ein Perfektionist?

2. Wirklich anfangen
Wenn Sie starten, arbeiten Sie dann wirklich an der Aufgabe oder beschäftigen Sie sich mit anderen Dingen?
Kennen und berücksichtigen Sie Ihre persönliche Leistungskurve?

3. Ablenkungen verbannen
Wenn Sie eine unliebsame Aufgabe erledigen wollen/müssen, was hält sie davon ab?
Haben Sie alle Ablenkungen an die Seite gelegt (Telefon, E-Mail-Konto etc.)?
Erledigen Sie statt der jetzt anliegenden Aufgabe andere Dinge, um ihr Gewissen zu beruhigen?

4. Prioritäten setzen
Haben Sie Ihre Termine im Blick? Gibt es eine längerfristig angelegte (Jahres-) Planung?
Haben Sie eine To-Do-Liste? Falls ja, sind die Aufgaben nach Wichtigkeit sortiert?
Wissen Sie was wichtig ist und was nicht? Bedenken Sie, dass Sie die notierten Aufgaben tun *werden* und nicht nur tun wollen?
Ist Ihre Zeitplanung realistisch und konkret? Unterteilen Sie große Aufgaben in Teilaufgaben?
Gibt es Pufferzeiten für Unvorhersehbares?
Haben Sie einen (verbindlichen) Vertrag mit sich selbst geschlossen?

5. Belohnungssysteme einsetzen
Haken Sie erledigte Teilaufgaben auf Ihrer Liste ab?
Belohnen Sie sich, nachdem Sie eine unangenehme ode anstrengende Aufgabe erledigt haben?
Was wäre eine passende Belohnung? Was machen Sie gerne?
Was fühlen Sie, wenn Sie eine Aufgabe geschafft haben und sich dafür belohnen?
Wollen Sie dieses Gefühl häufiger haben?

6. Multitasking stoppen
Vermeiden Sie die gleichzeitige Erledigung mehrerer Aufgaben oder Tätigkeiten?
Fällt Ihnen auf, dass Sie sich besser konzentrieren können, wenn Sie nur eine Aufgabe erledigen?
Schalten Sie Ihr Smartphone und Telefon aus, wenn Sie eine wichtige Aufgabe bearbeiten?

Beim Erreichen einer ausgewogenen Work-Life-Balance helfen die Methoden des Zeitmanagements, auf die das Kapitel „Dranbleiben und Durchhalten während der Ausbildung“ ab Seite 89 ausführlich eingeht. Insbesondere die Iliminierung der Zeitfresser führt zur Aufrechterhaltung des Gleichgewichts. Es hilft auch enorm, sich bei der Bearbeitung von Aufgaben ein Zeitlimit zu setzen und dieses dann auch verbindlich einzuhalten. Die großen oder unschönen Aufgaben (vgl. A-B-C-Analyse auf Seite 107) sollten am Anfang der Lernaktivitäten stehen und in aktive Leistungszeiten (vgl. Seite 29) gelegt werden. Zum einen haben Lernende dann noch viel Energie, zum anderen geraten sie weniger unter Zeitdruck, wenn zum Ende der geplanten Lernzeit noch viel Arbeit übrigbleibt. Zeitplanung (vgl. Kapitel „Arbeiten mit Lern- und Arbeitsplänen“ ab Seite 104) lohnt sich also auch in diesem Zusammenhang.

Ein weiterer effektiver Gegenmechanismus ist das Vermeiden von Ablenkungen. Müssen Smartphone, Telefon und Co am Arbeitsplatz liegen oder hat der Blick auf die neuen Nachrichten Zeit bis zur nächsten Pause (die in einer guten Zeitplanung enthalten ist)? Wer sich immer wieder ablenkt, kommt nicht vorwärts und verliert viel Zeit, die ihm von der Arbeit abgeht und auch für die Freizeit nicht mehr zur Verfügung steht.

Ein einfaches Türschild nach dem Motto „Bitte nicht stören“ hält Familienmitglieder oder andere Mitbewohner häufig erfolgreich davon ab, in das Lernzimmer zu treten. Ich kenne einige Lernende, die ein solches Schild bzw. einen solchen Türanhänger zusätzlich mit einem Zeitraum beschriften, für wie lange die Bitte gilt. Das hat sich insbesondere bei denjenigen Lernenden mit familiären Verpflichtungen bewährt, da die Akzeptanz einer zeitlich begrenzten störungsfreien Zone insbesondere bei Kindern, die bereits ein gewisses Alter erreicht haben, erhöht wird.

Ein ganz wesentlicher Aspekt für eine gelungene Work-Life-Balance ist die Tatsache, dass berufliche und private Termine gleichermaßen wichtig sind. Auch wenn sich private Termine leichter verschieben oder absagen lassen und Familie und Freunde eher Verständnis dafür zeigen als Kollegen oder Lehrende – private Termine sind ebenso wichtig wie berufliche und sollten aus diesem Grund ebenso ernst genommen werden. Ansonsten entsteht Eintönigkeit, und wenn Freizeit nur noch der Erholung dienen muss, wird sie nicht mehr als solche erlebt. Das geht auf Kosten der Lebensqualität und -zufriedenheit.

Zu guter Letzt ist auch die körperliche Gesundheit für eine ausgewogene Work-Life-Balance von Bedeutung. Wer den ganzen Tag in einer Bildungseinrichtung verbracht hat, der kann am Abend etwas Bewegung sehr gut gebrauchen. Dabei spielt es keine Rolle, ob diese im Fitnessstudio, als Jogging oder in Form von Spaziergängen stattfindet. Es geht um den Ausgleich und die Bildung von Glückshormonen (vgl. Kapitel „Bewegt denken und lernen“ ab Seite 37).

3.3.5 (Neue) Routinen schaffen

Mit Beginn einer Ausbildung oder eines Studiums ändert sich vieles. Der neue Lebensabschnitt verlangt an vielen Stellen das Verlassen altbekannter und liebgewordener Gewohnheiten. Gleichzeitig kommen viele neue und unbekannte Dinge auf die Lernenden zu. Sie ziehen häufig um in eine neue Stadt, wohnen zum ersten Mal alleine für sich in Wohnheim, Wohngemeinschaft oder eigener Wohnung, lernen viele neue Menschen kennen, beruflich wie privat. Sie müssen von heute auf morgen auf eigenen Beinen stehen und ihre Probleme selbstständig lösen. Zusätzlich zu den selbstorganisierten Lernaktivitäten kommen für für viele Lernende weitere neue Aufgaben wie Putzen, Einkaufen gehen, Kochen und Wäsche waschen hinzu. Aber auch die Freiheit, niemandem Rechenschaft ablegen zu müssen darüber, was man wann aus welchem Grund tut.

Damit man sich nicht im Chaos verliert, ist es hilfreich, neue Routinen zu schaffen und zu etablieren. Die aktive Auseinandersetzung mit der neuen Situation hilft dabei, den neuen Alltag zu strukturieren und „ein geregeltes Lebensumfeld zu gestalten“ (Brunner, 2011, S. 14). In Anlehnung an Brunner habe ich eine Checkliste mit Tipps für mehr Routine im Lernalltag zusammengestellt, die Lehrende im Unterricht verwenden können, um mit den Lernenden den Einstieg in das neue Leben zu thematisieren bzw. ihn zu erleichtern (**Arbeitsblatt 12**).

Arbeitsblatt 12

Tipps für mehr Routine beim Lernen

(als Download verfügbar unter: www.hgf.io/schubert-lernenlehren-arbeitsmaterialien)

- **Schaffen Sie Rituale.**
  Gewöhnen Sie sich regelmäßige Zeiten und Abläufe an. Das gilt für das zeitige Aufstehen, für einen regelmäßigen Lernrhythmus und für Freizeitaktivitäten
- **Gestalten Sie Lernzeiten und Freizeiten unterschiedlich.**
  Wenn Sie lernen, schalten Sie möglichst alle Ablenkungen wie Handy oder Fernseher aus und beschäftigen Sie sich mit dem Lernstoff. Nehmen Sie sich anschließend Zeit für die schönen Dinge. Gestalten Sie Lernzeiten
- **Sehen Sie die Aufgaben als Herausforderung, nicht als Belastung.**
  Wenn Sie sich den Aufgaben stellen und sie zu lösen versuchen, werden sie mit der Zeit weniger herausfordernd, da Sie sich an das neue Niveau gewöhnen.
- **Bleiben Sie immer am Ball.**
  Lernen Sie regelmäßig und nicht nur vor anstehenden Prüfungen. Dann gehört das Lernen bald fest zum Tagesablauf und Sie müssen sich nicht mehr so sehr überwinden.
- **Üben Sie auch die Dinge, die Sie nicht mögen.**
  Wenn Sie nicht gern vor anderen Menschen sprechen, machen Sie das häufiger. Auch zu Hause oder im Freundeskreis kann man das Sprechen üben.
- **Arbeiten Sie mit Zeitplänen.**
  Zeitpläne erinnern Sie an Ihre Vorhaben und sie helfen Ihnen, am Ball zu bleiben. Mittelfristig vermeiden sie Stress, da Sie die anstehenden Aufgaben stets im Blick behalten.
- **Tauschen Sie sich mit Kommilitonen aus.**
  Der Austausch in Lern- oder Arbeitsgruppen motiviert und beantwortet Fragen. Außerdem kann man sich gegenseitig ergänzen und vor Prüfungen abfragen.
- **Achten Sie auf einen geregelten und ausreichenden Schlaf.**
  Im Schlaf finden Sie nicht nur Erholung, er festigt auch den Lernstoff, den Sie kurz vor dem Schlafen gehen wiederholt haben.

4 Dranbleiben und Durchhalten während der Ausbildung

„Ich bin überzeugt, dass mein Leben zu zehn Prozent aus dem besteht, was mir geschieht, und zu neunzig Prozent aus dem, wie ich reagiere.“
(Charles Swindoll)

Überblick:

4.1 Zu Hause lernen

Auch wenn es einige Menschen gibt, für die es keine große Rolle spielt, wo sie lernen – die meisten Menschen haben einen bestimmten Platz als Arbeitsplatz lieb gewonnen, und an diesem Platz klappt das Lernen und Arbeiten für sie am besten. Das kann die Bibliothek sein oder der Küchentisch, im besten Fall ist es jedoch der persönliche Schreibtisch, der keine weitere Funktion erfüllen muss. Es gibt einige Grundsätze für die Gestaltung von Lernplätzen. Wenn Lernende sie kennen, können sie durch kleinere oder größere Veränderungen das Lernen lernfreundlicher und effektiver gestalten.

Zunächst einmal ist es sinnvoll, einen eigenen Schreibtisch zu besitzen. Dieser sollte eine ausreichend große Arbeitsfläche haben und möglichst in einem ruhigen Zimmer stehen. Zum Arbeitsplatz gehört neben dem Schreibtisch auch ein bequemer (Dreh-)Stuhl und Möbel zur geordneten Aufbewahrung der Lernmaterialien. Die Tischarbeitsfläche ist im Idealfall mindestens 160 mal 90 cm groß und wird in drei „Greifräume" eingeteilt. Im direkten Greifraum befinden sich die aktuellen Arbeitsunterlagen und Stifte sowie weitere benötigte Materialien. Im erweiterten Greifraum liegen Locher, Nachschlagewerke o.ä. in einem Abstand, in dem sie leicht erreicht werden können. Im maximalen Greifraum, das ist der Raum, bis zu dem man sich maximal nach vorn beugen und den Greifarm voll ausstrecken muss, befinden sich Ablagekörbe und/oder andere Utensilien, die seltener benötigt werden (Rost, 2008). Alle anderen Materialien können in Schränken, Schubladen oder Regalen aufbewahrt werden. Ganz wichtig ist dabei, dass die Materialien einen festen Aufbewahrungsplatz haben, damit keine unnötige Zeit mit Suchen verbracht wird. Weitere Voraussetzungen an den Arbeitsplatz sind eine ausreichende Beleuchtung und Frischluftzufuhr sowie eine angenehme Raumtemperatur.

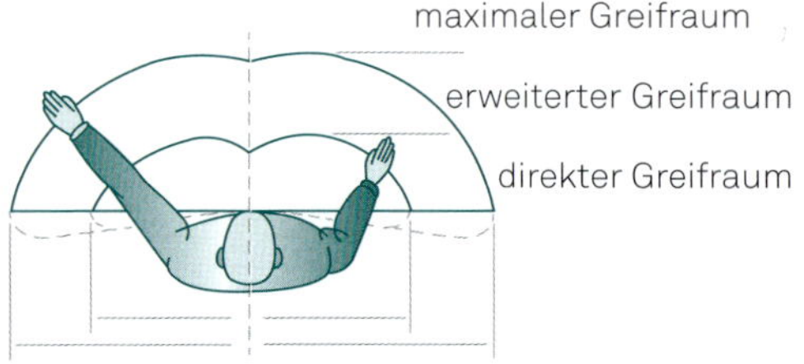

Abbildung 4-1: Der Arbeitstisch und seine drei Greifräume.

Der Abstand zwischen den Augen des Lernenden und seinem PC sollte 50–60 cm betragen und der Monitor nicht vor dem Fenster stehen, damit das Tageslicht nicht blendet. Ideal ist ein seitlicher Lichteinfall.

Das Lernumfeld in der häuslichen Umgebung – ob im eigenen Zimmer oder in der Küche – enthält viele Ablenkungs- und Störfaktoren: Anrufe, Nachrichten auf dem Smartphone, Störungen durch Familienmitglieder oder Besucher, Fernseh- und Musikgeräusche.

Anhand der Checkliste auf S. 91 können Lernende ihren eigenen häuslichen Arbeitsplatz unter die Lupe nehmen. Ich habe sie in Anlehnung an Rost (2008) erstellt und um einige Ablenkungs- und Störfaktoren erweitert. Sie kann sowohl im Unterricht als auch im Lerncoaching eingesetzt werden (**Arbeitsblatt 13**).

Nach dem Lernen ist vor dem Lernen

Insbesondere in sehr lernintensiven Phasen wie vor Prüfungen oder am Ende von Ausbildung oder Studium verbringen Lernende häufig sehr viel Zeit am Schreibtisch – teilweise ganze Tage (vgl. Kapitel „Lerntage gestalten" auf Seite 113). Wer in solchen Zeiten seinen Schreibtisch so verlässt, dass er seine aktuellen Lernaktivitäten am nächsten Tag gleich wieder fortführen kann, spart sich die erneuten Vorbereitungen am nächsten Tag. Die Lernunterlagen bleiben am besten aufgeschlagen bzw. sortiert liegen, die Lernunterlagen werden zum Lernschluss nicht weggeräumt. So kann am nächsten Tag ohne große Vorbereitungszeit gleich wieder ge-

Arbeitsblatt 13

Checkliste häuslicher Arbeitsplatz

(als Download verfügbar unter: www.hgf.io/schubert-lernenlehren-arbeitsmaterialien)

Der Lernraum	ja	nein
Ich habe ein (Arbeits-)Zimmer, in dem ich ungestört lernen kann.	☐	☐
In meinem (Arbeits-)Zimmer fühle ich mich wohl.	☐	☐
Mein Arbeitsplatz ist ruhig, die Temperatur und Frischluftzufuhr kann ich bequem steuern.	☐	☐
Ich verfüge über ausreichend Stauraum zur Aufbewahrung meiner Lernunterlagen in der Nähe meines Arbeitsplatzes.	☐	☐
Mein Schreibtisch hat eine ausreichend große Arbeitsfläche. (Ideal sind mindestens 160 mal 90 cm)	☐	☐
Mein (Dreh-)Stuhl ist bequem und meine Füße stehen beim Sitzen fest auf dem Boden.	☐	☐
Mein Arbeitsplatz ist gut ausgeleuchtet, es blendet auch nicht.	☐	☐
Ich bewahre alle meine Arbeitsmaterialien an einem festen Ort auf.	☐	☐
Ich bekomme keine Rücken- oder Nackenschmerzen, wenn ich längere Zeit am Schreibtisch verbringe.	☐	☐
Der Abstand zwischen meinen Augen und dem Monitor beträgt ca. 50 bis 60 cm.	☐	☐
Das Sonnenlicht trifft seitlich auf meinen Monitor. Die Sonne blendet mich nicht bei der Arbeit.	☐	☐
Ablenkungs- und Störfaktoren	**ja**	**nein**
Ich plane feste Lernzeiten. Diese Zeiten sind für mich verbindlich.	☐	☐
Ich spreche meine Lernzeiten mit meinen Angehörigen ab.	☐	☐
Meine Angehörigen halten sich an die Absprachen und stören mich nicht.	☐	☐
Mein Smartphone liegt nicht auf dem Schreibtisch bzw. ist lautlos geschaltet.	☐	☐
Ich reagiere nur in Ausnahmefällen auf Anrufe.	☐	☐

Praxistipp: Absprachen sind wichtig

Ich empfehle denjenigen Lernenden, die häufig beim Lernen zu Hause gestört werden, Absprachen mit ihren Familienangehörigen, Mitbewohnern oder Partnern zu treffen. Zu den vereinbarten, festen Lernzeiten kann beispielsweise ein „Bitte nicht stören"-Schild an die Tür angehängt werden, das von den genannten Personen respektiert wird. Insbesondere für Lernende mit eigenen Kindern sind solche Absprachen wichtig. So erfahren auch Kinder im Vorschulalter, wann Lernzeit ist und dass im Anschluss daran die Spiel- oder Vorlesezeit beginnt. Bei denjenigen Lernenden, die solche Absprachen von Anfang an konsequent treffen und einhalten, gewöhnen sich die Familienmitglieder meistens schnell daran und akzeptieren sie. Die familiäre Situation entspannt sich dadurch enorm.

Auch bezüglich der nötigen Haushaltsaktivitäten sind Absprachen förderlich. Wenn beispielsweise eine Mutter, die bisher hauptverantwortlich für die anfallenden Koch-, Putz- und Einkaufsaufgaben war, durch die Aufnahme einer Ausbildung oder eines Studiums plötzlich sozusagen einer Vollzeitbeschäftigung nachgeht, benötigt sie in den genannten Bereichen Entlastung. Ansonsten sind Stress und Ärger vorprogrammiert. Gerade bei den beruflich qualifizierten Studierenden, die neben dem Studium familiäre und berufliche Pflichten haben, führen fehlende Absprachen nicht selten zur Überlastung und schließlich zum Studienabbruch.

startet werden. Das geht im Regelfall nur am eigenen Schreibtisch, denn dort stören die Lernmaterialien nicht, da der Tisch keine weiteren Funktionen erfüllen muss. Für diejenigen, die in dem Raum, wo der Schreibtisch steht, auch leben und schlafen gibt es den folgenden Tipp: Um Abstand vom Lernen zu bekommen und ein klares Zeichen für den Abschluss der Lernaktivitäten zu setzen, können Lernende die Arbeitsfläche des Schreibtisches mit einem großen Tuch abdecken. Viele Lernende berichten mir, dass sie darüber besser Abstand zum Lernen bekommen.

Praxistipp: Ein Schlussritual hilft, Abstand zu gewinnen

Lernen muss auch vorbereitet werden. Wenn sich mehrere Lerntage aneinander anschließen und die Unterlagen auf dem Tisch liegen bleiben, ist ein klarer Schlussstrich nötig. Diesen können Lernende auf eine beliebige Weise klar ziehen: das Abspielen eines bestimmten (immer selben) Liedes, das Abdecken des Arbeitsbereiches durch ein hübsches Tuch, das fröhliche Hüpfen oder Tanzen durch die Wohnung oder die große Tasse Kräutertee sind nur einige Vorschläge, wie Lernende die Arbeit ganz bewusst beenden und den „Feierabend" einläuten können.

Wer sich zu Hause gerne selbst ablenkt oder trotz Absprachen immer wieder von anderen gestört wird, kann zum Lernen in eine Bibliothek ausweichen. Mittlerweile haben auch Stadtbüchereien häufig Ruhezonen, so dass man nicht auf eine Hochschulbibliothek angewiesen ist. Der Besuch in der Bibliothek muss jedoch gut vorbereitet sein, damit keine notwendigen Unterlagen fehlen. Ein klarer Vorteil des Lernens in der Bibliothek ist, dass Ablenkungen minimiert werden und große Ruhe vorherrscht. Wenn weitere Lernende ebenfalls dort konzentriert arbeiten, kann sich das stimulierend auf die eigene Konzentrationsfähigkeit auswirken. Natürlich hat ein Bibliotheksbesuch zusätzlich den Vorteil, dass die dort vorrätigen Fachbücher zum Lernen genutzt werden können.

Lernen mit (Hintergrund-)Musik

Viele Lernende lernen bei laufender (Hintergrund-)Musik. Bei einfachen Lernaktivitäten oder administrativen Aufgaben spricht nichts dagegen. „Beim Merken, Rechnen und Lesen, insbesondere von schwierigen Texten, ergibt Hintergrundmusik, insbesondere Vokalmusik, wie auch Verkehrslärm [...] eine bis zu 25 Prozent geminderte Arbeitsleistung" (Rost, 2008). Dennoch stimulieren als angenehm empfundene Klänge die Lernfähigkeit. Musik kann entspannend und beruhigend wirken und glücklich machen, deshalb wird sie auch zum Beispiel vor oder während Operationen eingesetzt (Krengel, o. J.). Eine konstante Geräuschkulisse lenkt weniger ab und fördert die Konzentrationsfähigkeit. Wichtig ist, dass die ausgewählte Musik nicht zu laut ist und den Zuhörer entspannt - sie darf ihn jedoch nicht ermüden. Die Musik sollte langsam sein, etwa im Rhythmus des eigenen Herzschlages. Man spricht vom sogenannten „Mozart-Effekt", aber natürlich führen auch andere Komponisten zu derselben Wirkung. Wichtig ist, dass die Musik nicht ablenkt. Grundsätzlich gilt, dass alle Geräuschquellen, die beim Lernen als störend empfunden werden, ausgeschaltet werden sollten (Lernattack.de, o. J.).

Ein gut eingerichteter Arbeitsplatz ist eine wichtige Grundlage für erfolgreiches Lernen. Alleine führt er aber nicht zum Lernerfolg. Das ist so wie beim Tennisanfänger, der sich die beste Ausstattung anschafft, aber nicht zum Training geht oder sich dort kaum bemüht. Die Ausstattung alleine bringt ihn nicht voran, er muss das Tennisspielen üben.

Praxiserfahrung: Am Schreibtisch sitzen reicht nicht aus

Lernende sind manchmal sehr enttäuscht darüber, dass sie vor einer Prüfung stunden- oder tagelang am Schreibtisch gesessen haben und am Ende das Ergebnis nicht zu ihrer Zufriedenheit ausgefallen ist. Ich stelle dann immer gleich die Frage, was der Lernende getan hat, als er am Schreibtisch saß. Denn: Anwesenheit alleine führt nicht zum Erfolg. Warum sollte das zu Hause anders sein als im Unterricht? Die Lernenden antworten meist, dass sie gelernt haben – was denn sonst? Beim weiteren Nachfragen wird häufig sehr schnell deutlich, dass sie ungeplant und ohne Struktur gelernt haben, dass sie nicht beschreiben können, wie sie vorgegangen sind, dass sie aus Zeitmangel nicht alles geschafft haben und dass sie den Lernstoff nicht wiederholt haben. Die meisten Lernenden haben ihr Handy (den wesentlichen, vielleicht sogar größten Störfaktor beim Lernen) während des Lernens auf dem Schreibtisch liegen und sind auch während des Lernprozesses ständig in (privatem) Austausch mit anderen. Spätestens jetzt bekommt das Lerncoaching ein weiteres Ziel: Der Lernende entwickelt eine Strategie zum strukturierten Lernen mit möglichst wenig Störungen.

4.2 Lernen mit Struktur

Unterricht in den Pflege- und Therapieberufen erfolgt nach dem Lernfeldkonzept. Lernfelder sind didaktisch aufbereitete Handlungsfelder, die sich an beruflichen Aufgabenstellungen und Handlungsabläufen orientieren (Kremer, 2003). Zugrunde liegt ein didaktisches Konzept, das fach- und handlungssystematische Strukturen miteinander verschränkt (KMK, 2000).

Lernen in der Ausbildung orientiert sich seit Einführung des Lernfeldkonzeptes nicht mehr an Unterrichtsfächern, sondern verbindet die einzelnen Fachinhalte miteinander und verfolgt das Ziel, den Lernenden berufliche Handlungskompetenz zu vermitteln. Die meisten Lernenden sind jedoch aus ihrer Schulzeit Unterrichtsfächer gewohnt. Die Vernetzung von fachwissenschaftlichem Grundlagenwissen mit Anwendungswissen sowie realen Situationen aus der Praxis bereitet ihnen ganz besonders zu Ausbildungsbeginn Schwierigkeiten. Sie wollen und müssen sich ihr Wissen aus den „Schubladen" des Langzeitgedächtnisses holen (vgl. Seite 22) und können es anfangs nur sehr schwer auf Handlungssituationen übertragen.

Die Lernenden machen immer wieder die Erfahrung, dass ihre früheren Ordnungssys-

Praxisbeispiel: Anatomie des Herzens

Im Anatomieunterricht zum Aufbau des Herzens werden viele Details angesprochen und etliche neue Begriffe eingeführt. Schließlich werden auch die Koronararterien behandelt. In Lerncoaching-Gesprächen „beschweren" sich Lernende manchmal über die (zu) große Wissenstiefe, die von ihnen verlangt wird. Sie sind der Meinung, dass sie kein Medizinstudium absolvieren und die Koronargefäße doch nun wirklich nicht von so großer Bedeutung sind als dass sie sie so genau kennen müssten. Meiner Meinung nach ist die Herstellung des Zusammenhangs zwischen den Koronargefäßen und dem Herzinfarkt schon im Anatomie- und Physiologieunterricht sinnvoll und vor allem hilfreich für die Lernenden. Sie erhalten auf diese Weise schon früh Brücken zur Praxis, auch wenn sie (noch) nicht alle Zusammenhänge verstehen. Wenn im späteren Krankheitslehreunterricht auf das Grundlagenwissen aus Anatomie und Physiologie zurückgegriffen wird, findet bereits im Unterricht eine hilfreiche Wiederholung statt. Die Lernenden erinnern sich an diese früh angelegte Verknüpfung und blättern in ihren Unterlagen nach. Je häufiger das stattfindet, desto besser kennen sie sich in ihrer Struktur aus und desto leichter finden sie die Unterlagen zur aktuellen Frage. Gleichzeitig werden die Synapsen aus dem Anatomieunterricht stabilisiert.
Meine Faustregel lautet: Grundlagenwissen mit Hinweis auf die Praxisbedeutung vermitteln und Praxisthemen aktiv durch die Lernenden mit dem Grundlagewissen abgleichen lassen. Wenn die Lernenden dabei in ihren Ordnern blättern, um die Grundlagen nachzulesen, vertiefen sie nicht nur ihr Wissen, sondern sie kennen sich gut in ihren Unterlagen aus und finden sich immer besser darin zurecht. Und das ist die halbe Miete.

teme nicht mehr greifen. Während der Ausbildung oder des Studiums legen sie sehr viel neues Wissen in neuen „Schubladen" an. Dieses Wissen steht erst einmal isoliert für sich und kann häufig (noch) nicht mit anderen Wissenselementen oder Handlungssituationen verknüpft werden. Ein ganz wichtiger Aspekt dabei ist, dass dieses neue Wissen mit derselben Systematik in den Ordnern im Regal **und** im Gedächtnis abgelegt wird bzw. abgelegt werden muss. Wenn beide Ordnungssysteme übereinstimmen, sozusagen „in Einklang" sind, ist Lernen einfacher. Wenn Lernende sich durch (zu) viel neues Wissen erschlagen fühlen und ihnen die Lerninhalte sehr abstrakt vorkommen, können Hinweise von Lehrenden bezüglich der Bedeutung für die (spätere) Praxis sehr hilfreich sein. Auf diese Weise lässt sich bei den Lernenden Einsicht für die Auseinandersetzung mit dem Lernstoff erzeugen, die sich schließlich positiv auf deren Motivation auswirkt.

Was versteht man unter Ordnung und Struktur?

Der Duden (2019) definiert Ordnung folgendermaßen: „durch Ordnen hergestellter Zustand, das Geordnetsein, ordentlicher, übersichtlicher Zustand". Struktur bezeichnet der Duden derart: „Anordnung der Teile eines Ganzen zueinander; gegliederter Aufbau, innere Gliederung". Aber was ist übersichtlich, wann sind Dinge geordnet und wo fängt die Unordnung an? Dazu haben die Menschen sehr unterschiedliche Auffassungen – was der eine als Chaos erlebt, ist für den anderen wohlsortiert. Selbst Lernende wundern sich über die Ordnungssysteme der anderen und tun kund, dass sie unter solchen chaotischen Umständen niemals lernen könnten. Mir als Lernberaterin ist es im Grunde genommen völlig egal, wie und wo Lernende ihre Unterlagen etc. aufbewahren. Für ein Lerncoaching ist es lediglich von Interesse, ob der Besitzer sich in seinen persönlichen Unterlagen auskennt (also weiß, wie sie sich zusammensetzen, was zusammengehört und wo genau bestimmte Details abgelegt sind), ob sie schnell greifbar sind (also einen festen Ablageort haben) und ob sie vollständig und fehlerfrei sind. Mehr nicht. Denn wenn alle drei Punkte erfüllt sind – also die entsprechenden Fragen mit Ja beantwortet werden können – steht einem Lernen mit Struktur eigentlich nichts im Wege.

Voraussetzungen für ein Lernen mit Struktur

- Der Lernende hat vollständige Unterlagen, die er an einem festen Ort aufbewahrt.
- Der Lernende weiß, welche konkreten Materialien seine Unterlagen enthalten, er hat eine gute Übersicht über die einzelnen Anteile.
- Lernmaterialien und Langzeitgedächtnis des Lernenden haben übereinstimmende Ordnungssysteme.

Die Übersicht behalten

Nur diejenigen Lernenden, die wissen, was wann ansteht, haben eine Übersicht über das große Ganze der Ausbildung oder des Studiums, in das die vielen einzelnen Lernaktivitäten eingebettet sind. Und noch mehr: sie wissen jederzeit, wo sie stehen und können ihre persönlichen Lernfortschritt mit den gestellten Anforderungen abgleichen. Zeitpläne (vgl. ab Seite 104) verhelfen zu einer solchen Gesamtübersicht und vermeiden, dass Weihnachten immer so plötzlich kommt.

Praxistipp: Inhaltsverzeichnisse geben einen Überblick

Immer wieder berichten mir Lernende, dass sie alle meine Tipps umgesetzt haben und trotzdem noch keine Übersicht über den gesamten Lernstoff haben. Sie sind dann der Meinung, die Mühe hat sich nicht gelohnt. Denn die Ordner sind so dick, dass man einfach nicht wissen kann, was sich alles in ihrem Inneren befindet. Diesen Lernenden empfehle ich die Ausstattung der Ordner mit Inhaltsverzeichnissen (dieses empfehle ich zwar grundsätzlich schon zu Beginn der Ausbildung allen Lernenden, allerdings setzen nur sehr wenige diesen Tipp spontan um). Das erhöht sowohl die Gesamtübersicht als auch die Auffindbarkeit einzelner Teilbereiche. Für das Zeitmanagement in Lernphasen hat das Inhaltsverzeichnis noch weitere, sehr große Vorteile: Die Lernenden sehen die Menge der zu lernenden Themen auf einen Blick und sie können anhand dieser Liste festlegen, welche der Themen ihnen leicht und welche ihnen weniger leicht fallen werden beim Lernen und für die sie mehr Zeit benötigen werden. Viele nutzen für diese Planungsaufgabe ein Farbmarkierungssystem und können mit dessen Hilfe im Anschluss einen realistischen Zeitplan für längere Lernphasen aufstellen.

Eigene strukturierte Lernunterlagen erstellen

Auch wenn das alles ganz schlüssig und einfach klingt, die Umsetzung bereitet vielen Lernenden große Schwierigkeiten. Es ist nützlich und sinnvoll und deshalb unbedingt empfehlenswert, dass Lernende eigene Lernskripte, Lernkarteien, Visualisierungen o.Ä. anfertigen. Das ist auf der einen Seite aufwändig, auf der anderen Seite reduziert es die Datenmenge enorm, was ein wesentlicher Vorteil ist. Denn im Laufe von Ausbildung oder Studium sammeln sich viele verschiedene Ordner an, die sich mit diversen Materialien füllen. Häufig enthalten sie an vielen Stellen Dopplungen durch das Abheften von Übungs- und Arbeitsblättern, Wiederholungsaufgaben, Fachtexten etc.. So sinnvoll diese Arbeitsmaterialien im Rahmen der Lehre für das vertiefende Verständnis der Lernenden ist, bei den Prüfungsvorbereitungen oder bei der Verwendung der eigenen Unterlagen als Nachschlagewerk wirkt die große Menge erschlagend und bremst die Lernenden in ihrem Vorankommen und am Ende auch in ihrer Motivation.

Kontinuität beim Lernen

Ein sehr weit verbreitetes Phänomen unter den Lernenden sind „Lernstoßzeiten". Insbesondere vor Prüfungen wird wie verrückt (auswendig) gelernt, an die Prüfungen schließen sich dann mehr oder weniger lange Ruhephasen an, die frei von Lernaktivitäten sind. Natürlich kann ein solches Vorgehen ausreichen, um die Ausbildung oder das Studium zu schaffen. Das zeigt die Praxis an vielen Beispielen. Nachhaltig ist es jedoch nicht. Langfristiger lässt sich Lernstoff verankern, wenn die Lernaktivitäten kontinuierlich und dafür weniger intensiv stattfinden. Dazu gehört die Vor- und Nachbereitung von Unterrichten, die zeitnahe Vervollständigung der Unterrichtsmitschriften und -unterlagen und die Klärung offener Fragen sowie das ausbildungs- oder studiumsbegleitende Anfertigen von Lernskripten. Für Coachinggespräche mit notorischen „Verschiebern" befindet sich auf Seite 85 eine Checkliste, die alternativ auch zur Selbstreflexion ausgehändigt werden kann.

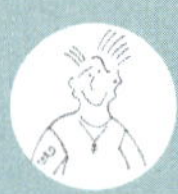

Tim macht entweder alles oder nichts

Tim arbeitet am liebsten praktisch. Die Praxiseinsätze machen vor allem deshalb so viel Spaß, weil er einen außerordentlich guten Draht zu den Bewohnern in der Pflegeeinrichtung hat und sie ihn sehr mögen. Das spürt er häufig. Wenn da nicht die Schule wäre ...
Tim ist ein sehr minimalistischer Typ. Für die Schule tut er, was er tun muss, aber nicht mehr. Als die Zwischenprüfung anstand, wurde ihm sehr deutlich, dass er Wissenslücken hat, die er schließen muss. „Und zwar möglichst bald" empfahl ihm sein Lehrer.
Im Lerncoaching-Gespräch stellte sich schnell heraus: Tim beginnt erst im letzten Moment zu lernen, und das nur, wenn Prüfungen anstehen. Aber dann gibt er alles, blockiert tagelang das Wohnzimmer der Familie und macht alle mit verrückt. Seine Lernunterlagen sind chaotisch, das gibt er mittlerweile zu. Häufig unterstützen ihn seine Mitauszubildenden dabei, sich eine Übersicht über den Lernstoff und die Prüfungsanforderungen zu verschaffen. Wir sind einige Möglichkeiten durchgegangen, wie Tim sich eine bessere Übersicht verschaffen kann. Daneben haben wir aber auch herausgestellt, dass Tim, wenn er seine bestehenden Wissenslücken schließen möchte, regelmäßiger lernen und eine grundsätzlich neue, andere Lernorganisationsstrategie fahren muss. Das haben wir solange vertieft, bis am Ende ein klares JA (vgl. Seite 68) stand.

4.3 Schlüsselkompetenz Zeitmanagement

„Es ist nicht zu wenig Zeit, die wir haben, sondern es ist zu viel Zeit, die wir nicht nutzen."
(Lucius Annaeus Seneca)

4.3.1 Zeitmanagement ist Selbstmanagement

Ein Tag besteht aus 24 Stunden, eine Stunde aus 60 Minuten, eine Minute aus 60 Sekunden. Sieben Tage ergeben zusammen eine Woche mit 168 Stunden. Soviel ist klar. Klar ist auch, dass alle Uhren dieser Welt gleich schnell ticken, deshalb vergeht die Zeit auch immer gleich schnell. Und dennoch kommt es uns manchmal so vor, als verginge sie wie im Flug und manchmal zieht sie sich wie ein Kaugummi in die Länge und will einfach nicht vergehen.

Die Kunst beim Umgang mit der Zeit besteht darin, sie bewusst zu nutzen (Seiwert, 2014). Man kann die Zeit weder aufsparen noch anhalten – und meistens ist sie knapp. Das bedeutet, dass Menschen nicht die Zeit managen können, sondern nur sich selbst. Deshalb gilt: Zeitmanagement ist Selbstmanagement. Und Selbstmanagement ist lernbar.

Regina Mühlich definiert Zeitmanagement als systematisches und diszipliniertes Planen von Zeit mit dem Zweck, „mehr Zeit für die wichtigen Dinge im Leben – ob nun beruflich oder privat – zu haben" (Mühlich, 2012, S. 11). Darin steckt aus meiner Sicht etwas sehr Wichtiges: Es geht nicht nur darum, die Ausbildung oder das Studium zu meistern und dabei Zeit zu sparen. Sondern es geht darum, diese Anstrengungen in Einklang mit dem Privatleben zu bringen, damit eine ausgewogene Work-Life-Balance zu einem zufriedenen Alltag führt. Dabei muss jeder Lernende für sich festlegen, welche ausbildungsbezogenen und privaten Aktivitäten wichtig oder sehr wichtig sind. Je früher dies geschieht und je besser es gelingt, desto effektiver und zielführender ist die Zeitplanung und damit das Selbstmanagement. Durch konsequentes Zeitmanagement erledigen Menschen die gleichen Aufgaben mit weniger Aufwand (Brinker & Ammann, 2003), sie steigern ihre Effizienz.

„Die meiste Zeit verpufft, weil klare Ziele, Planung, Prioritäten und Übersicht fehlen" (Seiwert, 2014, S. 7). Lernende, die ihre Aktivitäten planen, bestimmen ihr Lerntempo und ihre Lernzeit selbst. Außerdem machen sie sich ihre Ziele bewusst und transparent. Die Ziele sind besonders wichtig, da sie dabei helfen, die eigenen Kräfte auf das Wesentliche zu konzentrieren. Es kommt nicht so sehr darauf an, was man tut, sondern vielmehr, wozu man etwas tut (Brinker & Ammann, 2003). Obwohl Lernende die Methoden des „Zeitmanagements" häufig zunächst als aufwändig und unnötig betrachten: nachdem sie es ausprobiert haben, entscheiden sie diejenigen langfristig dafür, die die Vorteile erkennen und den Erfolg spüren.

Ich möchte an dieser Stelle noch einmal auf die beiden Hirnhälften zurückkommen. Auf Seite 28 in diesem Buch befindet sich ein Hirndominanztest (**Arbeitsblatt 1**), mit dessen Hilfe man ermitteln kann, ob Menschen mehr links- oder rechtshirnig denken und fühlen. Es kann sinnvoll sein, das Ergebnis bei der Zeitplanung zu berücksichtigen, denn an die Hirntypen sind verschiedene „Zeittypen" geknüpft. Wenn die linke Hirnhälfte eher analytisch vor-

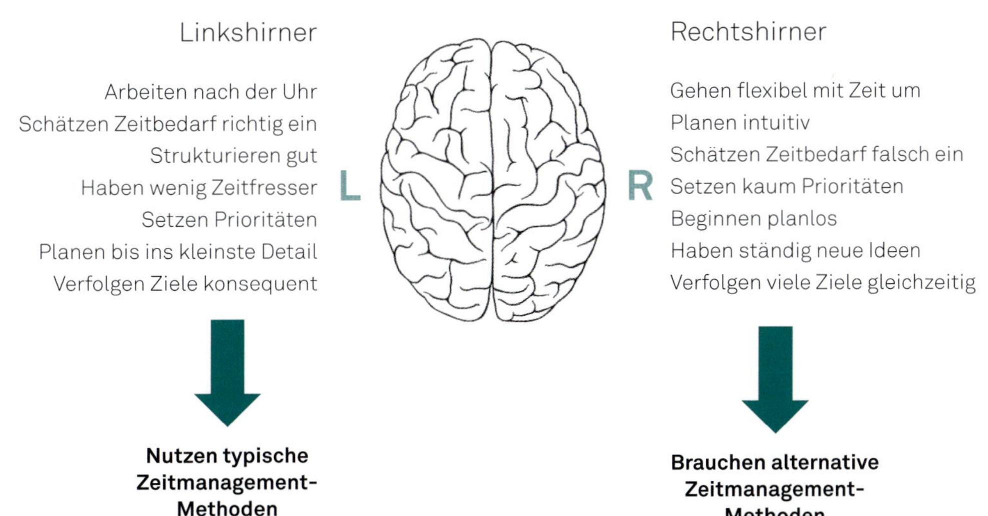

Abbildung 4-2: Links- und Rechtshirner benötigen ein unterschiedliches Zeitmanagement. (Eigene Darstellung in Anlehnung an Miller, 2011)

geht, während die rechte die Aufgaben eher kreativ und spontan erledigt (Miller, 2011), benötigen die beiden Typen unterschiedliche Ansätze der Zeitplanung.

Linkshirner gehen gerne nach der Uhr vor und schätzen ihren Zeitbedarf für konkrete Aufgaben richtig ein. Sie sind gut strukturiert und haben weniger Probleme mit „Zeitdieben“. Linksdenker setzen die richtigen Prioritäten und planen alles bis ins kleinste Detail. Außerdem verfolgen sie ihre Ziele konsequent und bearbeiten die Aufgaben in sinnvoller Reihenfolge. Für sie sind die gängigen Zeitmanagementinstrumente bestens geeignet. Dazu zählen To-Do-Listen, die ALPEN-Methode, die A-B-C-Analyse und auch das Pareto-Prinzip.

Rechtshirner fühlen sich durch solche klassischen Zeitmanagementmethoden eher eingeengt und benötigen einen flexiblen Umgang mit der Zeit. Sie planen ihren Tagesablauf eher intuitiv und sind nicht besonders gut in der Einschätzung ihres Zeitbedarfes für bestimmte Aufgaben. Für sie sind alle Dinge gleich wichtig, das Prioritäten setzen fällt ihnen schwer. Ihre Aufgaben beginnen sie planlos und intuitiv, und häufig kommen ihnen schon während der Umsetzung der einen Aufgabe neue Ideen für andere Probleme. Außerdem verfolgen sie viele Ziele gleichzeitig. Als Zeitmanagementmethode führen eher Visualisierungen wie Mindmaps zum Erfolg (Miller, 2011). Dadurch denken sie vernetzt und nutzen ihre visuelle Ader (**Abbildung 4-2**).

4.3.2 Zeitdiebe identifizieren und eliminieren

Wenn Lernende ihr Zeitmanagement verbessern möchten, sollten sie sich im ersten Schritt zwei Dinge bewusst machen: Wie sie ihre Zeit verbringen und wie viel Zeit sie für ihre Lernaktivitäten benötigen. Eine gute Methode dafür ist die Visualisierung eines typischen Tagesablaufes mit Hilfe eines Zeitprotokolls. Das Zeitprotokoll zeigt alle Tätigkeiten auf und macht Zeitdiebe sichtbar. Das sind die Dinge, die sehr viel Zeit kosten, jedoch nur einen geringen oder keinen Nutzen haben. Oft sind es Gewohnheiten, die sich häufig über Jahre hinweg gefestigt haben (Mühlich, 2012). Dazu gehören nicht nur lange Zeiten vor dem Fernsehgerät und stundenlanges „chillen“ auf dem Sofa. Tobina Brinker und Marion Ammann haben 2003 eine Liste für die Analyse von Zeitdieben veröffentlicht. Der folgende **Kasten 4-1** enthält einige relevante Punkte und orientiert sich an dieser Liste.

Kasten 4-1

Zeitfresseranalyse (Quelle: in Anlehnung an Brinker & Ammann 2003)

- Unklare Zielsetzung, keine Prioritäten,
- Versuch, viel zu viel auf einmal zu machen,
- Fehlende Übersicht über anstehende Aufgaben und Aktivitäten,
- Schlechte Tagesplanung,
- Persönliche Desorganisation, überhäufter Schreibtisch, schlechtes Ablagesystem,
- Ablenkungen, Lärm,
- Suche nach Notizen, Merkzetteln, Adressen etc.,
- Mangelnde Koordination mit Kolleginnen und Kollegen,
- Nichtberücksichtigung unvorhergesehener Dinge (fehlender Puffer),
- Unfähigkeit, nein sagen zu können,
- Mangelnde Vorbereitung auf Besprechungen, Vorlesungen o.a.,
- Zu viel (private) Kommunikation,
- Zu häufiges Aufschieben von Arbeiten.

Für die realistische Einschätzung der eigenen Lerngeschwindigkeit ist die kritische Selbstbeobachtung das Mittel der Wahl. Darüber erfahren Lernende, wie effektiv und effizient ihr Vorgehen ist, auch im Vergleich zu anderen Mitstreitern. Außerdem hilft diese Erkenntnis bei der Reflexion neu eingesetzter Lernmethoden. Lernende nehmen positive Veränderungen im Zeitverlauf besser wahr, wenn sie einen solchen Ausgangswert zum Vergleich heranziehen können. Ein Beispiel für ein Zeitprotokoll beinhaltet das **Arbeitsblatt 14** auf Seite 100.

Diejenigen Lernenden, denen der Umgang mit offenen Fragen schwerfällt, können statt des Zeitprotokolls den Zeitmanagement-Test (**Arbeitsblatt 15**) auf Seite 102 nutzen. Er stammt von Burkhard Heidenberger (2016) und enthält 37 geschlossene Fragen, die in vier Kategorien beantwortet werden. Da der Test in seiner ursprünglichen Form auf berufstätige Personen zugeschnitten ist, habe ich einige Fragen auf den Lernkontext angepasst.

Im zweiten Schritt wird dieser typische, protokollierte Tagesablauf analysiert. Es geht primär darum, die persönlichen Stärken und Erfolge im Umgang mit der Zeit wahrzunehmen und die individuellen Zeitdiebe zu identifizieren. Die Analyse bezieht idealerweise nicht nur das formale Lerngeschehen ein, sondern auch die Freizeitaktivitäten. Ziel ist es, am Ende eine Zeitplanung vornehmen zu können, die zu einer ausgewogenen Work-Life-Balance führt. Der Leitfaden auf Seite 101 im Anschluss an das Zeitprotokoll enthält einige Fragen, die für die persönliche Reflexion von Tagesabläufen hilfreich sein können.

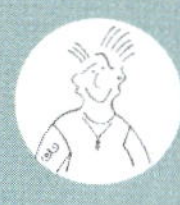

Tim kann nicht ohne seinen Fußball

In einem Lerncoaching-Gespräch mit Tim thematisierten wir seine Aussage, dass er im gesamten ersten Ausbildungsjahr nur sehr wenig Zeit in das Lernen investiert hatte. Zunächst wiederholte er immer wieder, dass er noch nie viel für die Schule tun musste und er nicht verstehen kann, dass es in der Ausbildung jetzt nicht so klappt wie gewohnt. Schließlich einigten wir uns darauf, dass er die Situation so akzeptieren und mit ihr zurechtkommen muss. Und dass er einen Plan braucht, wenn er etwas ändern möchte.
Er fertigte für einen ausgewählten Tag ein Zeitprotokoll an. Zusätzlich notierte er sämtliche Fußballtermine inklusive ungefährem Zeitaufwand pro Woche. Auf einem Blick wurde deutlich, dass Tim viel mehr Zeit auf dem Fußballplatz verbringt als am Schreibtisch.
Sein Kommentar dazu: „Fußball ist das Wichtigste für mich. Dort kann ich mich abreagieren und entspannen. Beim Fußball treffe ich meine Freunde und die Arbeit mit den Kleinen gefällt mir gut. Beim Fußball kann ich mich verwirklichen. Die Zeit dafür will ich auf keinen Fall reduzieren."
Das ist nachvollziehbar. Dennoch gilt: Wenn Tim bessere Noten erreichen möchte, und dazu ein größerer Aufwand nötig ist als bisher, dann muss er dafür Zeit schaffen. Wir haben Tims Aktivitäten kategorisiert, in Ausbildungs- und Freizeitaktivitäten unterschieden und anschließend ausgewertet.
Obwohl Tim einsah, dass sein Freizeitanteil übermäßig groß war, blieb er bei seiner Entscheidung. Er war nicht bereit, diesen Zeitaufwand zu reduzieren. Stattdessen räumte er ein, wenn Prüfungen anstehen vom eigentlichen Tagesplan abzuweichen und dann mehr zu Lernen. „Dann bleibt es eben bei den Dreien", sagte er. Es ist seine Entscheidung, die er bewusst getroffen hat. Und wenn er später doch einmal etwas ändern möchte, kann er das jederzeit tun.

Arbeitsblatt 14

Zeitprotokoll inklusive Auswertung

(als Download verfügbar unter: www.hgf.io/schubert-lernenlehren-arbeitsmaterialien)

Bestandsaufnahme: Wie verbringe ich meinen Tag?

Wenn Sie Ihre Zeit effizient nutzen wollen, müssen Sie sich zunächst bewusst machen, wie viel Ihrer Zeit Sie womit verbringen. Dabei soll Ihnen die folgende Übung helfen.

Fertigen Sie ein Zeitprotokoll eines für Sie typischen Tages an. Dies kann retrospektiv aus Ihrem Gedächtnis heraus geschehen oder einen beliebigen kommenden Tag darstellen. Berücksichtigen Sie nicht nur Aufgaben, die mit dem Lernen in Zusammenhang stehen, sondern führen Sie möglichst alle weiteren Aktivitäten mit auf, die Sie im Haushalt oder in Ihrer Freizeit ausführen. Am besten tragen Sie Ihre Aktivitäten mit Uhrzeit in die Tabelle ein.

Uhrzeit	Aktivität

Arbeitsblatt 14 **Fortsetzung**

Auswertung: Wie effektiv ist mein Lernen?

Im nächsten Schritt analysieren Sie Ihren Tagesplan. Nehmen Sie sich dafür etwas Zeit. Schauen Sie sich die ausgefüllte Tabelle in Ruhe an und prüfen Sie Ihren Erfolg. Finden Sie Ihre Zeitdiebe und eliminieren Sie sie. Die Fragen aus der folgenden Checkliste sollen Ihnen dabei helfen.

Wie viele Aufgaben habe ich erledigt? Was ist gut gelaufen?

____

____

Wie viele Dinge sind liegen geblieben? Was ist nicht gut gelaufen?

____

____

Für welche Tätigkeiten hätte ich gern mehr Zeit gehabt?

____

____

Womit verbringe ich unnötig viel Zeit? Warum ist das so?

____

____

Bleibt mir ausreichend Zeit für Erholung, Vergnügen und Schlaf?

____

____

Was möchte ich ändern? Was kann ich ändern?

____

____

Was möchte ich auf keinen Fall ändern? Was kann ich nicht ändern?

____

____

Arbeitsblatt 15

Zeitmanagement-Test (Heidenberger, 2016)

(als Download verfügbar unter: www.hgf.io/schubert-lernenlehren-arbeitsmaterialien)

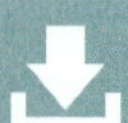

Kreuzen Sie Zutreffendes an und schreiben Sie die Punkte in die letzte Spalte.
Dann addieren Sie die Punktezahl und tragen die Summe in die letzte Zeile ein.

Nr.	Item	stimmt genau	stimmt meistens	stimmt kaum	stimmt nicht	Punkte
1	Manchmal glaube ich, alle anfallenden Arbeiten nicht zu schaffen.	4	3	2	1	
2	Ich komme meist schon morgens gestresst in die (Hoch-)Schule.	4	3	2	1	
3	Wenn ich meinen Schreibtisch verlasse, ist er immer aufgeräumt.	1	2	3	4	
4	Ich prüfe Aufgaben auch darin, ob sie jemand anders für mich erledigen kann.	1	2	3	4	
5	Manchmal vergesse ich einen Rückruf.	4	3	2	1	
6	Ich lasse mich durch die Tagesroutine häufig von wichtigen Dingen abhalten.	4	3	2	1	
7	Ich erreiche alles, was ich mir vornehme.	1	2	3	4	
8	Ich kann meine Zeit gut einteilen.	1	2	3	4	
9	Ich bin ein Perfektionist.	4	3	2	1	
10	Ich mache mir Gedanken, wo ich Zeit einsparen kann.	1	2	3	4	
11	Schon am Tagesbeginn fühle ich mich müde und zerschlagen.	4	3	2	1	
12	Mir kommt beim Lernen oft was dazwischen.	4	3	2	1	
13	Telefonate, die mir unangenehm sind, schiebe ich auf.	4	3	2	1	
14	Mir gehen oft wichtige Informationen verloren.	4	3	2	1	
15	Besorgungen plane ich stets so, dass ich alles, was auf einem Weg liegt, zusammen erledige.	1	2	3	4	
16	Ich erledige meine Aufgaben am liebsten selbst.	4	3	2	1	
17	Ich bin oft sehr vergesslich.	4	3	2	1	
18	Vor lauter Aufgaben weiß ich nicht, mit welcher ich beginnen soll.	4	3	2	1	
19	Ich habe meinen Lernplatz rationell organisiert.	1	2	3	4	
20	Ich erledige oft Aufgaben, die ich für den Vortag geplant hatte.	4	3	2	1	
21	Mein Privatleben kommt zu kurz.	4	3	2	1	
22	Ich kann den Zeitaufwand für meine Aufgaben gut einschätzen.	1	2	3	4	
23	Ich bin durch meine Aufgaben oft gereizt.	4	3	2	1	
24	Ich kann schlecht „nein" sagen.	4	3	2	1	
25	Ich bin immer pünktlich.	1	2	3	4	
26	Ich habe genug Zeit für meine Hobbies.	1	2	3	4	
27	Ich kann gut Aufgaben delegieren.	1	2	3	4	
28	Ich habe mir schriftlich Ziele festgelegt.	1	2	3	4	
29	Ich erstelle Monats-, Wochen- und Tagespläne.	1	2	3	4	
30	Ich bringe die angefangenen Aufgaben möglichst rasch zu Ende.	1	2	3	4	
31	Oft erledige ich mehrere Aufgaben gleichzeitig.	4	3	2	1	
32	Ich habe oft Mühe, Unterlagen zu finden.	4	3	2	1	
33	Ich lasse mir zu oft gegen meinen Willen von anderen Arbeiten aufbürden.	4	3	2	1	
34	Ich neige dazu, lästige Aufgaben aufzuschieben.	4	3	2	1	
35	Ich komme oft in Stress, wenn ich mehrere Aufgaben vor mir habe.	4	3	2	1	
36	Ich überlege mir täglich, welche Aufgaben ich delegieren kann.	1	2	3	4	
37	Ich vergebe Prioritäten für die zu erledigenden Aufgaben.	1	2	3	4	
					Summe	

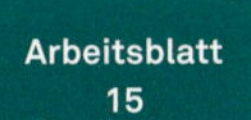

Arbeitsblatt 15

Fortsetzung

Auswertung

0–52 Punkte
Glückwunsch! Sie gehen optimal mit Ihrer Zeit um! Sie konzentrieren sich auf das Wesentliche und gehen planvoll und effektiv an Ihre Aufgaben heran. Somit haben Sie eine gute Grundlage, erfolgreich zu sein und eine hohe Leistung zu erzielen. Sie verlieren auch an turbulenten Tagen nicht den Überblick und behalten Ihre Ziele im Auge.

53–97 Punkte
Eine Zeitplanung ist bei Ihnen zwar ansatzweise vorhanden, dennoch sind Sie nicht konsequent genug.
Das Kennenlernen neuer Methoden und deren Umsetzung in der Praxis können Ihnen deutliche Zeitvorteile und eine Entlastung bringen. Dabei ist es wichtig, das System zu finden, welches Ihnen am meisten liegt.

98–148 Punkte
Auf Zeitnot und eine geballte Ladung an Aufgaben, die im Grunde alle gleichzeitig erledigt werden müssten, reagieren Sie eher uneffektiv. Sie fühlen sich oft überfordert, so dass Sie sich resigniert zurückziehen unter dem Motto „Ich schaffe das eh alles nicht!“. Dabei plagt Sie manchmal ein schlechtes Gewissen – Lernnachteile bleiben meist nicht aus.
Die Wahrscheinlichkeit, dass Sie unter Stress leiden, ist bei Ihnen sehr hoch. Ihnen bringen Zeitmanagement-Methoden sicherlich einen großen Nutzen und bei deren konsequenten Anwendung können Sie eine wesentliche Steigerung Ihrer Lebensqualität erfahren. Viel Erfolg!

4.3.3 Arbeiten mit Lern- und Arbeitsplänen

„Je planmäßiger die Menschen vorgehen, desto wirksamer trifft sie der Zufall."
Friedrich Dürrenmatt

Praxiserfahrung: Und plötzlich steht die Prüfung vor der Tür

Prüfungen kommen manchmal genauso plötzlich wie Weihnachten, wo sie die Geschenke auf den letzten Drücker besorgen müssen, auf die Lernenden zu. Einige von ihnen holen erst wenige Tage vor der anstehenden Prüfung ihre Lernunterlagen hervor und legen einfach los – ohne Plan. Sie lernen aus ihren Ordnern, beginnen auf der ersten Seite und arbeiten sich langsam Seite für Seite vorwärts. Irgendwann wird ihnen mit Schrecken bewusst, dass sie zwar die ersten Seiten beherrschen (häufig leider nur auswendig gelernt), ihnen aber für den größten Teil des Lernstoffs nicht mehr genügend Zeit bleibt. Selbst wenn sie sich noch so sehr anstrengen – sie können es nicht mehr schaffen. Es bleibt keine Zeit für Sport und auch der geplante Kinobesuch muss verschoben werden. Am Ende sind sie nicht nur frustriert, sondern auch gestresst.

Mit Hilfe des Zeitprotokolls sowie des Zeitmanagement-Tests haben sich die Lernenden mit ihrem persönlichen Umgang mit der Zeit auseinandergesetzt. Viele sind sich ihrer Zeitdiebe nun bewusst und möchten ihre Zeit in Zukunft besser nutzen. Nun lernen sie im nächsten Schritt, wie sie auf Grundlage ihrer Reflexionsergebnisse mit einfachen Methoden und Instrumenten ihre Zeit bewusster planen und nutzen und dadurch schnellere und bessere Ergebnisse erzielen können. Für ein ganzes Ausbildungsjahr oder Semester, für eine Woche oder für einen Tag - je nachdem, welche Aufgaben anstehen.

To-Do-Listen

Eine To-Do-Liste hilft bei der Visualisierung anstehender Aufgaben. Sie kann als einfache Liste aus zwei Spalten bestehen (Aufgabe und Termin) oder aber zusätzlich den Zeitaufwand und/oder die Priorität der einzelnen Aufgaben beinhalten. Erledigte Aufgaben werden durchgestrichen oder abgehakt, dadurch wird das eigene Vorankommen sehr einfach abgebildet, was sich positiv auf die Motivation auswirkt. To-Do-Listen können als Jahres- bzw. Semesterplan, Wochenplan oder Tagesplan aufgestellt werden. Jahres- und Wochenpläne sorgen für eine grobe Übersicht und enthalten die in dem Zeitraum anstehenden Aufgaben, Termine und Zeiteinteilungen (z.B. die wechselnden Theorie- und Praxisblöcke während der Ausbildungszeit, Prüfungstermine, geplante Urlaubs- und Lernzeiten). Mit ihnen haben Lernende alles im Blick. Nach etwas Übung zu Beginn sehen die Lernenden ihren Lernfortschritt und auch ihre Lernerfolge plötzlich ganz deutlich. Das steigert nicht nur Motivation und Selbstvertrauen, sondern reduziert auch Stress.

To-Do-Listen können digital zum Beispiel mit dem Mobiltelefon erstellt werden oder klassisch mit Papier und Stift, je nach Vorliebe der Lernenden. Wer die To-Do-Liste für den nächsten Tag am Abend erstellt, hat noch frisch im Gedächtnis, was am Tag passiert ist und kann schneller die Folgeaufgaben ableiten und am nächsten Tag gleich durchstarten. Die To-Do-Liste sollte auch nicht zu lang sein, damit sie nicht an Übersicht verliert. Wenn besonders wichtige Aufgaben farblich markiert werden, wird ihre Priorität mit einem Blick sichtbar. Eine To-Do-Liste darf auch bei Bedarf verändert werden, Aufgaben können hinzukommen oder gestrichen werden (Mai, 2019).

Eine To-Do-Liste erfüllt allerdings nur ihren Zweck, wenn sie auch verfügbar ist. Wer seine Liste nicht elektronisch führt, sollte sie an einem festen Platz aufbewahren, am besten dort, wo er ihr regelmäßig begegnet. Geeignete Plätze sind am Kühlschrank, am Monitor, auf dem Schreibtisch (evtl. unter einer Schreibauflage) oder innen in einer Schranktür.

Wichtig für die Arbeit mit TO-DO-Listen ist es, dass die Lernenden ständig „Soll" und „Ist" miteinander abgleichen. Dann wird sehr schnell deutlich, wenn eine Planung unrealistisch und damit nicht machbar ist, und wenn der Plan aus sonstigen Gründen nicht eingehalten wurde. Die Arbeit mit Plänen kann böse Überraschungen vermeiden, besonders vor Prüfungen. Dazu gehört jedoch vor allem zu Beginn ein ausreichendes Maß an (Selbst)Disziplin. Schon Erich Kästner sagte bereits im Jahre 1950 in einem Epigramm mit dem Titel Moral: „Es gibt nichts Gutes. Außer: Man tut es".

Jahresplanung

Innerhalb eines Ausbildungsjahres fallen vielseitige Aufgaben an. Um den Überblick zu behalten, bietet es sich an, eine Gesamtübersicht zu erstellen. In sie gehören wichtige Termine wie Prüfungstermine, Lerntage, Arzttermine, Urlaub und sonstige Freizeitaktivitäten. Jahrespläne verzichten jedoch auf Details. Ihr großer Vorteil ist, dass Lernende jederzeit über die anfallenden Aufgaben, aber auch über die geplanten Erholungszeiten im Bilde sind. Sie brauchen kein schlechtes Gewissen zu haben, wenn sie ihrem Hobby nachgehen, denn es ist ja ausdrücklich vorgesehen und fester Bestandteil der Gesamtaktivitäten. Auch die Zeiten, die zum Lernen bleiben bzw. vorgesehen sind, werden auf einen Blick sichtbar. Und der Plan lässt sich jederzeit vervollständigen oder ändern, wenn sich die Notwendigkeit ergibt. Ein Farbsystem kann die einzelnen Bereiche voneinander unterscheiden und als eine Art „Warnsystem" dienen. Ich demonstriere das Vorgehen bei Bedarf im Unterricht der Lerneinheiten Lernen und Lerntechniken und nutze folgendes Farbschema:

Blau	Theorieblock
Grün	Praxisblock
Rot	Prüfungstermine
Braun	Urlaub
Gelb	Wochenenden

Manche Lernende arbeiten gerne mit einem ausgedruckten bzw. kopierten Plan und füllen ihn handschriftlich und mit Textmarkern aus. Andere bevorzugen ein Word-Dokument, das sie am Computer bearbeiten und anschließend häufig ausdrucken. Dieses Dokument stelle ich ihnen – wenn vorhanden – auf der Lernplattform des Bildungsinstituts zur Verfügung oder ich sende es ihnen nach Anfrage per Email zu. Einen Vorschlag für einen kalenderjahresunabhängigen Jahresplan mit Ausbildungsstart April oder Oktober befindet sich auf Seite 110.

Wochenplanung

Ein Wochenplan kann insbesondere in Zeiten mit großem Lernaufwand, zum Beispiel während der Prüfungsphasen, eine große Hilfe sein. Im Gegensatz zum Semesterplan beinhaltet er nur diejenigen Aktivitäten, die in dieser einen Woche relevant sind. Sie werden möglichst sinnvoll auf die einzelnen Tage verteilt. Viele Lernende erkennen bereits beim Schreiben des Wochenplans, ob die Zeit für alle geplanten Lernaktivitäten bzw. für den gesamten Lernstoff ausreicht und wie viel Freizeit ihnen bleibt. Wenn die Zeit knapp ist, müssen die Lernenden Prioritäten setzen und lernen dies in diesem Zusammenhang.

Ich arbeite im Lerncoaching mit der Vorlage für einen Wochenplan von Seite 112. Diesen Plan stelle ich den Lernenden als Arbeitsgrundlage zur Verfügung.

Tagesplanung

Ein Tagesplan ist im Grunde genommen ein Plan, der die beabsichtigten Aktivitäten eines Tages beinhaltet und in die Zukunft gerichtet ist. Er stellt also, ebenso wie die Lernziele (vgl. Seite 77 ff.) ein Vorhaben dar, das innerhalb eines Tages umgesetzt bzw. abgearbeitet werden soll. Zu einer Tagesplanung gehört auch die Einschätzung des benötigten Zeitaufwands. Die realistische Einschätzung des Zeitbedarfs für die Bearbeitung bestimmter Aufgaben, vor allem solchen mit hohem Neuigkeitsgehalt, fällt Lernenden häufig nicht leicht. Denn sie werden (noch) nicht routiniert durchgeführt und benötigen deshalb zunächst mehr Zeit. Schließlich sind die Listen anfangs häufig viel zu lang, da sie zu viele Einzelaufgaben beinhalten. Die Erstellung beansprucht viel Zeit, die am Ende für die Erledigung der Aufgaben selbst fehlt.

Die drei folgenden Zeitmanagementmethoden können zu einer gelungenen Tagesplanung beitragen.

1. ALPEN-Methode

Das Akronym ALPEN beschreibt das Planungsschema für einen Tagesablauf. Sie lässt sich für die Planung von Lerntagen ebenso verwenden wie für die Strukturierung von Arbeitstagen. Die Methode beruht auf den Zeitmanagement-Experten Prof. Dr. Lothar Seiwert (2009). Durch die Erstellung von Tagesplänen hilft diese Methode, das eigene Arbeitsvorgehen zu organisieren. So wichtig eine gute und realistische Tagesplanung auch ist: Die Planung selbst sollte möglichst nicht mehr als 10 Minuten in Anspruch nehmen. Schließlich soll sie Zeit sparen und nicht kosten. Die folgende Übersicht (**Tabelle 4-1**) stellt die Einzelschritte der Methode vor:

Tabelle 4-1: ALPEN-Methode

A	**Aufgaben, Aktivitäten und Termine notieren** Erstellung einer TO-DO-Liste für den nächsten Tag (die Liste wird im Idealfall bereits am Vortag geschrieben).
L	**Länge/Dauer einschätzen** Einschätzen der Dauer der Einzelaktivitäten und Setzen eines Zeitlimits. Wer sich ein Zeitlimit setzt, kann konzentrierter und schneller arbeiten. Der Zeitaufwand sollte großzügig kalkuliert werden.
P	**Pufferzeiten festlegen (Aufgabenzeit: Pufferzeit = 2 : 1)** Wenn der Zeitaufwand falsch eingeschätzt wurde bzw. unvorhersehbare Dinge eintreten, trägt der Puffer zur Einhaltung des Gesamtzeitplans bei. Unbeliebte Aufgaben und solche Aufgaben, die viel Kopfarbeit verlangen, legt man am besten in Leistungshochzeiten. Diese liegen mit individuellen Schwankungen am Vormittag sowie am späteren Nachmittag (vgl. Leistungskurve und Biorhythmus ab Seite 27).
E	**Entscheidungen treffen, Prioritäten setzen** Wenn nicht alle anstehenden Aufgaben an einem Tag erledigt werden können, hilft eine Prioritätenliste. Die Aufgaben werden nach Wichtigkeit sortiert und abgearbeitet (z. B. nach dem A-B-C-Prinzip, siehe weiter unten). Dieser Schritt stellt sicher, dass die wichtigsten Aufgaben erledigt werden. Weniger wichtige Aufgaben werden gekürzt oder gegebenenfalls delegiert.
N	**Nachkontrolle** Wichtig ist es, am Ende des Tages kurz Bilanz zu ziehen und den eigenen Erfolg zu reflektieren. In diesem Zusammenhang ist es auch sinnvoll, darüber nachzudenken, warum bestimmte Dinge (nicht) geschafft wurden. Die gefühlten Erfolge motivieren für die Zukunft und die gefühlten Misserfolge liefern Anregungen für weitere Verbesserungen des eigenen Selbst- und Zeitmanagements. Unerledigte Aufgaben werden gegebenenfalls in den Tagesplan für den nächsten Tag übertragen.

2. A-B-C-Analyse

Um den Schritt P „Prioritäten setzen“ erfolgreich umzusetzen, anstatt viele unwichtige Aufgaben zu erledigen, lässt sich die Methode A-B-C-Analyse anwenden. Dazu ist es allerdings nötig, die wichtigsten Aufgaben herauszukristallisieren, ansonsten funktioniert diese Technik nicht. Die A-B-C-Analyse wurde erstmals 1951 von H. Ford Dickie, einem Manager bei General Electric, beschrieben. Es ist eine betriebswirtschaftliche Methode zur Priorisierung von Aufgaben, Problemen, Produkten und Aktivitäten nach Wichtigkeit. Die wichtigsten Objekte gehören der A-Kategorie an, die unwichtigsten der C-Kategorie (Fleig, o. J.). Im Laufe einer Ausbildung oder eines Studiums kommen immer wieder besonders arbeitsreiche Phasen auf die Lernenden zu. Um Ruhe zu bewahren und den Überblick zu behalten, sollten sie lernen, die einzelnen Aufgaben aus ihrem persönlichen Zeitprotokoll bzw. Zeitplan drei verschiedenen Prioritätsstufen zuzuordnen und sie dann nach dieser Struktur abzuarbeiten (**Tabelle 4-2**).

Praxistipp: Sagen Sie den Lernenden, was wichtig ist

Das Prinzip ist einfach, die Umsetzung fällt vielen Lernenden schwer, denn sie haben Schwierigkeiten, die wichtigen von den weniger wichtigen Lerninhalten zu unterscheiden. Das mag der Grund für die immer wieder aufkommende Frage nach der Prüfungsrelevanz der verschiedenen Lernthemen sein. Bereits im Unterricht können Lehrer auf die Relevanz der wichtigen Themen hinweisen. Ich mache die Erfahrung, dass Lernende die als besonders wichtig benannten Bereiche entweder im Unterrichtsskript farblich markieren (mit Textmarker o. a. Stiften) oder im Laufe der Unterrichtsstunden eine entsprechende Liste mit den prüfungsrelevanten Themen erstellen. Jene Lernenden, die ihre Ordner mit Inhaltsverzeichnissen versehen, verwenden häufig dort ein Farbsystem, so dass sie mit einem Blick eine Übersicht über die Wichtigkeit aller Themen haben.

3. Pareto-Prinzip

Anstatt wenige, dafür aber sehr wichtige Aufgaben in den Fokus zu nehmen, kümmern sich viele Menschen die meiste Zeit über um viele eher nebensächliche Aufgaben. Das Pareto-Prinzip sagt, „dass 80 Prozent der Ergebnisse mit 20 Prozent des Gesamtaufwands erreicht werden können“ (Bazhin, 2017, S. 84). Für die restlichen 20 Prozent der Ergebnisse wird 80 Prozent des Aufwands benötigt. Demnach müsste sich die Note „gut“ mit 20 Prozent des Lernzeitaufwands erreichen lassen. Nur wer ein „sehr gut“ anstrebt, muss zusätzlich die restlichen 80 Prozent investieren. Dies beinhaltet Perfektionismus. Allerdings ist die richtige Einschätzung der Wichtigkeit der einzelnen Themen Voraussetzung für die erfolgreiche Anwendung des Pareto-Prinzips. Die Frage ist demnach: Worauf kann ich verzichten und worauf nicht?

Für das Pareto-Prinzip gibt es hinreichende Beispiele auch aus anderen Bereichen:

- 20 Prozent der Kunden bringen 80 Prozent des Umsatzes.
- 20 Prozent der Zeitung enthalten 80 Prozent der Nachrichten.
- 20 Prozent der Besprechungszeit bewirken 80 Prozent der Beschlüsse.

Tabelle 4-2: Kategorien der Aufgaben

A-Aufgaben	sind wichtig und dringend.
B-Aufgaben	sind durchschnittlich wichtig, aber nicht sehr dringend. Sie können evtl. delegiert werden.
C-Aufgaben	sind weniger wichtig. Sie können unter Umständen auch verschoben werden.

- Kinder spielen zu 80 Prozent der Zeit mit 20 Prozent ihrer Spielzeuge.
- 80 Prozent der europäischen Stadtbewohner leben in 20 Prozent der Städte.

Damit die Tagesplanung – die 10 Minuten Dauer nicht überschreiten sollte – sinnvoll und funktionsfähig ist, habe ich in Anlehnung an Burkhard Heidenberger (o. J.) eine Checkliste mit Reflexionsfragen zusammengestellt (**Arbeitsblatt 16**). Sie können zum Abschluss der Planung bzw. nach dem Lerntag zum Einsatz kommen. Das Kapitel „Lerntage gestalten“ ab Seite 113 gibt weitere Hinweise zur Gestaltung langer Lernphasen. Außerdem enthält es Empfehlungen bezüglich einer sinnvollen Pausenregelung.

Praxistipp: Manchmal hilft eine „Was-Solls-Liste“

Wenn Lernende zu perfektionistisch sind, fällt die Tagesplanung immer wieder unrealistisch aus und sorgt für Frustration. Diesen Lernenden versuche ich im Sinne des Pareto-Prinzips zu vermitteln, dass sie einige (gut ausgewählte) Punkte von ihrer To-Do- auf die „Was-Solls-Liste“ setzen. Das sind keine A-Aufgaben (vgl. Seite 107), sondern sie stammen aus den Bereichen C und/oder B. Ein wenig Gelassenheit im Sinne einer solchen imaginären „Was-Solls-Liste“ trägt zur Gesunderhaltung bei.
Es versteht sich von selbst, dass dies kein geeigneter Tipp für alle Lernenden ist. Insbesondere diejenigen, die unter „Verschieberitis“ (vgl. Seite 83) leiden, benötigen ein anderes Vorgehen innerhalb des Lerncoachings.

Praxistipp: Rechtshirner sollten auch einmal umschalten

Rechtshirner sind kreativ und sollten dies berücksichtigen. Dennoch sollte, nachdem beispielsweise ein Brainstorming zur Festlegung bestimmter Aufgaben, die zu erledigen sind, geführt hat und diese mittels Mindmap visualisiert wurden, die linke Hirnhälfte aktiviert werden. Dies ist sehr wichtig, damit die Prioritätenliste der Rechtshirner nicht zu lang wird. Mit Hilfe der linken Hirnseite werden die identifizierten Aufgaben strukturiert, priorisiert und in eine zeitliche Reihenfolge gesetzt. Wichtige Aufgaben können beispielsweise durch ein farbliches Markierungssystem hervorgehoben oder auch auf farbige Zettel notiert werden. Für die Arbeit mit einzelnen Zetteln empfiehlt sich das Anschaffen einer Pinwand, auf der sie strukturiert befestigt werden. Der Vorteil ist, dass diese Struktur sehr schnell verändert werden kann und erledigte Zettel jederzeit entfernt und neue hinzugefügt werden können. Das spart Zeit. Lernende, die keine Pinwand besitzen oder benutzen möchten, arbeiten besonders effektiv durch den Einsatz sehr kleiner Zettel, die sie sich in einen Kalender oder Ordner kleben. Wenn diese Zettel mit Uhrzeiten versehen werden, lassen sie sich sehr schnell aus dem Gesamtplan entnehmen und auf einen aktuellen Tagesplan setzen und umgekehrt. Prioritäten können in einem Mindmap sehr leicht durch das Einfügen von Zahlen (1–2–3) gekennzeichnet werden.

Arbeitsblatt 16

Checkliste Tagesplan

(als Download verfügbar unter: www.hgf.io/schubert-lernenlehren-arbeitsmaterialien)

Vor dem Lernen: Wie gelungen ist mein Tagesplan?

- Enthält der Plan alle wichtigen Aufgaben, die nicht aufgeschoben werden können?

- Gibt es ausreichend Pufferzeiten in meiner Tagesplanung?

- Habe ich bei der Zeitplanung meinen Biorhythmus berücksichtigt?
- Lege ich die anspruchsvollen Aufgaben in meinen Leistungshoch-Zeiten?

- Habe ich genügend Zeiten für Pausen geplant?

Nach dem Lernen: Wie realistisch war mein Tagesplan?

- Habe ich mich an den Tagesplan gehalten?

- Habe ich alle erledigten Aufgaben abgehakt oder durchgestrichen?
- Habe ich mein Tagespensum geschafft?
- Wie viele Aufgaben sind übriggeblieben? Waren es die unlieben Aufgaben?

- Welche Vorteile hatte der Tagesplan für mich?

- Will ich in Zukunft häufiger Tagespläne erstellen?
- Was sollte ich beim nächsten Zeitplan anders bzw. besser machen?

Arbeitsblatt 17

Mein persönlicher Jahresplan

(als Download verfügbar unter: www.hgf.io/schubert-lernenlehren-arbeitsmaterialien)

Oktober	November	Dezember	Januar	Februar	März
1	1	1	1	1	1
2	2	2	2	2	2
3	3	3	3	3	3
4	4	4	4	4	4
5	5	5	5	5	5
6	6	6	6	6	6
7	7	7	7	7	7
8	8	8	8	8	8
9	9	9	9	9	9
10	10	10	10	10	10
11	11	11	11	11	11
12	12	12	12	12	12
13	13	13	13	13	13
14	14	14	14	14	14
15	15	15	15	15	15
16	16	16	16	16	16
17	17	17	17	17	17
18	18	18	18	18	18
19	19	19	19	19	19
20	20	20	20	20	20
21	21	21	21	21	21
22	22	22	22	22	22
23	23	23	23	23	23
24	24	24	24	24	24
25	25	25	25	25	25
26	26	26	26	26	26
27	27	27	27	27	27
28	28	28	28	28	28
29	29	29	29		29
30	30	30	30		30
31		31	31		31

Arbeitsblatt 17

Fortsetzung

April	Mai	Juni	Juli	August	September
1	1	1	1	1	1
2	2	2	2	2	2
3	3	3	3	3	3
4	4	4	4	4	4
5	5	5	5	5	5
6	6	6	6	6	6
7	7	7	7	7	7
8	8	8	8	8	8
9	9	9	9	9	9
10	10	10	10	10	10
11	11	11	11	11	11
12	12	12	12	12	12
13	13	13	13	13	13
14	14	14	14	14	14
15	15	15	15	15	15
16	16	16	16	16	16
17	17	17	17	17	17
18	18	18	18	18	18
19	19	19	19	19	19
20	20	20	20	20	20
21	21	21	21	21	21
22	22	22	22	22	22
23	23	23	23	23	23
24	24	24	24	24	24
25	25	25	25	25	25
26	26	26	26	26	26
27	27	27	27	27	27
28	28	28	28	28	28
29	29	29	29	29	29
30	30	30	30	30	30
	31		31	31	

Arbeitsblatt 18

Wochenplan

(als Download verfügbar unter: www.hgf.io/schubert-lernenlehren-arbeitsmaterialien)

für die Woche vom ______ bis zum ______

Montag	Dienstag

Mittwoch	Donnerstag

Freitag	Samstag

Sonntag	Allgemeine Infos

4.3.4 Lerntage gestalten

Lernende durchlaufen immer wieder Phasen, wo sie besonders viel lernen (müssen) und ganze Tage oder Wochen mit Lernaktivitäten verbringen. Wenn diese Tage nach den Kriterien des gehirngerechten Lernens gestaltet und funktionierende Organisationsmethoden angewendet werden, sind sie zielführend und effizient. Leider kennen viele Lernende diese Kriterien nicht oder sie wenden sie schlichtweg nicht an, und schöpfen dadurch ihre Leistungsmöglichkeiten nicht vollständig aus. Lehrende können auch hierbei als Coach unterstützen.

Zwei Dinge sind bei der Gestaltung von Lerntagen wichtig: Die realistische Planung und die Anwendung geeigneter Lerntechniken. Die Zeitplanung gibt dem Tag ein grobes Gerüst. Wer dieses im Auge behält beugt Ablenkungen vor und schafft mehr. Schon bei der Planung sollte die persönliche Leistungskurve bzw. der persönliche Biorhythmus (vgl. Seite 27) berücksichtigt werden, damit schwierige Themen in produktive Zeiten gelegt werden und einfache Wiederholungen in die Leistungstiefs. Lerntage sollten acht Gesamtarbeitsstunden nicht überschreiten und unbedingt Pausen beinhalten. Niemand kann vier, sechs oder sogar acht Stunden am Stück konzentriert arbeiten. Wer das von sich behauptet, sollte einmal in sich kehren und prüfen, was er tatsächlich gemacht hat. Häufig stellt sich heraus, dass zusätzlich zu den Lernunterlagen im Wechsel auch WhatsApp, Facebook und Co aktiv waren. In dem Fall wurden vier, sechs oder acht Stunden am Arbeitsplatz verbracht, aber nicht als Lernzeit. Lernende müssen sich also Gedanken um Pausen machen. Lernen und Pausen sind zwei gegensätzliche Dinge, die beide wichtig sind. Im Laufe des Lerntages sollen sie sich immer wieder abwechseln und sie müssen strikt getrennt werden. Denn Pausen sind wichtig, in ihnen kann das neu gelernte Wissen sacken, das Gehirn nutzt die Pause für die Speicherung. Es ist auch sinnvoll, den Lernplatz bei längeren Pausen zu verlassen.

Praxiserfahrung: Körper im Unterricht – Kopf in der (anstehenden) Prüfung

Das kennt jeder Lehrer: Während des Unterrichts bereiten sich einige Lernende auf eine anstehende Prüfung vor und sind deshalb nicht wirklich im Unterricht anwesend. Die Prüfung hat absolute Priorität und die Lernenden können dem aktuellen Unterricht nicht folgen. Ein solches Verhalten stört nicht nur den Lehrer, es ist auch unsinnig und ist Zeichen für ein Vorgehen „von der Hand in den Mund". Als Lerncoach unterbreche ich meinen Unterricht an dieser Stelle manchmal kurz (ein Teil der Lernenden ist ja ohnehin nicht aufmerksam dabei) und gehe auf die Möglichkeiten der Gestaltung lernintensiver Zeiten ein. Natürlich kann dies in diesem Moment nicht im Detail geschehen. Dennoch regen bereits kleine Hinweise zu relevanten Themen der Prüfungsvorbereitung einige Lernende zur Selbstreflexion an. Wenn ich in diesem Zusammenhang auf die Merkblätter zu den verschiedensten Lernthemen hinweise, stößt dies bei immer mehr Lernenden auf Interesse. In der weiteren Auseinandersetzung erkennen sie, dass das Lernen im Unterricht unproduktiv ist. Wenn einige Lernende daraufhin dieses Verhalten einstellen (diese Rückmeldung erhalte ich gelegentlich), ist es für mich Grund genug, weiter so zu handeln wie beschrieben.

Der Wechsel von Arbeits- und Pausenzeiten wird nach der sogenannten Pomodoro-Technik empfohlen. Pomodoro ist italienisch und heißt Tomate. Cirillo, der in den 1980er Jahren die Technik entwickelt hat, empfiehlt, einen Kurzzeitwecker im 25-minütigen Arbeitstakt schellen zu lassen, dem sich eine 5-minütige Pausenzeit anschließt. Einen Küchen-Timer in Tomatenform, wie das Foto ihn zeigt (**Abbildung 4-3**), hat wohl jeder schon einmal gesehen. Nach vier der genannten Arbeitseinheiten folgt eine längere Pause von ca. 30 Minuten. Das Prinzip ist einfach: Man arbeitet für eine

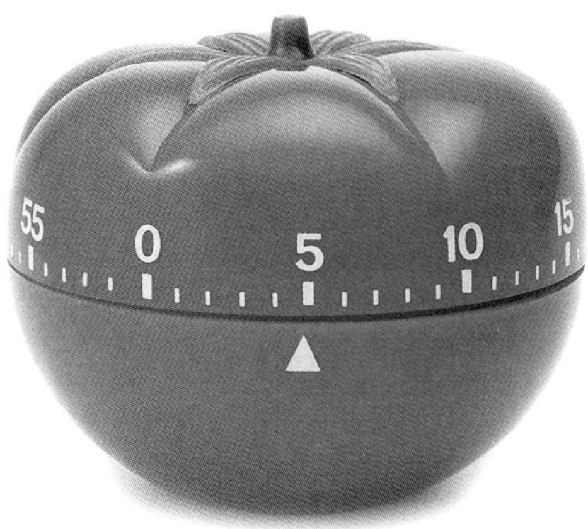

Abb. 4-3: Küchen-Timer (© aroax, Getty Images)

kurze Zeit von 25 Minuten hochproduktiv und muss sich konzentrieren. Dann schließt sich eine kurze Pause zur Erholung an. Über diesen Ablauf motiviert man sich von Einheit zu Einheit (Reichel, 2019).

Kugemann (1978) empfiehlt eine ähnliche Pausenregelung. Er empfiehlt sehr kurze Unterbrechungen innerhalb des Lernprozesses, ohne den Arbeitsplatz zu verlassen. Diese Unterbrechungen geschehen teilweise automatisch und dauern nur ca. eine Minute. Zeit, um etwas zu trinken, sich kurz zu strecken oder den Blick einmal von den Lernunterlagen wegzubewegen. Daran schließen sich die bereits als Pomodoro-Technik beschriebenen Minipausen nach 20–30 Minuten an und eine längere Kaffeepause nach 1,5–2 Stunden. Darüber hinaus sieht er eine Erholungspause von 1–2 Stunden nach einer Lernzeit von 3–4 Stunden vor. Das entspricht einer Mittagspause.

Zu kurze Pausen gefährden das Ermüdungs-Erholungs-Gleichgewicht, nach zu langen Pausen ist ein erneutes Einarbeiten nötig. Außerdem besteht bei zu langer Pausendauer die Gefahr, dass bereits aufgenommene Informationen während der Zeit wieder in Vergessenheit geraten. Sowohl zu lange als auch zu kurze Pausen gilt es nach Kugemann zu vermeiden (**Arbeitsblatt 19**).

4.4 Lernen im Unterricht

Lehrende beklagen sich häufig darüber, dass die Lernenden Schwierigkeiten haben, ihre Aufmerksamkeit auf den Unterrichtsinhalt zu fokussieren und dies über einen längeren Zeitraum aufrecht zu erhalten. Das ständige Onlinesein im digitalen Zeitalter tut sein Übriges hinzu. Selbst bei bestehendem Handyverbot im Unterricht, erschleichen sich die Lernenden immer wieder einen Blick darauf oder beantworten ihre WhatsApp-Nachrichten im Unterricht. Dazu möchte ich auf den Artikel von Ralf Pauli (2016) in der TAZ hinweisen. Lehrende sind auf der einen Seite auf die Aufmerksamkeit der Lernenden angewiesen, ohne sie können sie ihren Lernstoff nicht vermitteln. Auf der anderen Seite greifen Handy-Verbote an vielen Stellen nicht. In der Folge brauchen Lehrende didaktische Möglichkeiten, die Aufmerksamkeit der Lernenden zu wecken und aufrecht zu erhalten. Das ist gar nicht immer so einfach.

Laut Piaget (2014) weckt ein „mentales Ungleichgewicht“ die Aufmerksamkeit. Wenn irgendetwas anders als üblich ist, irritiert das die Menschen – sie werden wach und aufmerksam. Sie verarbeiten dann das Neue oder Andersartige. Diejenigen Menschen aber, die sich in einem mentalen Gleichgewicht befinden, haben keinen Grund, aktiv zu werden. Aufmerksamkeit ist demnach der Auslöser für Lernen, allerdings kann das Lernen auch durch Dinge, die Aufmerksamkeit erzeugen, gestört werden – beispielsweise, wenn Lernende durch ihr Handy abgelenkt werden. Ablenkung geschieht immer dann, wenn der sie auslösende Reiz stärkere positive Emotionen auslöst als die aktuelle (Unterrichts-)Situation (Brendel et al., 2019). Bach (2019) empfiehlt Lehrenden drei Dinge, um die Aufmerksamkeit von Lernenden zu gewinnen:

Arbeitsblatt 19

Gestaltung eines Lerntages

(als Download verfügbar unter: www.hgf.io/schubert-lernenlehren-arbeitsmaterialien)

Während der Ausbildung gibt es immer wieder Zeiten, wo Sie ganze Tage mit dem Lernen verbringen, zum Beispiel während der Prüfungsvorbereitungen. Dieses Merkblatt stellt Tipps für die Gestaltung von Lerntagen bereit.

Litzcke & Linssen (2007) empfehlen zwei jeweils 3-stündige Lerneinheiten pro Tag, die durch eine große Pause voneinander getrennt werden sollen. Das sind insgesamt 6 Stunden (8 Unterrichtsstunden) Nettolernzeit, ein Zeitraum, der als maximale Lernzeit pro Tag nicht überschritten werden sollte.

Grundsätzliche Tipps:

- Frühstücken Sie gemütlich und legen Sie frühestens eine Stunde nach dem Aufstehen los.
- Berücksichtigen Sie regelmäßige Mahlzeiten in ihrem Lernplan.
- Nutzen Sie Lernstrategien, mit denen Sie gut zurechtkommen.
- Teilen Sie den Lernstoff in Einzelpakete. So können Sie Ihren Lernfortschritt sichtbar machen.
- Machen Sie sich realistische Pläne und halten Sie sich daran.
- Lernen Sie ähnliche Themen nicht direkt hintereinander, damit Sie die Inhalte nicht vermischen.
- Je schwieriger die Aufgaben, desto mehr Konzentration ist nötig. Bedenken Sie Ihren Biorhythmus.

In der Zeitplanung zum Lernen sollte man 10–30 % der Zeit für Pausen einplanen. Eine Pause ist die Belohnung für einen gelungenen Lernabschnitt und dient der Regeneration.

Pausentipps:

Kurze Unterbrechungen
Es sind automatische Unterbrechungen von maximal 1 Minute (kurz aus dem Fenster schauen, etwas trinken, sich genüsslich strecken). Der Arbeitsplatz wird nicht verlassen.

Mini-Pause
5 Minuten Pause nach 20–30 Minuten Lernzeit. (zum Fenster gehen, etwas essen, eine Entspannungsübung machen). Man kann den Arbeitsplatz verlassen.

Kaffeepause
Eine etwas längere Pause nach 1,5 bis 2 Stunden. Der Lernplatz sollte verlassen werden.

Große Pause
Nach 3–4 Stunden Lernzeit wird eine (Mittags-)Pause von 1–2 Stunden empfohlen.

Ablenkungen nicht eliminieren, aber minimieren

Lehrende sorgen häufig selbst für Ablenkung. Viele Präsentationsfolien, Plakate und Handouts enthalten (zu) viele Reize. Außerdem ist ein subtiler Umgang mit Störungen häufig sehr effektiv. Wenn Lernende sich störend unterhalten oder sonst abgelenkt sind, hilft es meistens schon, wenn die Lehrperson sich direkt neben oder vor die betreffenden Personen stellt und sie anschaut. Manchmal dauert es eine kleine Weile, bis die Lernenden dies registrieren, dann stellen sie aber die Störung ein, ohne dass es eine verbale Aufforderung braucht.

Nicht überreizen, aber reizen

Nach dem Motto „weniger ist mehr" ist es sinnvoll, vorgesehene Unterrichtsreize bewusst einzusetzen und anregend zu gestalten. Wichtige Informationen sollten betont, weniger wichtige klar als Hintergrundinformation deklariert werden. Lehrende sollten ihren persönlichen Stil finden und verlässlich anwenden (vgl. Kongruenz, Seite 46). Informationen, die unerwartet sind und Lernende neugierig machen, werden wegen ihres Überraschungseffektes aufmerksam wahrgenommen (Brendel et al., 2019). Einen Vortrag zum Thema Recherche könnte man beispielsweise mit der provokativen Aussage „Mehr als Wikipedia braucht man nicht für die Recherche" einleiten. Auch Geschichten lösen sehr gut positive Emotionen aus und werden deshalb von Lernenden durchaus als bereichernd empfunden. Vorrausgesetzt, sie knüpfen an den Lebensbereich der Lernenden an.

Aktive Verarbeitung anregen

Das Gehirn möchte per se aktiv sein. Aktivität ist auch erforderlich, damit sich Lernende neue Informationen überhaupt erst merken können. Inputphasen sollten eine zeitliche Dauer von ca. 20 Minuten nicht überschreiten. Wenn sich an einen Vortrag eine Aktivierungsphase zum Beispiel in Form einer Diskussion anschließt, bleiben die Lernenden besser am Ball (Bach, 2019).

4.4.1 Mitarbeiten und Mitschreiben im Unterricht

Aufmerksamkeit ist demnach eine nötige Voraussetzung zum Lernen. Sie lässt sich jedoch nicht nur über das Verhalten Lehrender erzeugen, sondern Lernende können durch bewusstes aktives Mitarbeiten und Mitschreiben im Unterricht ihre Aufmerksamkeit selbstständig aufrechterhalten und ihren Lerneffekt erhöhen.

Nach Schräder-Näf (2003) entgeht Studierenden fast die Hälfte der Hauptpunkte eines Vortrags, von den Detailinformationen gehen noch mehr verloren. Sie vermutet, dass dies an einer unvorbereiteten, rezeptiven Haltung der Lernenden liegt und empfiehlt ihnen, sich auf den Inhalt vorzubereiten, konzentriert zuzuhören und während des Vortrags aktiv mitzudenken.

Aber auch die genaue Beobachtung der Lehrenden hilft den Lernenden dabei, besonders wichtige Inhaltsaspekte zu erkennen. Denn gute Lehrende legen nach wichtigen Aspekten oder beim Übergang zu einem neuen Thema kleine Pausen ein und setzen ihre Stimme durch sprachliche Akzentuierung bewusst ein (Rost, 2008). Im Unterricht aktiv dabei zu sein scheint sich demnach zu lohnen.

Wer mitarbeitet und aktiv zuhört, kann Fragen stellen – sich selbst und dem Lehrenden. Eine gute Art und Weise, sich Zusammenhänge zu erschließen und vorhandene Unklarheiten zu beseitigen. Wenn Lernende schon Fragen zum Unterricht mitbringen (und das tun diejenigen, die den Unterricht vor- und nachbereiten), gehen sie mit bestimmten Erwartungen dorthin. Sie wünschen sich Antworten. Damit ist zwar die Gefahr verbunden, enttäuscht zu werden, aber auch die Möglichkeit, das Unterrichtsgeschehen durch das Einbringen eigener Fragen aktiv mitzugestalten. Lernende, die offene Fragen formulieren, erhalten ausführlichere Antworten als diejenigen, die geschlossene Fragen formulieren, die mit einem einfachen Ja oder Nein abgetan werden können (Rost, 2008). Häufig beschränkt sich Unterricht aber auf einen Lehrervortrag, untermalt durch zahlreiche PowerPoint-Präsentationen. Das motiviert Lernende nicht gerade dazu, mitzuarbeiten und Fragen zu stellen. Diejenigen Lehrenden, die aktive Unterrichtsmethoden einsetzen und die Lernenden ausdrücklich zur aktiven Mitarbeit und zur kritischen Auseinandersetzung mit dem Lernstoff auffordern, motivieren ihre Lernenden stärker, Fragen zu stellen. Obwohl die Fragen und die Antworten darauf wertvolle Unterrichtszeit in Anspruch nehmen, sind sie für Lehrende auch ein Zeichen von Wachheit, Interesse, Selbstbewusstsein der Lernenden. Und davon lebt der Unterricht – ein triftiger Grund, die Lernenden dazu zu animieren, im Unterricht aktiv zu sein. Ein weiterer Vorteil für Lehrende ist es, dass sie durch das austauschende Gespräch mit den Lernenden auch kontinuierlich deren Lernfortschritte evaluieren können.

Es gibt gute Gründe dafür, im Unterricht mitzuschreiben: Mitschriften archivieren die gehörten Informationen und dienen der späteren Wiederholung des Lernstoffs. Darüber hinaus werden die Informationen beim Mitschreiben strukturiert und bereits verarbeitet (Mueller & Oppenheimer, 2014). Je stärker eine Mitschrift in eigenen Worten erfolgt, umso hilfreicher ist sie. Mitschreiben ist auf vielseitige Arten möglich: einige nutzen einen Laptop, andere Stift und Papier, wieder andere Aufnahmegeräte wie das Mobiltelefon oder ein herkömmliches Diktiergerät. Unter den „Handschreibern“ gibt es diejenigen, die ihre eigenen Anmerkungen ins Unterrichtsskript hineinschreiben und diejenigen, die sehr detailliert die Unterrichtsinhalte in einem zusätzlichen Dokument festhalten. Und dann gibt es natürlich einige Lernende, die weder mitschreiben noch das Unterrichtsgeschehen im Skript verfolgen und auch keinen Stift für wichtige Notizen bereithalten.

Manche Lernende wollen möglichst alles mitschreiben, was der Lehrer sagt. Ohne Stenographiekenntnisse funktioniert das aber nicht, denn es können maximal ein Drittel der Gesamtinformationen notiert werden. Eine allzu detaillierte Mitschrift ist aber gar nicht nötig. Damit Mitschriften noch Monate oder Jahre nach ihrer Anfertigung den Lernprozess effektiv unterstützen können, müssen sie jedoch die wichtigsten Informationen fehlerfrei zusammenfassen und auch noch nach längeren Zeiträumen für die Lernenden nachvollziehbar sein. Das ist nicht einfach, aber mit einiger Übung gut zu schaffen.

Stichpunkte eignen sich für Mitschriften besser als ganze Sätze. Vielen Lernenden gelingt es zunehmend besser, die wirklich wichtigen Begriffe, Schlüsselworte, Namen und Fak-

Praxistipp: Partnerübung, die das aktive Zuhören schult

Zwei Lernende (Person A und B) finden sich zusammen. Person A spricht einen Satz, den Person B mit seinen eigenen Worten wiedergeben soll. Wurde die Aussage richtig wiedergegeben, so bestätigt Person A dies. Falls nicht, so muss Person B ihren Satz korrigieren, bis der Sinn laut Person A übereinstimmt. Gelingt dies nicht, überprüft Person A den Satz und wiederholt ihn gegebenenfalls in anderen Worten. Anschließend werden die Rollen gewechselt.

Diese Übung lässt sich auch in Dreiergruppen durchführen. Person C fungiert dann als Beobachter und gibt den beiden anderen Personen nach der Übung eine Rückmeldung.

Lernende, die die Methode des aktiven Zuhörens kennen, üben und verinnerlichen, können besser Fragen formulieren oder zur Überprüfung des eigenen Verständnisses die Lehrinhalte mit ihren eigenen Worten paraphrasieren als diejenigen, die sie nicht anwenden. Das aktive Zuhören erhöht nicht nur ihren persönlichen Lernerfolg, sondern verbessert auch ihre Kommunikationsfähigkeit mit den Patienten und Klienten in der beruflichen Praxis (und natürlich auch im privaten Bereich).

ten zu erkennen und für häufig wiederkehrende Begriffe Abkürzungen zu kreieren. Denn das spart Zeit. Sehr nützlich bei Mitschriften ist es, einen breiten Rand und ausreichend Platz zwischen den Einzelaspekten zu lassen für spätere Ergänzungen. Wenn mit einem neuen Thema auch ein neuer Absatz beginnt, erhält die Mitschrift schon während der Anfertigung eine Struktur und gewinnt so an Übersicht - auch später erleichtert eine gute Gliederung die Orientierung innerhalb der eigenen Mitschriften, vor allem wenn sie stets nach demselben Schema angefertigt werden.

Bialas (2016) konstatiert, dass viele Lernende ihre Mitschriften als „chaotisch" bezeichnen. Sie können sich beim Lernen nicht an die Zusammenhänge erinnern und verstehen die eigene Mitschrift nicht. Deshalb empfinden sie sie nicht als nützlich. Schließlich verzichten sie ganz darauf, im Unterricht mitzuschreiben. Stattdessen lernen sie lieber aus Unterrichtsskripten und/oder Büchern, zumal sie darauf vertrauen, dass diese Materialien frei von Fehlern sind. Darüber hinaus berichten sie, dass sie beim Schreiben nicht mehr zuhören können und Sorge haben, wichtige Informationen zu verpassen, weil sie mit dem Schreiben beschäftigt sind. Außerdem fällt es ihnen schwer, die wichtigen Informationen zu erkennen und den roten Faden nicht zu verlieren. Einige Lernende können nach eigener Aussage nicht schnell genug schreiben und können schlichtweg dem Unterrichtsgeschehen nicht mehr folgen, wenn sie gleichzeitig mitschreiben.

Für diejenigen Lernenden, die sich in Sachen Mitschriften verbessern wollen, habe ich das Arbeitsblatt 20 „Mitschreiben im Unterricht" von Seite 120 erstellt. Ich lege es im Lernfeld „Lernen und Lerntechniken" gemeinsam mit anderen Materialien im Unterrichtsraum aus. Interessierte Personen dürfen aus den gesamten Checklisten und Merkblättern diejenigen mit nach Hause nehmen, deren Inhalte sie noch einmal nachlesen und für sich nutzen möchten.

Praktische Übung: Mitschriften üben

In den Seminaren und Unterrichten zum Lernfeld „Lernen und Lerntechniken" lasse ich die Lernenden eine Mitschrift über einen 10minütigen Vortrag (meistens zum makroskopischen Aufbau der Wirbelsäule) anfertigen, ohne vorab Hinweise dazu zu geben, wie sie am besten vorgehen. Jeder macht es auf seine Weise (und grundsätzlich soll das ja auch so sein). Anschließend vergleichen die Lernenden ihre eigene Mitschrift mit der ihres Nachbarn, sie tauschen sich dazu aus und diskutieren die Vor- und Nachteile unterschiedlicher Vorgehensweisen. Einige Freiwillige stellen ihr persönliches Vorgehen und auch das Ergebnis dann der gesamten Gruppe im Plenum vor. Natürlich erklären sich immer wieder diejenigen Lernenden dazu bereit, die diese Aufgabe sehr gut bewältigt haben und das auch wissen. Mein Ziel bei dieser Übung ist es, denjenigen Lernenden, die Schwierigkeiten beim Mitschreiben haben, alternative Möglichkeiten beispielhaft aufzuzeigen und darüber Ideen und Impulse für die Reflexion ihrer eigenen Mitschriften zu liefern. Natürlich ist es auch ein willkommener und positiver Effekt, wenn diejenigen, die bereits erfolgreich mitschreiben können, in diesem Zusammenhang bestätigt bekommen, dass es ihnen gut gelingt.

4.4.2 Vor- und Nachbereitung von Unterrichtsstunden

Damit die Mitschrift, um die es eben ging, den Lernenden auch nachhaltig von Nutzen ist, sollte nach dem Unterricht etwas damit geschehen. Einige Lernende übertragen ihre Mitschriften zu Hause in Schönschrift. Das ist grundsätzlich nicht nötig, wenn sie an sich gut strukturiert und lesbar ist und der Lernende den Inhalt versteht und nachvollziehen kann. Dennoch führt das aktive Übertragen der Mitschrift, vorausgesetzt der Lernende denkt gleichzeitig

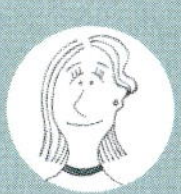

Maria erledigt möglichst viel in der Schule

Nach Schulschluss geht Maria auf dem Nachhauseweg einkaufen, anschließend holt sie ihre beiden Kinder aus dem Kindergarten oder bei ihrer Mutter ab. Zu Hause angekommen spielt sie erst einmal mit ihnen, bevor sie essen und das Abendprogramm durchführen. Um spätestens 19:30 Uhr liegen beide Kinder im Bett, dann räumt Maria auf und atmet durch. Zum Lernen bleibt ihr nicht viel Zeit, zumal sie abends sehr geschafft ist. Sie macht, was möglich ist – aber nicht mehr.

Dass es anstrengend wird mit zwei Kindern, wusste sie von Anfang an. Deshalb hat sie sich angewöhnt, so viel wie möglich bereits in der Schule zu schaffen. Sie versucht, im Unterricht aufmerksam zu sein und mitzuarbeiten, damit sie möglichst viel mitbekommt. Maria stellt von allen Auszubildenden die meisten Fragen im Unterricht und schreibt immer mit. Mittlerweile hat sie sich daran gewöhnt, gleichzeitig zu schreiben und zuzuhören. In den Pausen bereitet sie sich auf den folgenden Unterricht vor, indem sie ihr Skript überfliegt, um sich einzustimmen. Dann kann sie besser einsteigen und hat ein besseres Verständnis für das Unterrichtsgeschehen.

Mir berichtete Maria einmal, dass die Ausbildung für sie sehr, sehr anstrengend ist. Aber das aktive Mitarbeiten im Unterricht ermöglicht ihr, am Abend Freiräume für ihre Kinder zu schaffen, die sie so dringend benötigt.

aktiv über den Inhalt nach, durch diese Auseinandersetzung zu einem tieferen Verständnis und zur Wissensfestigung. Ein weiterer Vorteil ist, dass die Mitschrift auf diesem Weg vervollständigt wird und nicht verstandene Begriffe, Definitionen oder Zusammenhänge zeitnah und automatisch geklärt werden. Auch der Abgleich der eigenen Mitschrift mit dem Unterrichtsskript ist eine gute Möglichkeit, sie auf Vollständigkeit und Richtigkeit zu überprüfen. Auch wenn dies mühsam und aufwändig erscheint, zeitnah durchgeführt bringt es zwei Vorteile mit sich: zum einen erinnern die Lernenden sich durch die zeitliche Nähe leichter an den Unterricht und können die aufkommenden Fragen schneller und einfacher klären. In jedem Fall findet in der Nachbereitung des Unterrichtes durch die Bearbeitung der Mitschrift eine Wiederholung des Unterrichtsstoffs statt (vgl. Vergessenskurve auf Seite 32). Zum anderen beinhaltet die Nachbereitung der einen Stunde gleichzeitig die Vorbereitung auf die folgende Stunde, die häufig auf der vorherigen aufbaut bzw. an dieser ansetzt.

Zur Unterrichtsvorbereitung ist es ebenfalls sinnvoll, kurz vor Beginn des Unterrichtes einen Blick in die Unterlagen von der letzten Stunde zu werfen. Dadurch holen sich die Lernenden den Unterrichtsstoff ins Gedächtnis zurück. Gleichzeitig erinnern sie sich an die Fragen, die sie zu Beginn der Stunde stellen wollten, oder sie haben sie bereits notiert und nutzen sie für den Unterrichtseinstieg in Schriftform. Außerdem können sie durch diese Einstimmung, die im Normalfall nur sehr wenig Zeit beansprucht, dem anstehenden Unterricht besser folgen. Längerfristig gesehen hat es einen weiteren positiven Effekt: Das wiederholte Sichten der eigenen Unterlagen vergrößert die Übersicht über den gesamten Lernstoff. Schwierige Worte prägen sich leichter ein und müssen nicht mühsam gepaukt werden. Inhaltsverzeichnisse, die die Lernenden vorne in ihren Ordnern ablegen und ständig ergänzen, unterstützen den Prozess und werden von den Lernenden, die damit arbeiten, als äußerst hilfreich empfunden.

Die Nachbereitung des Unterrichtes kann auch dazu genutzt werden, Lernunterlagen zu erstellen, die eine große Rolle bei der Prüfungsvorbereitung spielen. Dies kann beispielsweise in Form eines selbst angefertigten Kurzskriptes, als Karteikartensystem oder Visualisierungssystem geschehen. Der große Vorteil ist, dass die Lernenden sich im Laufe der Ausbildungszeit

Arbeitsblatt 20

Mitschreiben im Unterricht

(als Download verfügbar unter: www.hgf.io/schubert-lernenlehren-arbeitsmaterialien)

Wer mitschreibt behält siebenmal mehr. Es lohnt sich also, die wichtigsten Kernaussagen aus dem Unterricht in eigenen Worten zusammenzufassen. Zum einen bleibt man im Unterricht aktiv, zum anderen sind eigens verfasste Lernunterlagen immer die besten. Dieses Merkblatt will Sie dabei unterstützen, hilfreiche Mitschriften anzufertigen.

✓ Fertigen Sie Ihre Mitschriften immer nach demselben Prinzip an.

✓ Notieren Sie immer Datum, Dozent und Lehrveranstaltung oben auf dem Blatt. Nummerieren Sie die Einzelblätter, wenn Ihre Mitschrift über mehrere Seiten geht.

✓ Gestalten Sie Ihre Mitschrift übersichtlich. Lassen Sie einen breiten Rand an den Seiten und Platz zwischen den Einzelaspekten für spätere Ergänzungen.

✓ Gliedern Sie Ihre Mitschrift. Neue Themen bekommen einen neuen Absatz.

✓ Schreiben Sie Stichpunkte und keine ganzen Sätze.

✓ Nutzen Sie Ihre eigenen Worte. Die können Sie später besser verstehen.

✓ Konzentrieren Sie sich auf wichtige Begriffe, Definitionen, Schlüsselworte und Fakten.

✓ Kürzen Sie häufig wiederkehrende Begriffe ab. Aber merken Sie sich, wofür die Abkürzungen stehen.

✓ Gleichen Sie Ihre Mitschrift mit dem Unterrichtsskript oder einem guten Lehrbuch ab.

✓ Vervollständigen Sie Ihre Mitschrift falls nötig.

✓ Klären Sie offen gebliebene Fragen und unklare Begriffe.

✓ Versichern Sie sich, dass Ihre Mitschrift frei von Fehlern ist.

nach und nach Zusammenfassungen anfertigen, die sie auch später in der Examensvorbereitung nutzen können. Das spart am Ende viel Zeit und macht das Ausbildungsende sehr viel entspannter. Hierauf geht das letzte Kapitel „Prüfungen bestehen – nicht nur am Ausbildungsende" ab Seite 157 näher ein. Zur Nachbereitung kann auch das kontinuierliche Ausstatten der Ordner mit Inhaltsverzeichnissen gehören (vgl. Seite 95). Ich empfehle es den Lernenden sehr, weil es die Gesamtübersicht erhöht und damit vor allem die Lernplanung so sehr erleichtert.

4.4.3 Wissen wiederholen und festigen

Im Kapitel „Gehirngerechtes Lernen" ab Seite 20 ist der Ablauf von Lernprozessen beschrieben und auch die Tatsache, dass Wiederholungen für einen nachhaltigen Lernerfolg eine große Bedeutung haben. Das Wissen darüber bringt Lehrende und vor allem Lernende jedoch nur dann voran, wenn es in der Praxis auch umgesetzt wird und Wiederholungen ein fester Bestandteil von Unterricht und Lerncoaching-Gesprächen sind.

Das Buch stellt an verschiedenen Stellen Möglichkeiten hierzu vor (vgl. Seiten 117, 142, 171). An dieser Stelle möchte ich kurz auf ein Computerprogramm hinweisen, das aus meiner Sicht sehr hilfreich ist bei der Erzeugung von Arbeitsblättern und viele Möglichkeiten dazu bietet.

Das Programm heißt „**hot potatoes**". Mit ihm lassen sich sehr schnell und ohne Vorkenntnisse interaktive Übungen wie Lückentexte, Kreuzworträtsel, Anordnungen, Zuordnungen oder Quizze zu erstellen. Es handelt sich um ein kostenloses Angebot von Rüdiger Klampfl aus Linz und kann auf der Seite www.hotpotatoes.de heruntergeladen werden.

Möchte man beispielsweise zum Unterrichtseinstieg einen Lückentext verwenden, gibt man den vorgesehenen Text einfach in das Programm ein (bereits vorhandene Texte können auch über die Zwischenablage eingefügt werden – dann sind nur zwei Tastenkombinationen nötig: Strg S und Strg V). In dem Text werden anschließend diejenigen Worte markiert, wo in dem fertigen Arbeitsblatt die Lücken sein sollen. Die Freiräume generiert das Programm automatisch. Möchte man den Lückentext als Printversion einsetzen, so druckt man ihn aus und stellt ihn den Lernenden als Kopie zur Verfügung. Die fehlenden Worte er-

Praxistipp: Stoffreduktion nach dem Spiegeleiprinzip

Genauso wie man das Eigelb vom Eiweiß separieren kann, lassen sich wichtige Inhalte von weniger wichtigem Hintergrundwissen trennen – mit dem Spiegeleiprinzip (Herzog, 2017). Das Eigelb ist das wirklich schmackhafte am Ei. Es steht im Unterricht für die Lerninhalte, die praxisrelevant sind und als Lernziele festgelegt wurden. Zum Eigelb schmeckt jedoch auch ein wenig Eiweiß, es gehört sozusagen dazu. Das Eiweiß steht für die Hintergrundinformationen, die nötig sind, um wichtige Lerninhalte zu verstehen. Da beim Lernen zu viel Eiweiß Bauchschmerzen verursachen kann, muss dies je nach Kontext mehr oder weniger großzügig weggeschnitten werden.
Diese didaktische Reduktion führen Lehrende durch, indem sie entscheiden, in welcher Tiefe und Breite sie den Lernenden den Unterrichtsstoff übermitteln und auf was sie verzichten werden. Nach dem Prinzip: So viel wie nötig und so wenig wie möglich. Meine Erfahrung hat gezeigt, dass auch Lernende im Rahmen des Coachings sehr gut mit diesem bildhaften Prinzip zurechtkommen, wenn sie sich mit der Anfertigung knapp gehaltener Lernunterlagen auseinandersetzen. Trotzdem bleibt bei vielen Lernenden die Angst davor, im Zuge der Datenreduktion durch Reduzierung an der falschen Stelle am Ende wesentliche Aspekte beim Lernen nicht berücksichtigt zu haben.

scheinen automatisch in alphabetischer Reihenfolge in einem Schlüssel unter dem Text. Auf Wunsch lassen sie sich durch einfaches Löschen entfernen. Alternativ können die Lernenden die gestellten Aufgaben auch im HTML-Format bearbeiten. Hier ein beispielhafter Lückentext, erstellt mit dem Programm (**Kasten 4-2**):

4.5 Erfolgreich präsentieren

„Allein der Vortrag macht des Redners Glück; ich fühl' es wohl, noch bin ich weit zurück." (Johann Wolfgang von Goethe)

Kein Auszubildender oder Studierender kommt zum Abschluss der Ausbildung, ohne auf dem Weg dorthin diverse Ausarbeitungen und Vorträge vorbereitet und präsentiert zu ha-

Kasten 4-2

Lückentext erstellen

Die Leistungskurve

Es gibt Frühaufsteher und Nachtmenschen. Die einen werden als Lerchen bezeichnet, die anderen als (1) _______________. Kein Typ ist besser als der andere, aber wer seinen (2) _______________, und damit seine Leistungskurve, kennt, kann seine (3) _______________ danach ausrichten. Die Kurve ist nach einem festen Schema aufgebaut, die Leistungsfähigkeit (4) _______________ über den Tag. Am (5) _______________ ist die Leistungsfähigkeit am höchsten, mittags kommt es zu einem Leistungseinbruch, der im Volksmund auch als (6) _______________ bezeichnet wird. Am (7) _______________ geht die Kurve noch einmal hoch, aber abends sinkt sie stark ab und Lernaktivitäten sind weniger (8) _______________. Insbesondere bei der Gestaltung von (9) _______________ hilft das Wissen über die Leistungskurve. Wichtige und schwierige Aufgaben erledigt man während der (10) _______________, die weniger leistungsfähigen Zeiten eignen sich für (11) _______________ oder administrative Tätigkeiten. Und natürlich für (12) _______________.

Schlüssel:

Biorhythmus effektiv Eulen Hochzeiten Lernaktivitäten Lerntagen Nachmittag Pausen Suppenkoma variiert Vormittag Wiederholungen

Lösung:

Es gibt Frühaufsteher und Nachtmenschen. Die einen werden als Lerchen bezeichnet, die anderen als **Eulen**. Kein Typ ist besser als der andere, aber wer seinen **Biorhythmus**, und damit seine Leistungskurve, kennt, kann seine **Lernaktivitäten** danach ausrichten. Die Kurve ist nach einem festen Schema aufgebaut, die Leistungsfähigkeit **variiert** über den Tag. Am **Vormittag** ist die Leistungsfähigkeit am höchsten, mittags kommt es zu einem Leistungseinbruch, der im Volksmund auch als **Suppenkoma** bezeichnet wird. Am **Nachmittag** geht die Kurve noch einmal hoch, aber abends sinkt sie stark ab und Lernaktivitäten sind weniger **effektiv**. Insbesondere bei der Gestaltung von **Lerntagen** hilft das Wissen über die Leistungskurve. Wichtige und schwierige Aufgaben erledigt man während der **Hochzeiten**, die weniger leistungsfähigen Zeiten eignen sich für **Wiederholungen** oder administrative Tätigkeiten. Und natürlich für **Pause**n.

ben. Das Spektrum reicht von den Ergebnissen aus Gruppenarbeiten über Haus- und Facharbeiten bis hin zu den verschiedensten Abschlussarbeiten, die vor unterschiedlichen Gruppen dargeboten werden. Eine Aufgabe, die vielen Lernenden unangenehm ist und der sie deshalb gerne aus dem Weg gehen.

Praxiserfahrung: Viele Lernenden vermeiden das Sprechen vor der Gruppe

Das kennt jeder Lehrende: Mehrere Arbeitsgruppen von Lernenden arbeiten parallel an einer Aufgabe, deren Ergebnisse sie am Ende vor der Gesamtgruppe vorstellen. Wenn der Lehrende für die Gruppenbildung keine konkreten Anweisungen gibt, finden sich gerne immer wieder dieselben Lernenden zusammen. Sie sind bald eingespielte Teams mit festen Rollen und wenn am Ende der Bearbeitung noch Zeit übrigbleibt, haben sie ausreichend Gesprächsstoff, um die Wartezeit zu überbrücken, bis alle Gruppen den Arbeitsauftrag erledigt haben. Und die Ergebnisse stellen diejenigen Lernenden vor, denen es nichts ausmacht, vor die Gruppe zu treten und diesen Part zu übernehmen.

An vielen Stellen ist es sinnvoll und gut, dass Arbeitsgruppen die Rollen nach den individuellen Stärken aufteilen, vor allem im Arbeitsleben. Die Gefahr im genannten Beispiel ist jedoch, dass die Lernenden, die nicht nach vorne treten und die Ergebnisse präsentieren wollen, zwar das damit einhergehende Lampenfieber erfolgreich vermeiden können, sie bauen ihre Kompetenzen in diesem Bereich jedoch auch nicht aus. Obwohl das Präsentieren schon in der gymnasialen Oberstufe geübt wird, verfügen die meisten Lernenden über nur geringe rhetorische Kenntnisse (Rost, 2008). Zwei Dinge können Abhilfe verschaffen. Zum einen das Wissen darüber, wie man Präsentationen vorbereitet und durchführt, und zum anderen wie man mit dem Lampenfieber umgeht. Beides soll nun thematisiert werden.

4.5.1 Vorbereitung, Durchführung und Abschluss

Präsentationen verfolgen zwei wesentliche Ziele. Zum einen vermittelt der Redner Wissensinhalte an die Zuhörer und zum anderen übt er sich in der Vortragskunst. Es sind also zwei verschiedene Anteile, auf die Lernende vorbereitet werden müssen, damit sie für diese Aufgabe gewappnet sind.

Dabei müssen festgelegte Vorgaben berücksichtigt und ein klares Thema gefunden werden. Lernende beschäftigen vielseitige Fragen: Wie kann ich das Thema eingrenzen? Wie gelange ich an Informationen bzw. Literatur zum Thema? Wieviel Vorbereitungszeit bleibt mir? Wie lange soll der Vortrag dauern? Wie gliedere ich meinen Vortrag? Wie beginne und wie beende ich meinen Vortrag? Welche Medien möchte ich einsetzen? Die Klärung dieser genannten Fragen ist sehr wichtig und sollte am Anfang stehen, denn sie geben dem Prozess den roten Faden. Dieses Buch kann aus Platzgründen nicht auf die inhaltliche Vorbereitung zur Themenfindung und Literatursuche eingehen, sondern beschränkt sich auf die Vorbereitung und Durchführung der eigentlichen Präsentation.

Vorbereitung

Bei Präsentationen können verschiedenste Medien wie PowerPoint-Präsentationen, Flipcharts, Tafeln, Moderationskarten, Plakate oder Wandzeitungen sowie Modelle zum Einsatz kommen. Welches sich am besten eignet, hängt vom Ziel ab. Am Ziel wiederum orientieren sich Vortragsinhalt, -methode und die eingesetzten Medien. Es lohnt sich, der Frage nach dem geeigneten Medium etwas Zeit zu widmen.

Im nächsten Schritt wird der Vortrag unter Berücksichtigung der Rahmenbedingungen geplant. Eine klare Struktur erleichtert den späteren Zuhörern, am Ball zu bleiben. Außerdem dient sie dem Vortragenden selbst als roter Faden. Es bietet sich an, einen „Spickzettel“

für den Vortrag anzufertigen. Dieser sollte nur Stichpunkte beinhalten und darf während der Präsentation genutzt werden. Vielen Lernenden vermittelt er Sicherheit. Darüber hinaus ist es durchaus sinnvoll, auch für die Zuhörer ein kurzes, mit den wichtigsten Kernaussagen und Definitionen versehenes, Handout vorzubereiten. Dieses erhalten sie spätestens mit Beginn des Vortrages.

Hinzu kommt die persönliche Vorbereitung, auf die im nächsten Abschnitt „Durchführung" näher eingegangen wird.

Praxiserfahrung: Aller Anfang ist schwer

Auch wenn es lange her ist: Ich erinnere mich noch allzu gut an meine ersten Vorträge. Mich hat das Lampenfieber nicht weniger gequält als ich es heute bei den Lernenden beobachte. Und auch ich hatte Sorge, dass ich die anschließenden Fragen der Zuhörer nicht beantworten kann. Oder dass ich mich verhaspele oder ständig Füllworte benutze oder oder oder ... Um mehr Sicherheit zu bekommen, ist es äußerst wichtig und hilfreich, sich mit einigen kommunikativen Grundsätzen nicht nur theoretisch zu befassen, sondern sie an sich selbst zu beobachten bzw. von anderen beobachten zu lassen. Dies kann in Form von Videotrainings geschehen oder über konstruktive Rückmeldungen von den Zuhörern, die nach vorgegebenen Kriterien erfolgen.

Durchführung

Vortragende wirken über verbale, nonverbale und paraverbale Kommunikationsanteile gleichzeitig, da sich zu den gesprochenen Worten Körpersprache, Erscheinung und Auftreten gesellen. Je besser die verschiedenen Signale aufeinander abgestimmt sind, desto klarer wird die Nachricht und desto geringer die Gefahr von Missverständnissen. Oft erhält der Inhalt erst durch die gesendeten Körpersignale die passende Information, wie es zu verstehen ist. Es sind drei Aspekte der Körpersprache, die Aufschluss geben: die Kinesik (Mimik, Gestik, Körperhaltung), die Proxemik (das Raumverhalten) und die Prosodik (Einsatz der Stimme) (Stangl, 2019). Hinzu kommt ein weiterer Eindruck über die äußere Erscheinung (Kleidung, Frisur). Während der verbale Anteil einer Nachricht auch gelesen werden kann, wird der nonverbale Anteil hauptsächlich gesehen und der paraverbale Anteil wird über das Gehör aufgenommen. Am Telefon hat der paraverbale Gesprächsanteil die größte Bedeutung. Da diese Anteile bei Präsentationen sehr wichtig sind, gehe ich im Folgenden näher auf die Einzelbestandteile ein.

Kinesik

Die *Mimik* (Gesichtsausdruck) besteht aus den Bewegungen des Gesichts, die nicht rein funktionell bedingt sind (wie Kauen, Lidschlag), sondern in erster Linie dem emotionalen Ausdruck bzw. der nonverbalen Kommunikation dienen.

Als *Gestik* werden Bewegungen mit nonverbaler, kommunkativer Aussage bezeichnet. Sie kann sprachliche Aussagen unterstützen oder ersetzen und ist Ausdruck von Stimmung, Antrieb und Handlungsbestrebungen. Neben den Körperbewegungen gehört auch die Körperhaltung zur Gestik.

Proxemik

Die Proxemik beschreibt, dass Menschen auch über Distanz und Berührung kommunizieren. Proximus ist lateinisch und bedeutet der Nächste (Dudenredaktion, 2015). Die Proxemik untersucht und beschreibt die Signale von Individuen, die sie durch das Einnehmen einer bestimmten Distanz zueinander austauschen. Edward Hall hat das Raumverhalten als Teil der nonverbalen Kommunikation beschrieben und vier verschiedene Distanzzonen bezeichnet: Die Intimzone befindet sich rund 60 cm um eine Person herum, die persönliche Zone reicht bis 150 cm. An die soziale Zone, die bis 400 cm reicht, schließt sich die öffentliche Zone an. Das Verhalten im Raum ist abhängig von der aktuellen Situation, von den geltenden kulturspezifischen Normen, vom Geschlecht, vom Beruf des Gegenübers und von der Vertrautheit von Personen.

Prosodik

Bei der Prosodik handelt es sich um die Art und Weise des Sprechens. Die Stimmeigenschaften und das Sprechverhalten sind stark kulturspezifisch geprägt. Zur Prosodik gehören Stimmlage, Tonfall, Resonanzraum, Lautstärke, Sprechtempo und Sprachmelodie ebenso wie Sprechpausen und Schweigen.

Das Wissen über die verschiedenen Anteile der Kommunikation und deren bewusster Einsatz sind sehr entscheidend bei einem Vortrag. Welchen Stellenwert die einzelnen Anteile haben, ist sicherlich vom Thema abhängig. Wichtig ist, dass sie zusammenpassen, also kongruent sind. Dann wirkt ein Sprecher aufrichtig und echt. Praktisch fällt es vielen Menschen jedoch schwer, bei Vorträgen ein stimmiges und überzeugendes Gesamtbild aller genannten Elemente auszustrahlen. Deshalb gehört das Üben von Präsentationen meiner Ansicht nach nicht nur in den Unterricht, sondern gegebenenfalls auch in den Kontext von Lerncoaching-Gesprächen.

Denn für die Durchführung von Präsentationen spielen die genannten Aspekte neben dem fachlichen Anteil des Votrags eine außerordentlich große Rolle. Durch sie lässt sich vermeiden, dass das persönliche Auftreten eines Redners dem Zufall unterliegt und sie helfen, das eigene Wirken bewusst zu gestalten und dadurch den eigenen Erfolg zu vergrößern.

Daneben helfen viele weitere kleine und größere Tricks bei der erfolgreichen Gestaltung von Vorträgen.

Grundsätzlich wirkt sich ein positives Herangehen an die Aufgabe förderlich aus. Lampenfieber ist normal und gehört dazu. Wenn Lernende motiviert sind, sehen sie die Aufgabe mehr als Herausforderung und weniger als Belastung. Dann ist das Lampenfieber zwar immer noch da, aber es wird deutlich weniger bedrohlich wahrgenommen.

Auch Zeitdruck wirkt sich störend auf die eigene Leistungsfähigkeit aus. Er führt nicht nur dazu, dass man abgehetzt wirkt, sondern nimmt dem Vortragenden die Möglichkeit, alles noch einmal in Ruhe zu „checken“ (funk-

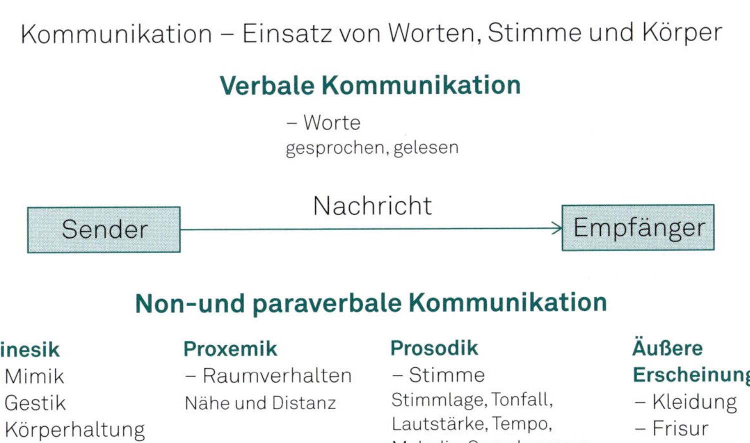

Abbildung 4-4: Die verschiedenen Anteile der Kommunikation spielen bei Vorträgen eine wichtige Rolle. (Eigene Darstellung)

tioniert die Technik, liegt alles am vorgesehenen Platz etc.). Wer weiß, wie er beginnt und dies häufig geübt hat, erhält dadurch Sicherheit. Denn eine Erfahrung haben alle erwachsenen Lernenden nicht nur einmal gemacht: Wenn der Anfang erst gemacht und gelungen ist, verfliegt auch die Aufregung. Nicht selten sagen die Lernenden anschließend, die Zeit sei vergangen wie im Flug und es hätte am Ende sogar Spaß gemacht.

Schließlich entspannt sich die Situation vor dem Vortrag auch dadurch, mit den Zuhörern zu plaudern. Man lenkt sich ab und kann darüber die eigene Aufregung reduzieren. Außerdem bekommt man einen ersten Eindruck von seinen (unbekannten) Zuhörern und empfindet sie nicht mehr als so fremd.

Einige von ihnen machen vielleicht einen besonders sympatischen und interessierten Eindruck. Ihnen (oder auch den anwesenden bekannten Zuhörern, von denen man weiß, dass sie einem wohlgesonnen sind) kann man sich im Vortrag immer wieder zwischendurch bewusst zuwenden, indem man den Blickkontakt zu ihnen sucht. Diese „freundlichen Gesichter“ spenden Energie und geben Sicherheit.

Sprachlich unterscheidet sich ein mündlicher Vortrag von einer schriftlichen Hausarbeit insofern, als dass man einfache Sätze mit aktiven Verben verwendet (Rost, 2008). Verschachtelte, komplizierte Sätze vermeidet man besser. Die Lautstärke sollte angemessen, die Betonung akzentuiert, die Sprache klar und deutlich und das Tempo nicht zu schnell sein (insbesondere mit dem Redetempo haben Anfänger große Schwierigkeiten). Eine aufrechte Körperhaltung vermittelt Sicherheit und sorgt für eine ausreichende Lungenbelüftung, und der bewusste Körpereinsatz unterstreicht die gesprochenen Worte nochmals. Der Vortrag wird abgerundet. Über diese Stilmittel hält man seine Zuhörer wach und aktiv, sie bleiben am Ball.

Wer Powerpoint als Medium einsetzt, sollte nicht an der Präsentation festkleben und von den Folien ablesen. Gerade Anfänger drehen sich häufig zu den Folien und damit von den Zuhörern weg. Damit man frei beweglich ist bietet sich der Einsatz einer Fernbedienung an. Mit ihr kann man nicht nur zur nächsten Folie weiterschalten, sondern bei aufkommenden Fragen auch zu vorherigen Folien zurückblättern. Das kann ein großer Vorteil sein. Ein „Ersatzstick“ mit der Präsentation ist im Normalfall nicht nötig, kann aber einen Beitrag zur inneren Beruhigung leisten.

Es ist auch sinnvoll, den Zuhörern ein Handout mit den wichtigsten Definitionen, Fakten und Kernaussagen auszuhändigen. Dieses sollte allerdings kurzgehalten sein.

Nach dieser Erfahrung habe ich in Anlehnung an Rachow und Sauer (2015) und Krawiec (2018) ein Merkblatt entwickelt (**Arbeitsblatt 21**), das ich den Lernenden in Zusam-

Praxistipp: Auch Methodenhinweise geben

Ich bemühe mich, meine Unterrichte abwechslungsreich zu gestalten und verschiedene Methoden und Medien einzusetzen, damit die Lernenden wach und am Geschehen bleiben. Zu einem sehr frühen Zeitpunkt innerhalb einer zweijährigen Fachweiterbildung habe ich den folgenden Gruppenarbeitsauftrag vergeben: Die Lernenden sollten sich mit den physiologischen Veränderungen des Alters auseinandersetzen und diese in Relation zu einem bestimmten Krankheitsbild stellen mit der Frage: „Was bedeutet das für einen Patienten mit Krankheit x und wie kann ich als Gesundheitsdienstleister in meiner Beratung darauf eingehen?“ Die Ergebnisse sollten auf Flipchart-Papier festgehalten und anschließend im Plenum vorgestellt und diskutiert werden.
Ich hatte nicht berücksichtigt, dass die Teilnehmer noch keine Erfahrungen mit der Gestaltung von Präsentationen hatten. Folge waren unübersichtliche Flipchart-Papiere, die neben einer zu kleinen Schriftgröße auch viel zu viele Informationen enthielten.

menhang mit diesem Auftrag aushändige. Es enthält einige wenige, aber in meinen Augen hilfreiche Tipps für die Beschriftung von Flipchart-Papieren und gibt den Lernenden mehr Sicherheit bei der Bewältigung der Aufgabe. Das Merkblatt befindet sich auf Seite 128.

4.5.2 Tipps gegen Lampenfieber

Laut Duden (2019) ist Lampenfieber „eine starke nervöse Erregung, Angst oder innere Angespanntheit unmittelbar vor einer Situation, in der man sich zu bewähren hat, besonders vor einem öffentlichen Auftreten, vor einer Prüfung o.ä.".

Lampenfieber hat viele Gesichter. „Die Angst zu versagen, Fehler zu machen, sich zu blamieren oder zu langweilen, macht es dem Auftretenden schwer, locker, begeistert und authentisch zu sein. Doch genau dieses ebenfalls von Emotionen gesteuerte Verhalten ist für ein positives öffentliches Auftreten unabdingbar, denn wie sagte schon Augustinus (354–430): „In dir muss brennen, was du in anderen entzünden willst"" (Bohne, 2011).

Lampenfieber kann schon vor dem Vortrag oder der Prüfung zu Schlafstörungen, Verdauungsproblemen, Panikanfällen und Denkblockaden führen und mit Fantasien über ein mögliches Scheitern verbunden sein. Hinzu kommen Symptome wie Herzrasen, Bluthochdruck, Zittern, Schweißausbrüche oder Atemnot. Lampenfieber erzeugt Stress. Zuviel Stress und die dabei ausgeschütteten Hormone beeinträchtigen das klare Denken und Handeln, das führt schließlich zu den Blockaden, die Lernende gerne als black out bezeichnen. Gerald Hüther hat einmal gesagt: „Wer von Gefühlen überschwemmt ist, ist sozusagen „enthirnt"".

Bei vielen Betroffenen lassen diese Symptome mit zunehmender Übung nach, wenn die Selbstsicherheit steigt. Wenn es den Lernenden gelingt, Stress auf ein gutes Niveau zu reduzieren, steigert er Aufmerksamkeit und

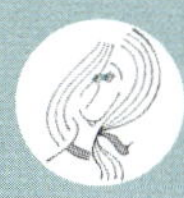

Pia fällt es immer noch schwer

„Ich möchte nicht vor den anderen sprechen. Schon als Kind hatte ich einen hochroten Kopf, wenn ich ein Muttertagsgedicht aufgesagt habe. Daran hat sie nie etwas geändert und daran wird sich auch nie etwas ändern. Und für eine Physiotherapeutin ist das doch auch gar nicht so wichtig." Das sagte Pia mir im Unterricht unter vier Augen, als ich sie darum bat, die Ergebnisvorstellung für ihre Arbeitsgruppe zu übernehmen. Dass sich hinter der Aussage ein Glaubenssatz verbarg, wusste Pia. Denn das hatten wir bereits in einem Einzelgespräch thematisiert (vgl. Seite 37).

In einem anschließenden Lerncoaching-Gespräch übten wir noch einmal das Umformulieren von Glaubenssätzen. Anschließend legten wir anhand der Checkliste „Tipps gegen Lampenfieber beim Vortrag" von Seite 129 einige Grundregeln fest, die Pia konkret dabei helfen sollten, Präsentationsaufgaben in Zukunft gelassener und sicherer zu bewältigen (**Arbeitsblatt 22**).

Konzentration und entpuppt sich darüber zu einem hilfreichen Partner (vgl. Abbildung 5-1 auf Seite 163). Die Formel für ein zielführendes Lampenfieber-Management lautet nach Brigitta Ebnöther (o.J.): Lampenfieber erkennen – dosieren – nutzen.

Die Checkliste auf Seite 129 habe ich im Laufe der letzten Jahre zusammengestellt. Sie fasst einige Tipps gegen Lampenfieber zusammen und kann den Lernenden im Rahmen von Unterricht und Coaching ausgehändigt werden.

Arbeitsblatt 21

Tipps für die Beschriftung von Flipchart-Papieren

(als Download verfügbar unter: www.hgf.io/schubert-lernenlehren-arbeitsmaterialien)

- ✓ Schreiben Sie oben auf jedes Blatt die Überschrift oder das Thema.
- ✓ Lassen Sie an allen Seiten auf dem Blatt einen Rand frei. Es erhöht die Übersicht.
- ✓ Rahmen Sie wichtige Begriffe ggf. ein.
- ✓ Nutzen Sie geeignete Stifte in ausreichender Stärke. Keilstifte machen ein schöneres Schriftbild als Rundstifte.
- ✓ Schreiben Sie Texte in blau oder schwarz. Verwenden Sie rot nur für Hervorhebungen.
- ✓ Verwenden Sie in Druckschrift, halten Sie die Buchstaben schmal.
- ✓ Nutzen Sie Groß- und Kleinbuchstaben.
- ✓ Achten Sie auf eine ausreichende Schriftgröße, die auch von weitem lesbar ist.
- ✓ Notieren Sie Schlüsselworte oder Stichpunkte statt ganzer Sätze.
- ✓ Achten Sie auf einen ausreichenden Zeilenabstand.
- ✓ Verwenden Sie Symbole zur Visualisierung.
- ✓ Korrigieren Sie Fehler, indem Sie ein Stück Flipchart-Papier über die Stelle kleben.

(in Anlehnung an Rachow und Sauer [2015] und Krawiec [2018])

Arbeitsblatt 22

Tipps gegen Lampenfieber beim Vortrag

(als Download verfügbar unter: www.hgf.io/schubert-lernenlehren-arbeitsmaterialien)

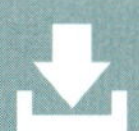

Hinter dem Lampenfieber versteckt sich häufig die Sorge vor Fehlern, Kritik und Versagen. Lampenfieber ist ein Stück weit normal und gehört dazu, wenn man vor eine Gruppe von Menschen tritt, um einen Vortrag zu halten oder eine Präsentation vorzuführen.

Die folgenden Grundregeln sollen Ihnen helfen, das Lampenfieber in den Griff zu bekommen, damit Ihr Publikum es nicht bemerkt und Ihr Vortrag zu Ihrer Zufriedenheit verläuft.

Lassen Sie das Lampenfieber zu

Je mehr man sich gegen das Lampenfieber wehrt, desto stärker nimmt man es wahr. Lampenfieber fühlt sich zwar unangenehm an. Das Adrenalin hält Sie aber auch wach und konzentriert. Und es gehört dazu.

Finden Sie einen guten und sicheren Einstieg

Je besser die Vorbereitung, umso sicherer fühlt man sich und umso geringer ist das Lampenfieber. Wenn der Beginn eines Vortrags gut läuft, lässt es schnell nach.

Bereiten Sie Ihren Vortrag gut vor

Es ist wichtig, die nötigen Vorbereitungen rechtzeitig und ohne Zeitdruck durchzuführen. Wenn dann einmal die Technik Schwierigkeiten macht, ist noch ausreichend Zeit zur Behebung des Problems vorhanden. Diese „Zeitsicherheit" senkt den Lampenfieberpegel.

Bauen Sie übermäßige Spannung ab

Ein Teil der durch das Lampenfieber erzeugten inneren Spannung lässt sich gut mit einfachen Mitteln abbauen: tief durchatmen, Treppen steigen, Luft anhalten, Muskeln im Wechsel an- und entspannen.

Freundliche Gesichter

Zu einem guten Vortrag gehört auch, dass der Sprecher die Zuhörer anschaut. Es ist äußerst hilfreich gegen Lampenfieber, den Blick immer wieder bewusst auf die besonders freundlichen und interessierten Zuhörer zu lenken. Sie geben eine positive Rückmeldung und dadurch Sicherheit.

4.5.3 Übungen zum schnellen Entspannen

Wenn die Anspannung übermäßig stark wird und fast unerträglich erscheint, lässt sie sich über verschiedene Möglichkeiten reduzieren. Die Übungen sind einfach, sollten aber rechtzeitig vor Beginn der Präsentation oder der (insbesondere mündlichen) Prüfung erfolgen. Viele Betroffene helfen sich dadurch, dass sie einen schnellen Marsch durchführen oder Treppen schnell auf- und absteigen. Durch die körperliche Betätigung bauen sie ihre überschüssige Energie schnell ab und können sich auf dem Weg beruhigen. Zu beachten ist dabei jedoch, dass es einige Minuten dauern kann, bis sich Atmung und erhöhter Stoffwechsel anschließend wieder beruhigt haben. Das muss unbedingt beachtet werden, damit man rechtzeitig wieder einsatzbereit ist für den anstehenden Vortrag bzw. die Prüfung.

Anderen helfen Atemübungen. Bewusst vertieft gestaltete Atemzüge in den Bauch hinein können die in der Anspannungssituation häufig überblähte Lunge „entleeren“ und darüber Atmung und Stimmklang während des Vortrags oder der Prüfung positiv beeinflussen.

Wieder andere nutzen die progressive Muskelrelaxation nach Jacobson, um das Zuviel an Spannung abzubauen. Nach dem Prinzip „Entspannen durch Anspannen“ lassen sich Körper und Geist lockern (Pöpperl, 2018). Diese Technik muss jedoch einige Male geübt werden, bevor sie schnell und effizient in den entsprechenden Situationen eingesetzt werden kann. Einmal erlernt, bekommt man jedoch eine Sensibilität für den momentanen Spannungszustand des eigenen Körpers und kann frühzeitig durch Anwendung der Übungen gegensteuern. Ein Arbeitsblatt 23 für Lernende mit Übungen zum schnellen Entspannen befindet sich auf Seite 131.

Viele Menschen können sehr gut mit Fantasiereisen entspannen. In ihnen wird die eigene Vorstellungskraft mit einer Geschichte verknüpft, die vorgelesen oder von einem Tonträger abgespielt werden kann. Geübte können sich die Geschichte auch gedanklich vorstellen. Die dabei in den Gedanken der Lernenden auftauchenden Bilder, Gefühle und Symbole können zu neuen Erkenntnissen führen, die bewusst erlebt und wahrgenommen werden.

Praxiserfahrung: Üben ohne Ernstfall ist möglich

Viele Lernende kommen wegen ihrer Prüfungsangst oder ihrer grundsätzlichen Angst vor anderen zu sprechen zum Lerncoaching. Wenn ein Lerncoach helfen will, diese Situationen zu entschärfen, geschieht dies außerhalb der echten Vortrags- oder Prüfungssituation. Das macht es schwer, denn im Coaching werden „Trockenübungen“ trainiert, die im Ernstfall zum Einsatz kommen – im Normalfall ohne Anwesenheit des Lerncoaches. Anders geht es nicht. Deshalb ist es immens wichtig, dass die Lernenden sich die tatsächliche Situation, so wie sie sie bisher erlebt haben, bewusst machen und sich beim Üben in diese Situation begeben. Sie befinden sich sozusagen in einem imaginären Vortrag- oder stellen sich eine konkrete Prüfungssituation vor. Mit allen (unangenehmen) Gefühlen und Beschwerden, die dazu gehören. Damit ist der erste Schritt getan. Jetzt können die Lernenden viel konkreter beschreiben, wie es sich anfühlt, welche Symptome der Körper wie stark entwickelt und welche sie am meisten belasten. Dies sind gleichzeitig die Indikatoren für die Zielfestlegung:
Was genau will ich durch eine Entspannungsübung beeinflussen? Woran kann ich feststellen, dass dies geschehen ist? Wenn diese Fragen geklärt sind, trifft der Lernende im nächsten Schritt die Entscheidung für ein bestimmtes Übungsverfahren und beginnt mit dem Training. Zuerst ohne konkrete Situationsvorstellung, um die Technik zu erlernen und selbstständig durchführen zu können. Später unter möglichst realistischer Einbeziehung der Situation – mit allen Symptomen. Dabei wird der Effekt spürbar, denn die Symptome lassen nach (**Arbeitsblatt 23**).

Arbeitsblatt 23

Übungen zum schnellen Entspannen

(als Download verfügbar unter: www.hgf.io/schubert-lernenlehren-arbeitsmaterialien)

Kennen Sie das? Kurz vor Beginn des Referates, während der Klausur oder mündlichen Prüfung überfällt Sie ein plötzliches Angstgefühl? Ihre Knie zittern, Ihr Mund ist trocken und Sie haben das Gefühl, der Situation nicht gewachsen zu sein. Am liebsten würden Sie davonlaufen.
Die folgenden Übungsvorschläge sollen Ihnen helfen, die durch Stress entstehende Anspannung möglichst schnell zu reduzieren. Es handelt sich um Übungen, die Sie überall und unbemerkt durchführen können und die nur sehr wenig Zeit in Anspruch nehmen. Einmal eingeübt, bedürfen sie keinerlei Vorbereitung und können im Sitzen oder Stehen, natürlich auch im Liegen durchgeführt werden, teilweise sogar während eines Vortrags oder einer Prüfung.
Probieren sie die verschiedenen Techniken aus und üben Sie *bereits im Vorfeld* der Situation, auf die Sie sich vorbereiten wollen, diejenige Technik, die Sie für sich persönlich für geeignet halten, damit sie im Ernstfall automatisiert durchgeführt werden kann und dann reibungslos funktioniert.

Atemübung

Legen Sie Ihre Handflächen auf den Bauch, ohne dass Ihre Hände sich berühren. Wenn Sie mögen und können, schließen Sie Ihre Augen. Atmen Sie durch die Nase ein und durch den Mund wieder aus. Spüren Sie mit den Händen, wie Ihr Bauch sich mit der Atmung bewegt. Mit der Einatmung bewegt sich der Bauch nach vorne und außen, mit der Ausatmung bewegt er sich wieder zurück.
Vergrößern Sie einige Atemzüge lang diese Auf- und Abbewegung des Bauches. Versuchen Sie, Ihre Anspannung mit der Ausatmung abzuatmen. Danach atmen Sie wieder normal weiter.

Kurze Fantasiereise

Kehren Sie in sich und schließen Sie, wenn Sie mögen und können, Ihre Augen. Denken Sie an eine schöne Situation, die Sie erlebt haben (Sie liegen z.B. am Strand oder auf einer Blumenwiese). Versuchen Sie, sich nicht nur das Bild, sondern auch die mit der Situation verbundenen Geräusche und Gerüche vorzustellen. Nachdem Sie Ihre Gedanken einige Zeit auf die schöne Situation gelenkt und sie mit Ihren verschiedenen Sinnen wahrgenommen haben, können Sie wieder mit neuer Kraft zurückkehren und die aktuelle Situation besser meistern.

Bewegung hilft beim Stressabbau

Schütteln, strecken, schnelles Gehen, Treppensteigen usw. helfen dabei, überschüssige Energien abzubauen. Außerdem lockert Bewegung die Muskulatur und fördert die Durchblutung. Bewegung verbessert nicht nur die körperliche, sondern auch die geistige Fitness.

Progressive Muskelrelaxation (PMR)

Bei der Progressiven Muskelrelaxation nach Jacobsen spannt man „verschiedene Muskelgruppen zunächst stark an. Danach lässt man die Muskulatur wieder locker und konzentriert sich auf den Übergang von der Anspannung zur Entspannung. Mit diesem Vorgehen fällt es jedoch vielen Menschen leichter, den Entspannungszustand zu erzeugen, da ja zunächst nur die reflexhafte muskuläre Anspannung verstärkt wird, die sowieso bei Anspannungen vorhanden ist. Zusätzlich wird ein Kontrasteffekt zwischen Anspannung und Entspannung erzeugt, der umso höher ist, je höher die vorhergehende Anspannung war. Die Entspannung wird dadurch – zunächst auf rein muskulärer Ebene – unmittelbar spürbar“ (Hofmann, 2012, S. 11).
Kommen Sie zur Ruhe, wenn Sie mögen und können schließen Sie Ihre Augen. Konzentrieren Sie sich zunächst auf die Atmung. Die Übungen werden an beiden Körperseiten im Wechsel durchgeführt. Geübte können beide Seiten gleichzeitig an- und wieder entspannen.

Arme Machen Sie eine Faust und halten Sie diese für eine Minute geballt. Dann lösen Sie die Faust und konzentrieren sich auf die entstehende Entspannung im Unterarm. Spüren Sie diese Entspannung ganz bewusst und genießen Sie sie. Spannen Sie die Muskeln des gesamten Armes von der Hand bis zur Schulter an. Halten Sie die Spannung eine Minute lang. Dann lösen Sie die Spannung und konzentrieren sich auf das Spüren der entstehenden Entspannung im Arm.

Beine Ziehen Sie die Fußspitze in Richtung Gesicht und halten Sie die Spannung für eine Minute. Lösen Sie die Spannung und konzentrieren Sie sich auf die entstehende Entspannung an der Unterschenkelvorderseite. Spüren und genießen Sie die Entspannung.
Ziehen Sie die Fußspitze in Richtung Gesicht und spannen Sie die Beinmuskulatur bis zur Hüfte an. Halten Sie die Spannung für eine Minute und lösen Sie sie dann wieder. Konzentrieren Sie sich auf die entstehende Entspannung im Bein und spüren Sie sie ganz bewusst.

Fantasiereisen eignen sich ebenfalls, um konkrete Situationen wie Vorträge und Prüfungen einzuüben. Die beispielhafte Entspannungsgeschichte zum Vorlesen als Vorbereitung auf eine Klausur von Seite 170 habe ich mir ausgedacht. Natürlich kann sie auch als Podcast auf einen Tonträger aufgesprochen und von diesem angehört werden. Sie kann nach individuellen Vorlieben abgewandelt und in vielfältigen Situationen eingesetzt werden. Ziel ist es, sich in einen entspannten Zustand zu versetzen und sich aus diesem heraus Gedanken darüber zu machen, in Zukunft neutral oder sogar positiv auf unliebe Situationen zuzugehen.

4.6 Lerntechniken

> *„Viele sind hartnäckig in Bezug auf den einmal eingeschlagenen Weg, wenige in Bezug auf das Ziel.“*
> (Friedrich Nietzsche)

Es gibt sehr viele Bücher, die sich mit dem Thema Lerntechniken befassen(z.B. Geuenich et al., 2017; Krengel, 2019; Metzig & Metzig, 2016; Reinhaus, 2019; Stickel-Wolf & Wolf, 2016 u.a.). Die meisten Bücher richten sich an die Lernenden selbst und beinhalten Vorschläge und Übungen zu Arbeitsorganisation und Lernstrategien. Dieses Kapitel beschreibt exemplarisch einige allgemeine, weit verbreitete Lerntechniken. Aber es richtet sich an Lehrende. Die enthaltenen Vorschläge und Übungen sind durch ihren konkreten Bezug zu gesundheitlichen Themen für den Einsatz an Schulen und Hochschulen für Pflege- und Therapieberufe bestimmt. Es macht Vorschläge für den Einsatz innerhalb und außerhalb des Unterrichts.

Es gibt viele Wege, die nach Rom führen und nicht jeder Weg ist für jeden geeignet. Das ist klar. Trotzdem zeigt die Praxis immer wieder, dass viele Lernende trotz ausbleibendem Lernerfolg nicht nach alternativen Lernwegen suchen, sondern an ihren Gewohnheiten festhalten.

Lernen aus Gewohnheit

Lernende berichten mir in Gesprächen immer wieder, dass sie ihre Vokabeln in der gesamten Schulzeit stets auf eine bestimmte Art und Weise gelernt haben. Ob sie dabei Erfolg hatten oder nicht, haben sie niemals hinterfragt. Sie wendeten stets dieselbe Methode an – über die gesamte Schulzeit hinweg. Viele nutzten als Lernmaterial lediglich die Liste der neuen Vokabeln der einzelnen Lektionen am Ende des Lehrbuches. Obwohl ihnen die alternativen Techniken Vokabelheft und Karteikartensystem bekannt waren, verzichteten sie wegen des vermuteten hohen Zeitaufwands darauf, sie auszuprobieren.

Spart es wirklich Zeit, wenn man ausschließlich Lernunterlagen, die von „extern“ bereitgestellt werden, nutzt? Auch Lernen will gelernt sein, vor allem wenn es selbstgesteuert stattfinden soll bzw. muss. Es gibt viele verschiedene Lerntechniken, die teilweise aus der Antike stammen und teilweise aus neuesten Erkenntnissen der Lernpsychologie. Fakt ist, dass die Menschen, die für sich persönlich geeignete Lerntechniken kennen und nutzen, einen klaren Lernvorteil gegenüber denjenigen haben, die irgendwie so dahinlernen wie immer (Geuenich et al., 2017). Denn die Technik liefert das „Gewusst-wie“ und die richtige Technik kann die Gedächtnisleistung und den Lernerfolg enorm steigern. Wer ein Sprachtalent ist, wählt eine wortgebundene Methode und wer Bilder mag, bevorzugt Visualisierungstechniken. Hinzu kommt, dass die Lerntechnik auch zum Lernstoff passen muss. Doch welche Technik für welche Lernenden die richtige ist, muss erst herausgefunden werden. Das gilt natürlich auch für Lehrende, denn auch sie müssen sich stets mit laufenden Weiterentwicklungen auseinandersetzen und ihren Unterricht entsprechend aktualisieren (Rottloff, 2005).

Aus meiner Sicht ist es wenig sinnvoll, sogenannte Lerntypentests durchzuführen, die Auskunft darüber geben sollen, über welche

Sinneskanäle Lernende am besten Informationen aufnehmen und nach denen sie ihr zukünftiges Lernverhalten ausrichten können. Die verschiedenen zur Verfügung stehenden Tests sind kaum wissenschaftlich untersucht (Ausnahme: HALB-Lerntypentest, dieser ist jedoch inhaltlich aus meiner Sicht nicht mehr zeitgemäß) und die Ergebnisse sind von geringer Bedeutung. Denn zum einen ist es vom Lernstoff abhängig, welche Methoden zur Wissensvermittlung und -aneignung geeignet sind, zum anderen werden Informationen grundsätzlich vor allem dann gut behalten, wenn sie über mehrere Sinneskanäle gleichzeitig aufgenommen und verarbeitet werden. Viele Lernende nutzen für die Aufnahme und Wiedergabe von Informationen aber vorwiegend nur zwei Sinne, nämlich das Sehen und das Hören, die anderen Sinne bleiben passiv. Es gibt jedoch Belege, dass über ausschließliches Hören oder Sehen nur etwa 20 bzw. 30 Prozent der Informationen aufgenommen werden. Kombiniert man die beiden Sinneskanäle, sind es bereits 50 Prozent. Wer Informationen hört, sieht, diskutiert und dabei aktiv handelt, kann bis zu 90 Prozent der Informationen behalten (Geuenich et al., 2017; Rottloff, 2005) (**Tabelle 4-3**).

Es gibt „Gedächtnissportler“, die sich beachtliche Mengen Zahlen und Fakten merken können. Das schaffen sie dadurch, dass sie Mnemotechniken nutzen, indem sie die Informationen in Merksprüche, Bilder oder Geschichten umwandeln. Lehrer integrieren häufig Eselsbrücken und Geschichten oder Erfahrungsberichte in den Unterricht, weil die Lernenden sich die neuen Sachverhalte so besser einprägen können. „Fertige“ Lernhilfen sind im Internet zu finden, stehen jedoch nur für begrenzte Themen zur Verfügung. Das ist nicht weiter schlimm, denn die besten Lernhilfen sind diejenigen, die Lernende sich selber ausdenken. Je bunter und verrückter sie sind, desto hilfreicher sind sie. Dadurch, dass aber die linke Hirnhälfte der rechten gegenüber dominant ist (vgl. Seite 26 f), sind wir aus der Übung gekommen und das Kreieren individueller Merkhilfen fällt uns schwer.

Tabelle 4-3: Je mehr Sinne beim Lernen aktiviert sind, desto besser können Informationen aufgenommen werden.

Hören	20 Prozent
Sehen	30 Prozent
Hören und Sehen	50 Prozent
Hören, Sehen und darüber reden	70 Prozent
Hören, Sehen, darüber reden und aktiv Handeln	90 Prozent

Doch nun zurück zum Vokabellernen: Auch in Ausbildung und Studium der Pflege- und Therapieberufe nimmt das Lernen von Fachbegriffen einen großen Raum ein. Fachbegriffe sind im Grunde genommen Vokabeln und müssen genauso gebüffelt werden. Gerade zu Ausbildungsbeginn fühlen sich Lernende häufig von den vielen neuen Begriffen erschlagen. Das berichten vor allem diejenigen, die über keine Lateinkenntnisse verfügen. Den Gesundheitslehrbüchern fehlt im Gegensatz zu den Sprachlehrbüchern häufig das Glossar, die altbekannte Lerntechnik greift also nicht (mehr) bzw. steht nicht mehr zur Verfügung. Lernende bewahren die Begriffslisten mit den neuen Worten häufig in ihren verschiedenen Ordnern zu den Lernfeldern auf, teils in Form von Kopien oder Arbeitsblättern, die ihnen im Unterricht ausgehändigt wurden, teils als persönliche Mitschriften.

Auf der einen Seite ist es sehr wichtig und hilfreich, wenn alle Begriffe in dem Zusammenhang abgelegt werden, in den sie gehören – also in dem entsprechenden Ordner. Auf der anderen Seite erschwert es aber das Auffinden, wenn man die Begriffe nachschlagen oder lernen möchte. Wenn Lernwiederholungen einen positiven Einfluss auf den Verlauf der Vergessenskurve haben und mehrere Wiederholungen sinnvoll sind (vgl. Seite 32), reicht die vollständige Ablage der Begriffe als Lernmaterial sortiert nach Lerneinheiten nicht aus. Ich empfehle den Lernenden direkt zu Ausbildungsbeginn, entweder ein alphabetisch aufgebautes Glossar als Ringbuch anzulegen oder mit Karteikarten zu arbeiten (vgl. Seite 142) - man kann natürlich auch beides kombinieren. Jede Technik hat Vor- und Nachteile und muss individuell erprobt werden.

Ich möchte an dieser Stelle einige Lerntechniken vorstellen, die ich mit Lernenden mit großem Erfolg erprobt habe und von denen mir viele Lernenden berichtet haben, dass sie sie für nützlich finden und deshalb beibehalten haben.

Vergleich „Return on Investment"

In der Wirtschaft gibt es den Begriff „return on investment". Der Begriff meint das Verhältnis zwischen Investition und Gewinn (*Wirtschaftslexikon,* 2018). Auch in der Wirtschaft muss an vielen Stellen zunächst investiert werden (hier allerdings häufig in monetärer Form), und der Gewinn wird erst zu einem späteren Zeitpunkt sicht- und spürbar. Einigen Lernenden erzähle ich den Vergleich, um sie davon zu überzeugen, dass sich der Versuch lohnt, eine andere Strategie auszuprobieren. Zurückkehren kann man immer, wenn es nicht funktioniert.

4.6.1 Visualisierungstechniken

Wenn wir eine interessante Information im Radio hören, ist sie häufig sehr schnell wieder aus dem Gedächtnis verschwunden. Denn sie wird nur von einem Sinnesorgan aufgenommen und ist wenig anschaulich (vgl. Tabelle 4-3 auf Seite 133). Eine Methode zur Verbesserung der Behaltensleistung, ist die Visualisierung der Informationen, indem man sie in abstrakte oder reale „Bilder" umwandelt. Ein altes Sprichwort sagt zu Recht, dass ein Bild mehr sagt als tausend Worte. Visualisieren ist vor dem geistigen Auge, auf dem Papier und auch am Computer möglich. Wobei die letzten zwei Möglichkeiten unter Umständen nachhaltiger und auch für Dritte sichtbar sind (Rottloff, 2005). Auch die Ergänzung von Mitschriften aus dem Unterricht oder Exzerpten von Fachtexten durch kleine Zeichnungen oder Skizzen erhöht die Merkfähigkeit enorm. Besonders für sehr abstrakte Informationen eignet sich die Vorstellung von Bildern, daher stammt wohl auch der Ausdruck „Das hast du dir ausgemalt". Kindern gelingt das viel besser als Erwachsenen, die mit der Zeit immer mehr die rechte Gehirnhälfte vernachlässigen (vgl. Seite 135 f).

Besonders gut einprägsam sind gefühls- und ausdrucksstarke Bilder. „Farbe, Fantasie, Rhythmus, Humor, Übertreibung und Absurdität helfen dabei" (Kullmann & Seidel, 2005, S. 67), Begriffe besser zu speichern. Besonders, wenn sie miteinander verbunden und in Bewegung sind. Das Erstellen von Bildern im Kopf ist für viele Lernende ungewohnt und fällt denjenigen Lernenden, die sehr fantasievoll sind, leichter als den übrigen. Eine neue Information wird mit einem Bild verknüpft, was die Arbeit des Gedächtnisses erleichtert. Denn es ist nach einiger Übung schneller in der Lage, neue Informationen mit bereits bekannten Gedächtnisinhalten zu verbinden. Aber eben erst nach einiger Übung, die Mühe müssen sich Lernende zunächst machen.

Mit dem Erstellen eines kompetenzorientierten Lebenslaufes (vgl. Arbeitsblatt 6) habe ich bereits eine Visualisierungsmöglichkeit vorgestellt, die die individuellen Stärken und Schwächen Lernender sichtbar macht. Bezogen auf den Lernstoff sind vielfältige Formen der Visualisierung denkbar, hierzu einige Beispiele:

Kopfbild erstellen

Als Kopfbild bezeichne ich die bildhafte Projektion eines Sachverhaltes oder Zusammenhangs im Gedächtnis, das zur besseren Veranschaulichung deutlich übertrieben sein kann. Kopfbilder sind häufig mit Geschichten verknüpft.

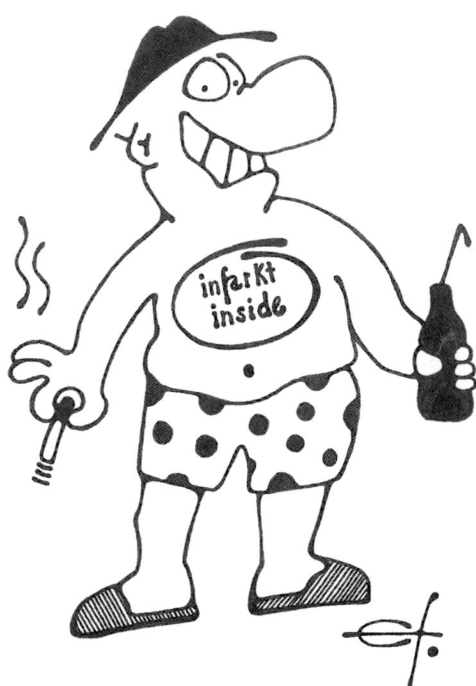

Abb. 4-5: Kopfbild. (Zeichnung: Elmar Frink)

Die Risikofaktoren für einen Herzinfarkt-sind: Übergewicht, Rauchen, Bluthochdruck, Stress, Bewegungsmangel, hohe Blutfettwerte, Diabetes mellitus.

Stellen Sie sich einen dicken, rauchenden Menschen mit hochrotem Kopf vor, der völlig gestresst den ganzen Tag auf dem Sofa sitzt und fettige Würstchen mit Zucker isst. Dieses Bild verankert sich im Kopf und lässt sich dort schnell abrufen. Wer sich gleichzeitig die sieben für die Anzahl der (zu merkenden) Risikofaktoren einprägt, nutzt eine weitere Hilfe, die beim Aufzählen der Einzelpunkte ein klares Listenende setzt und damit Vollständigkeit beim Aufzählen garantiert, was beispielsweise in Klausuren hilfreich sein kann.

Mindmap erstellen

Ein Mindmap ist die graphische Darstellung von Zusammenhängen, Gedanken oder Ideen. Die zentrale Idee, der zentrale Begriff oder das zentrale Bild steht in der Mitte. Von dort gehen Linien zu verwandten Begriffen oder Unterthemen ab. Es können beliebig viele weitere Unterebenen hinzugefügt werden, so dass ein Mindmap auch sehr komplexe Zusammenhänge in unterschiedlicher Breite und Tiefe darstellen kann. Allerdings ist hier Vorsicht geboten, denn zu viele Details gehen zu Lasten der Übersichtlichkeit. Mindmaps sprechen sowohl künstlerische alsauch mathematisch-logische Bereiche des Gehirns an (Onpulson, o.J.) und aktivieren damit beide Gehirnhälften.

Mindmaps geben eine gute Übersicht zum Gesamtthema und liefern Ideen für die Planung von Lernaktivitäten, weil sie die Unterkategorien nicht nur visualisieren, sondern auch quantifizieren (ebenso wie die Zahl sieben

Praxistipp: Erzeugen Sie im Unterricht Kopfbilder

Ein Cartoon in der Powerpoint-Präsentation ohne schriftlichen Text, stattdessen verbunden mit einer vom Lehrer erzählten Geschichte oder Anekdote, erzeugt nicht nur eine angenehme Unterrichtsatmosphäre, sondern auch bleibende Bilder in den Köpfen der Lernenden. Bei Stoffwiederholungen, zum Beispiel zu Beginn einer Unterrichtsstunde, erinnern sich die Lernenden häufig zuerst an das daran geknüpfte Bild und erst im zweiten Schritt an den Inhalt. Manchmal treffe ich Lernende auf dem Schulflur, die sich bei meinem Anblick an ein bestimmtes Bild aus dem Unterricht erinnern und mir das dann auch gleich mitteilen. Besonders häufig erlebe ich dies in Zusammenhang mit meinen Unterrichten zum rückengerechten Arbeiten. Wenn die Lernenden mich auf dem Flur sehen, korrigieren sie sehr spontan und plötzlich ihre Haltung. Über solche Lernstoffwiederholungen, für die ich als Signal wirke, freue ich mich ganz besonders. Denn dann geschieht das Lernen (bzw. Wiederholen) ganz nebenbei und nimmt nicht einmal „extra" Zeit in Anspruch.

beim Kopfbild weiter oben). Vor allem zur ersten Orientierung in einem neuen Themenkomplex sind sie für viele Lernende (und Lehrende) hilfreich.

Mindmaps lassen sich sowohl mit Stift und Papier als auch am Computer erstellen. Die Nutzung von Computerprogrammen hat den Vorteil, dass Erweiterungen oder Reduzierungen jederzeit möglich sind, ohne dass gleich die gesamte Darstellung neu angefertigt werden muss.

Das in Abbildung 4-6 exemplarisch dargestellte Mindmap zur Anatomie und Physiologie der Niere habe ich mit Hilfe des Mindmapping- und Brainstorming-Tools XMind erstellt. Es handelt sich um eine Open Source-Software, deren kostenlose Version nahezu selbsterklärend ist. Sie kann unter der Webadresse www.xmind.net/de/download/ heruntergeladen werden.

Praxistipp: Mindmaps konsumieren und produzieren

Es ist sinnvoll, Lernenden visualisierte Übersichten im Unterricht zu überreichen. Nachdem sie den Umgang mit Mindmaps gewohnt sind, können sie auch selbstständig in Einzel- oder Gruppenarbeiten ihre eigenen Mindmaps erstellen und sich so darin üben. So kann am Ende anstatt eines Exzerptes auch ein Mindmap das Ergebnis einer Textbearbeitung sein. Natürlich entscheiden die Lernenden individuell, welche Methode der Zusammenfassung sie bevorzugen. Dennoch bieten sich innerhalb der Lehre viele Möglichkeiten, die Lernenden methodisch zu Visualisierungsübungen zu ermuntern und sie dabei anzuleiten.
Folgender Hinweis für die Lernenden bei der Erstellung von Mindmaps ist sehr wichtig: Da Mindmaps keine Detailinformationen enthalten, gehört die Quelle, aus der die Informationen stammen, immer zum Mindmap dazu. Dann können die Lernenden auch nach einiger Zeit sehr schnell die Details nachlesen und die einzelnen Dokumente im Lernprozess unkompliziert zusammenfügen. Das spart viel Zeit und Energie und beugt Frust vor.

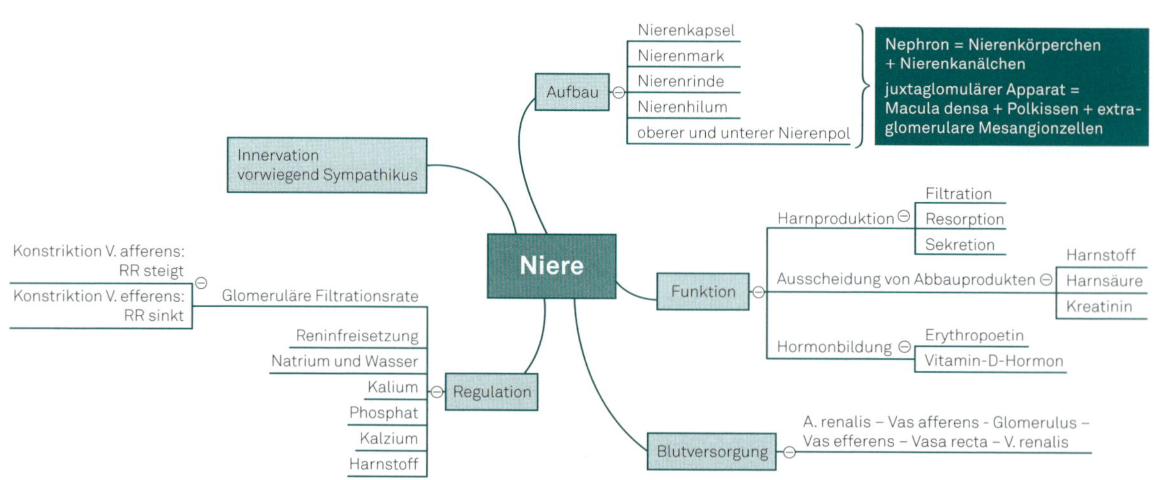

Abbildung 4-6: Beispiel-Mindmap: Übersicht zur Niere

Tabellen erstellen

Tabellen eignen sich ebenfalls sehr gut zur Systematisierung von Lerninhalten, denn sie ermöglichen die Einteilung in Kategorien. In Tabellen lassen sich Informationen organisieren und wiedergeben, indem man sie in Spalten und Zeilen einordnet. Sie können hervorragend Gegensätze aufzeigen oder Alternativen gegenüberstellen. Wenn Tabellen in Stichpunkten angefertigt werden, erhöhen sie durch die deutliche Textreduktion die Übersichtlichkeit der zusammengefassten Fakten. Außerdem lassen sich die Inhalte aus Stichpunkten später besser lernen und verstehen, im Gegensatz zum lernen mit ganzen Sätzen aus Texten. Denn Tabellen vereinfachen das Verstehen, Lesen und Vergleichen von Zahlen und Texten. Ich kenne viele Lernende, die die Arbeit mit Tabellen im Verlauf ihrer Ausbildung oder ihres Studiums immer mehr schätzen lernen und immer häufiger Tabellen entwerfen und verwenden. Als Beispiel habe ich für dieses Buch **Tabelle 4-4** erstellt, welche die Unterschiede zwischen Arterien und Venen darstellt.

Praxisbeispiel für eine Übungsaufgabe zur Visualisierung

Im Lernfeld Lernen und Lerntechniken der Pflege- und Therapieberufe bespreche ich mit den Lernenden nicht nur verschiedene Lerntechniken in der Theorie. Ich gebe ihnen dazu konkrete Arbeitsaufträge, deren Ergebnisse schließlich im Plenum vorgestellt, miteinander verglichen und gegebenenfalls diskutiert werden. Ein Ziel dabei ist es, neue Ideen zu generieren und Gespräche unter den Lernenden zu initiieren. Alternativ können Lehrende aber auch für allgemeine Arbeitsaufträge, die die Lernenden im Unterricht bearbeiten, neben inhaltlichen Rückmeldungen auch ein Feedback zur Präsentations- und Visualisierungsform geben. Das geht schnell und hilft den Lernenden oft sehr.
Im folgenden Arbeitsauftrag auf Seite 138 bearbeiten die Lernenden einen für alle Ausbildungen relevanten Text zur Kommunikation. Diesen fassen sie mit der Visualisierungstechnik zusammen, die sie für geeignet halten oder die ihnen besonders gut gefällt. Die Ergebnisse sind vielfältig, zwei Exemplare finden Sie im Anschluss an das Arbeitsblatt.

Tabelle 4-4: Unterschiede zwischen Arterien und Venen

Arterien	Venen
führen Blut vom Herzen weg	führen Blut zum Herzen hin
dicke Gefäßwände	dünne Gefäßwände
keine Klappen	Venenklappen
hoher Blutdruck	niedriger Blutdruck
viele elastische Fasern	wenig elastische Fasern
die meisten Arterien (Körperkreislauf) führen sauerstoffreiches Blut	die meisten Venen (Körperkreislauf) führen sauerstoffarmes Blut
die Arterien im Lungenkreislauf führen sauerstoffarmes Blut	die Venen im Lungenkreislauf führen sauerstoffreiches Blut

Arbeitsauftrag: Visualisierung
Erstellen Sie unter Zuhilfenahme des Textes eine Übersicht über die verschiedenen Bestandteile der Kommunikation. Nutzen Sie dabei eine Visualisierungstechnik ihrer Wahl.

Kommunikation, der Einsatz von Worten, Stimme und Körper
Kommunikation ist ein Prozess, in dem Nachrichten von einem Sender zu einem oder mehreren Empfängern übermittelt werden. Sie findet niemals nur über Worte statt, denn Menschen „verhalten" sich auf vielseitige Weise und senden mehrere Signale gleichzeitig. Dabei kommen drei Aspekte zusammen: Die Kinesik (= Mimik, Gestik, Körperhaltung), die Proxemik (= Verhalten im Raum) und die Prosodik (= menschliche Stimme), hinzu kommt die äußere Erscheinung (Kleidung, Frisur). Kommunikation hat demnach verbale, paraverbale und nonverbale Anteile. Während der verbale Anteil einer Botschaft auch gelesen werden kann, wird der nonverbale Anteil als Körpersprache gesehen und der paraverbale über das Hören aufgenommen. Am Telefon hat die paraverbale Kommunikation die größte Bedeutung.

Kinesik
Die **Mimik** (Gesichtsausdruck) besteht aus den Bewegungen des Gesichts, die nicht rein funktionell bedingt sind (wie Kauen, Lidschlag etc.), sondern in erster Linie dem emotionalen Ausdruck dienen.

Als **Gestik** bezeichnet man Bewegungen mit kommunikativer Aussage. Sie kann sprachliche Aussagen unterstützen oder ersetzen. Sie sind Ausdruck von Stimmung, Antrieb und Handlungsbestrebungen. Zur Gestik gehören Körperhaltung und Körperbewegung.

Proxemik
Die Proxemik beschreibt, dass Menschen auch über Distanz und Berührungen kommunizieren. Proximus ist lateinisch und bedeutet der Nächste. Die Proxemik beschreibt die Signale von Individuen, die sie durch das Einnehmen einer bestimmten Distanz zueinander austauschen. Edward Hall hat vier verschiedene Distanzzonen beschrieben. Das Raumverhalten ist abhängig

- von der aktuellen Situation
- Von kulturspezifischen Normen
- Vom Geschlecht
- Vom Beruf des Gegenüber
- Von individuellen Faktoren
- Von der Vertrautheit der Personen

Prosodik
Prosodik ist die Art und Weise des Sprechens. Dazu gehören Stimmlage, Tonfall, Resonanzraum, Lautstärke, Sprechtempo und Sprachmelodie. Die Prosodik ist stark kulturspezifisch geprägt.

Ergebnisse
Finden Sie zwei exemplarische Ergebnisse des Arbeitsauftrages von je einem Lernenden aus der Physiotherapie und der Gesundheits- und Krankenpflege.

Hinweis: Die Bestandteile der Kommunikation sowie die Wichtigkeit für das persönliche Wirken wurden bereits im Kapitel „Erfolgreich präsentieren" ab Seite 122 dargestellt. Abbildung 4-4 zeigt auf Seite 125 eine weitere Möglichkeit der Visualisierung desselben Textes.

4.6.2 Eselsbrücken

Eselsbrücken sind wohl die bekanntesten und am meisten verbreiteten Merkhilfen. Es gibt sie für alle denkbaren Bereiche. Sie werden von der Grundschule bis ins hohe Alter angewendet und viele werden von einer Generation zur nächsten weitergegeben. Selbst nach 40 oder 50 Jahren haben die Menschen Sprüche wie „753 – Rom schüpft aus dem Ei" oder „Gar nicht wird gar nicht zusammengeschrieben" im Kopf (Geuenich et al., 2017). In meinen Vorträgen fällt mir immer wieder auf, wie schnell (oft schon nach einer Minute) Menschen sämtliche

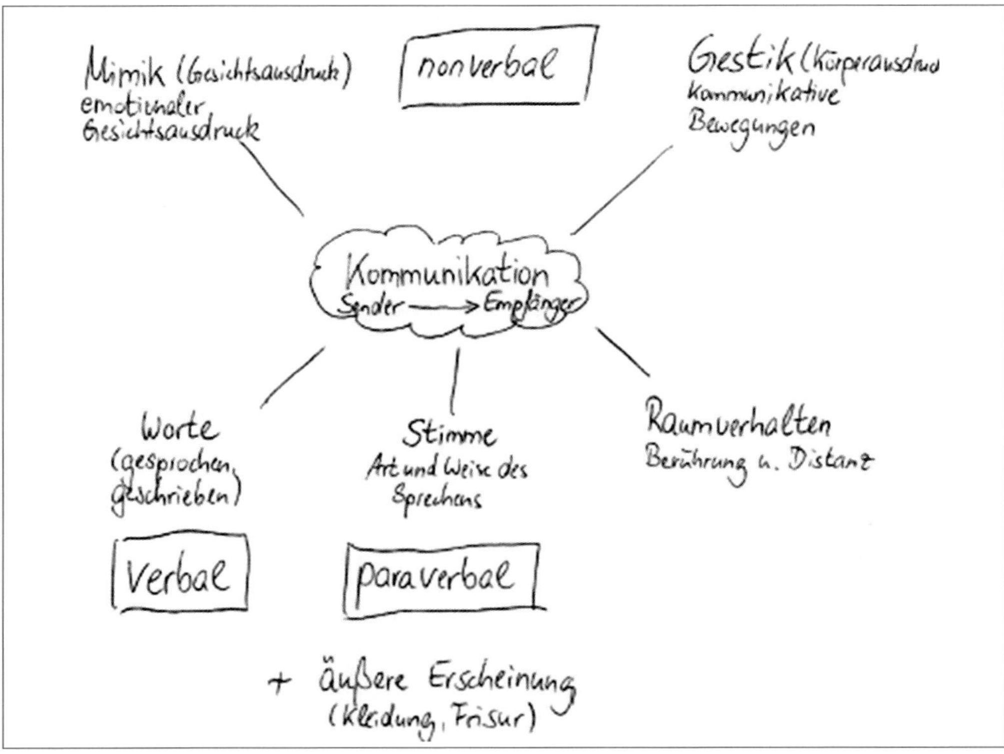

Abbildung 4-7: Eine Physiotherapie-Studentin hat die Methode Mindmap genutzt.

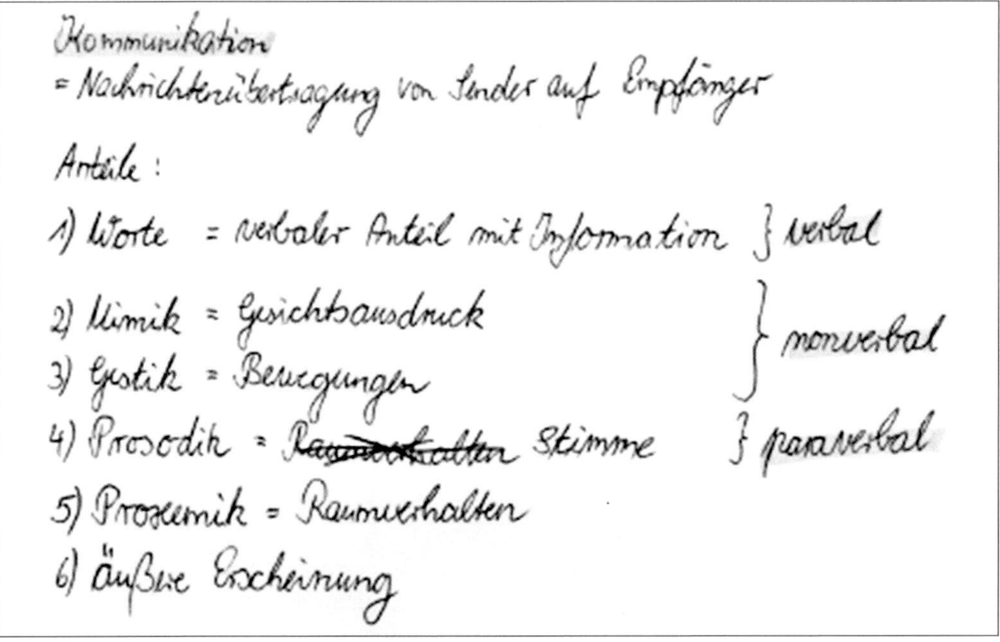

Abbildung 4-8: Ein Auszubildender der Gesundheits- und Krankenpflege hat eine Liste erstellt.

Bundeskanzler, die Deutschland bisher hatte, in der richtigen Reihenfolge von dem folgenden Merksatz ableiten können:

„Alle ehemaligen Kanzler bringen samstags knusprige Semmeln mit".

Die Anfangsbuchstaben der Worte stehen für jeweils einen Kanzler, die Liste lautet: Adenauer, Erhard, Kiesinger, Brandt, Schmidt, Kohl, Schröder und Merkel. Lediglich bei Herrn Kiesinger haben einige meiner erwachsenen Teilnehmer immer mal wieder Schwierigkeiten, sich den Namen zu merken. Dass diese Eselsbrücke besonders hilfreich ist, beruht auf der Tatsache, dass die Namen allesamt bekannt oder zumindest nicht neu, aber für viele nicht spontan abrufbar sind. Die kurze Wiederholung durch den Merksatz, der die richtige Reihenfolge enthält, hilft schnell beim Aufrufen der Liste aus dem Langzeitgedächtnis.

Viele Menschen nutzen Eselsbrücken sehr erfolgreich. Es sind Reime, Akronyme und Assoziationen, die die Kernaussage der Information, die sie sich merken wollen, zusammenfassen. Auch Reime funktionieren außerordentlich gut und werden deshalb besonders häufig verwendet, übrigens auch in der Werbung. Denken Sie einmal an Haribo, deren Produkte nicht nur Kinder froh machen ...

Für medizinische Themen gibt es bereits viele Eselsbrücken. Die meisten Internetseiten, die Eselsbrücken listen, richten sich an angehende Mediziner, aber dort findet man auch einige für die Gesundheitsfachberufe relevante Lernhilfen. Hier eine Auswahl an Seiten:

- https://www.praktischarzt.de/blog/merksaetze-in-der-medizin-eselsbruecken/
- https://m.thieme.de/viamedici/vorklinik-lern-und-pruefungstipps-1499/a/lern-und-pruefungstipps-eselsbruecken-15433.htm
- https://www.geo.de/geolino/wissen/15254-rtkl-lernen-eselsbruecken-fuer-medizin
- https://www.studiblog.net/2015/06/14/merksprueche-medizin-nerven-organe/
- https://schwestergelaester.com/leichtes-lernen-eselsbrucken-fur-die-ausbildung/eselsbrucken-anatomie/

Am besten sind jedoch die Lernhilfen, die die Lernenden für sich selbst entwickeln. Wenn sie dabei Reime bilden, verbinden sie auf ideale Weise die rechte und die linke Gehirnhälfte. Dabei ist die linke Hälfte für die Steuerung der Information und logischen Verknüpfung zuständig, während die rechte Hälfte die Fantasie beisteuert. Darüberhinaus verbessert das Erfinden neuer Reime die Sprachfähigkeit und erweitert den aktiven Wortschatz. Das hält das Gehirn flexibel (vgl. Seite 37ff.). Ich habe eine Auswahl von Merkhilfen zusammengestellt, die für die Ausbildung in den Gesundheitsfachberufen hilfreich sein können (**Arbeitsblatt 24**). Sie stammen nicht von mir persönlich, sondern sind weit verbreitete und von vielen Lehrenden genutzte Lernhilfen.

4.6.3 Spickzettel

Fast jeder hat schon einmal einen Spickzettel geschrieben, den kleinen Helfer in der Not. Er beruhigt die Nerven und hilft im Notfall auf die Sprünge. Allerdings ist er verboten und das Risiko, in der Prüfung erwischt zu werden, ist groß.

Dennoch sind Spickzettel aus lernpsychologischer Sicht durchaus sinnvoll – nicht während einer Prüfung, sondern bei der Vorbereitung. Wenn ein Spickzettel gut gestaltet ist, hilft er beim finalen Lernen. Denn auf ihm stehen nur (noch) die Lerninhalte, die partout nicht in den Kopf wollen.

Das Anfertigen von Spickzetteln hat viele Vorteile. Besonders wertvoll sind sie, wenn sie von den Lernenden selbst geschrieben und nicht von anderen übernommen oder aus Büchern kopiert werden. Schon und gerade bei der Anfertigung setzen sich die Lernenden aktiv mit dem Lernstoff auseinander. Jedes Detail steht an einem bestimmten Platz auf dem

Arbeitsblatt 24

Eselsbrücken für die Ausbildung

(als Download verfügbar unter: www.hgf.io/schubert-lernenlehren-arbeitsmaterialien)

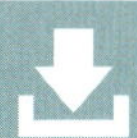

1. Die Zellen des Tastsinns der Haut

Merkhilfe: Die Merkel drückt den Meissner, bei dieser Berührung vibriert Vater Pacini und ruft nach Dehnung.
Erklärung: Merkelzellen = Druck; Meissner-Körperchen = Berührung; Vater-Pacini-Körperchen = Vibration; Ruffini Körperchen = Dehnung.

2. Fettlösliche Vitamine

Merkhilfe: EDEKA.
Erklärung: Es gibt nur 4 fettlösliche Vitamine (A, D, E und K), die das Wort EDEKA bilden.

3. Die Herzklappen von rechts nach links

Merkhilfe: **T**äglich **p**ulsiert **m**eine **A**orta.
Erklärung: **T**ricuspidalklappe; **P**ulmonalklappe; **M**itralklappe; **A**ortenklappe.

4. Osteoblasten und Osteoklasten

Merkhilfe: Osteo**b**lasten **b**auen, Osteo**k**lasten **k**lauen.
Erklärung: Die gleichen Buchstaben gehören zusammen (b und b; k und k)

5. Die chemische Formel für Alkohol

Merksatz: **H**err **O**ber, **5 H**elle, **2 C**ognac
Erklärung: Von rechts nach links gelesen kann man die Formel C_2H_5OH ableiten.

6. Hypertonie und Hypotonie

Merkhilfe: Der Po**po** befindet sich unten.
Erklärung: Hypertonie = hoher Blutdruck; Hy**po**tonie = niedriger Blutdruck (hier steckt ein po drin, ebenso wie im unten liegenden Popo).

Nach demselben Prinzip funktionieren die beiden folgenden Merkhilfen.

7. Sprachregionen im Zentralen Nervensystem

Merkhilfe:
Br**o**ca Zentrum: Fr**o**ntallappen, m**o**torische Aphasie
W**e**rnicke Zentrum: T**e**mporallapen, s**e**nsorische Aphasie

8. Konvex und konkav

Merkhilfe: Pod**ex** ist konv**ex**.

9. Magenschleimhaut

Die **Beleg**schaft ist **sauer** und **integrant**, weil die im **Neben**gebäude nur **schleimen** und die **Haupt**geschäftsführer nur **Pepsi** trinken.
Belegzellen: Salzsäure, intrinsic factor
Nebenzellen: Schleim
Hauptzellen: Pepsinogen

10. Pankreas

In **B**erlin **g**lotzen **a**lle!
Insulin: **B**-Zellen der Langerhans-Inseln
Glucagon: **A**-Zellen der Langerhans-Inseln

11. Größe der Milz

4711 (wie Kölnisch Wasser)
4 cm x 7 cm x 11 cm

12. Fußwurzelknochen

Springe mit dem Fersenbein munter in den Kahn hinein.
Keile gibt es 1, 2, 3, seitlich bei der Würfelei.
Sprungbein, Fersenbein, Kahnbein, Keilbeine, Würfelbein

13. Hüftgelenksadduktoren

Peter **l**iegt **g**erne **b**ei **M**arie.
M. **p**ectineus, M. adductor **l**ongus, M. **g**racilis, M. adductor **b**revis, M. adductor **m**agnus

14. Unsichere Todeszeichen: ABRAHAM

Abkühlung, **B**lässe, **R**eflexlosigkeit, **A**temstillstand, **H**erz-Kreislauf-Stillstand, **A**tonie der Pupillen, **M**uskelstarre

15. Sichere Todeszeichen: TAFT

Totenflecke, **A**utolyse, **F**äulnis, **T**otenstarre

Praxistipp: Helfen Sie den Lernenden, gute Spickzettel zu erstellen

Auch wenn es komisch klingt: viele Lernende profitieren davon, eine Anleitung zu erhalten, wie man einen Spickzettel erstellt. Denn sie haben Schwierigkeiten, Prioritäten zu setzen und sich auf die Lerninhalte zu konzentrieren, die ihnen besonders schwerfallen. Statt eines Spickers schreiben sie lange Zusammenfassungen oder sie beginnen bei allen Lernaktivitäten immer wieder auf Seite 1 ihres Skriptes oder Ordners – und kommen häufig schlecht voran.

Bei der Anleitung zu einem guten Spickzettel geht es nicht darum, den Lernenden die besten Verstecke zu empfehlen, sondern um ihren Einsatz als Lerntechnik. Die Checkliste (**Arbeitsblatt 25**) auf Seite 143 enthält Tipps für das Anfertigen von Spickzetteln, die ich den Lernenden häufig im Unterricht aushändige. Sie ist entstanden in Anlehnung an die Empfehlungen der Betzold GmbH in Ellwangen (www.betzold.de).

Zettel. Im Ernstfall erscheint den Lernenden während der Prüfung ein inneres Bild vom Zettel vor ihren Augen, sie produzieren ein Kopfbild (vgl. Seite 135). Sie erinnern sich genau, wo der bestimmte Begriff, nach dem sie gerade suchen, auf dem Spickzettel steht. In den meisten Fällen fällt ihnen der Begriff dann schnell wieder ein.

Ein weiterer Vorteil ist, dass ein echter Spicker tatsächlich nur eine Seite umfasst. Dadurch kann er problemlos beispielsweise in der Hosentasche überall hin mitgenommen (nur bitte nicht in die Prüfung) und auch unterwegs angeschaut werden. Das ermöglicht ein Lernen zwischendurch und nebenbei.

Einige Lernende schreiben im Lernprozess mehrere Spickzettel, die immer kürzer werden. Das ist eine gute Selbstbestätigung dafür, dass ihr Lernen Fortschritte macht. Vorausgesetzt, sie erkennen das. Lernende dabei zu unterstützen, gute Spickzettel anfertigen zu können, sehe ich als eine meiner Aufgaben als Lerncoach. Viele Lernende berichten mir, dass sie ihre Spickzettel positiv in zwei Aspekten empfinden: Zum einen fühlen sie sich sicherer und sind vor der Prüfung weniger angespannt, und zum anderen erleben sie die Prüfungssituation selbst dadurch weniger belastend.

4.6.4 Karteikarten

Grundsätzlich können alle denkbaren Lerninhalte mit einem Karteikartensystem gelernt werden. Für die Wiederholung von Vokabeln und Fachbegriffen ist die Nutzung von Karteikarten sehr verbreitet. Je früher in Ausbildung oder Studium die Lernenden mit dem Aufbau und der Nutzung des Systems beginnen und je mehr Wiederholungen sie durchführen, desto schneller werden sie die vielen neuen Begriffe behalten und anwenden können. Leider ist das Gedächtnis kein Fotoapparat, es kann neue Eindrücke nicht nach einem einmaligen Schnappschuss für immer festhalten (Geuenich et al., 2017). Um neue Begriffe langfristig behalten zu können, muss die Technik also häufiger angewendet werden. Richtig eingesetzt sind Lernkarteien für viele Lernende sehr nützlich.

Für eine Lernkartei benötigt man einen Kasten mit mindestens fünf Fächern sowie Karteikarten in einer zum Kasten passenden Größe. Zwischen den Fächern befinden sich Trennwände. Je weiter hinten das Fach ist, desto größer sollte es sein.

Dann werden die Karteikarten einheitlich beschriftet. Auf die Vorderseite kommt der Begriff, die Frage oder das Thema, auf die Rückseite die Bedeutung, die Antwort oder die sonstigen Erklärungen. Dann werden die fertigen Karten in das erste Fach gelegt. Jede Karte, die richtig beantwortet bzw. bearbeitet wurde, wandert in das zweite Fach. Ist die Antwort falsch, bleibt die Karte im ersten Fach. Mit Fach zwei und drei etc. wird ebenso verfahren. Wenn die Antwort stimmt, geht die Karte weiter ins

Arbeitsblatt 25

Tipps für die Erstellung von Spickzetteln

(als Download verfügbar unter: www.hgf.io/schubert-lernenlehren-arbeitsmaterialien)

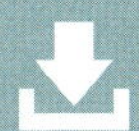

Wenn Sie sich auf Prüfungen vorbereiten, nutzen Sie die Lerntechniken, mit denen Sie gut zurechtkommen. Wenn Sie kurz vor der Prüfung das Gefühl haben, dass Sie sich einige Dinge einfach nicht merken können, fertigen Sie doch einmal einen Spickzettel an, der Ihnen an genau diesen Stellen auf die Sprünge hilft. Die folgende Checkliste enthält einige Tipps für das erfolgreiche Anfertigen von Spickzetteln.

Ich wünsche Ihnen viel Erfolg.

- ✓ Schreiben Sie Ihren Spickzettel per Hand und nicht mit dem Computer.
- ✓ Schreiben Sie nicht ab, sondern formulieren Sie selbst. Dabei denken Sie über den Lernstoff nach und verinnerlichen ihn schneller.
- ✓ Strukturieren Sie Ihren Spickzettel durch Überschriften, Markierungen, Aufzählungszeichen, Verbindungslinien o.ä.
- ✓ Komprimieren Sie Ihren Spickzettel. Nutzen Sie maximal ein Blatt im DIN A 4-Format, besser ist DIN A 5. Dadurch lernen Sie, die wichtigsten Dinge zu erkennen.
- ✓ Behalten Sie das große Ganze im Blick. Nur dann können Sie das Wesentliche filtern.
- ✓ Werden Sie immer kleiner. Wenn Sie zu Beginn mit einem Blatt nicht auskommen, erstellen Sie zunächst einen größeren Spicker, den Sie später nochmals kürzen. Das wiederholte Reflektieren erhöht den Lerneffekt.
- ✓ Verwenden Sie einfache Formulierungen und möglichst keine ganzen Sätze, sondern Schlüsselworte oder Stichpunkte.
- ✓ Kennen Sie Ihre Wissenslücken und schreiben Sie insbesondere diese auf den Spicker. Ein Spickzettel ist keine Zusammenfassung, sondern eine Lernhilfe.
- ✓ Fertigen Sie da, wo es sich anbietet, Schaubilder, Mindmaps o.a. Visualisierungen an, um in ihrem Kopf Bilder vom Lerninhalt zu erzeugen.
- ✓ Schreiben Sie nur Dinge auf, die Sie verstanden haben. Bei Verständnisproblemen sollten Sie besser nachschlagen oder Ihren Dozenten fragen

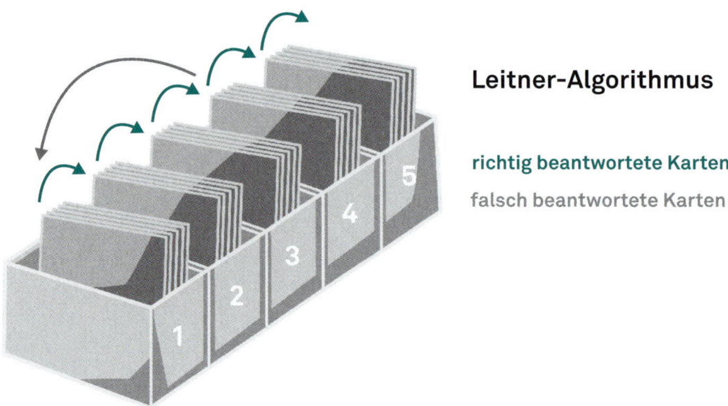

Abbildung 4-9: Leitner-Prinzip beim Lernen mit Karteikarten. (Quelle: sofatutor GmbH, Grünberger Str. 54, 10245 Berlin, mit freundlicher Genehmigung)

nächste Fach, ist sie falsch, geht sie zurück ins erste Fach (nicht in das vorherige!). Karten, die nicht beherrscht werden, werden also grundsätzlich in das erste Fach zurückgelegt, egal wie weit hinten sie bereits eingeordnet waren.

Wichtig ist es, die Karten aus den vorderen Fächern häufiger zu wiederholen als die aus den hinteren. Die Karten aus dem ersten Fach werden am besten täglich wiederholt, die aus dem zweiten Fach alle 2–3 Tage, die Karten aus Fach 3 nur noch einmal pro Woche. Für das vierte Fach reicht eine Wiederholung nach ca. 4 Wochen aus. Denn je weiter hinten die Karten angekommen sind, desto besser wird der Inhalt beherrscht und desto seltener muss er wiederholt werden. Das liegt am Prinzip der Vergessenskurve (vgl. Seite 32).

Lernkarteisysteme haben viele Vorteile. Zum einen sparen sie Zeit, denn der Lernstoff wird so oft wie nötig wiederholt, aber nicht häufiger. Das Lerntempo kann individuell gesteuert werden und die schwierigen Karten bleiben automatisch im Fokus der Lernenden, da sie im ersten Fach aufbewahrt und dadurch häufiger wiederholt werden.

Zum anderen sind mit einer gut geführten Lernkartei alle wichtigen Informationen zusammengefasst und stets griffbereit, vorausgesetzt man legt die Karten nach der Benutzung immer wieder in den Kasten zurück. Die Karten können direkt oder auch später durch eigene Anmerkungen, Markierungen oder Skizzen ergänzt werden.

Außerdem eignen sich Karteikarten besonders gut für das Lernen unterwegs, da sie nicht zu groß sind und auch in Teilen mitgenommen werden können.

Karteikarten gibt es in verschiedenen Größen. Für einfache Begriffe und ihre Übersetzung reicht ein kleines Format aus. Sollen komplexe Sachverhalte mit Skizzen oder Abbildungen eingetragen werden, bietet es sich an, ein DIN A 6- oder DIN A 5-Format zu wählen.

Die folgenden Karteikarten (**Abb. 4-10a bis 4-10d**) stammen aus meinem eigenen Fundus und sollen als Beispiele dienen. Die Muskelkarten habe ich aus meiner Physiotherapieausbildung aufbewahrt, sie sind mittlerweile über 30 Jahre alt. Die Karten zu den Lage- und Richtungsbezeichnungen nutze ich als Lernmaterial für den Unterricht in den Gesundheitsfachberufen.

Jede Muskelkarte beinhaltet auf der Vorderseite den Muskelnamen und Angaben zu Ursprung, Ansatz, Funktion und Nervenversorgung. Auf der Rückseite habe ich Hinweise zum Verlauf oder zu Besonderheiten, zum Beispiel bei Verletzungen, hinzugefügt. Diese Karten habe ich im DIN A6-Format angefertigt.

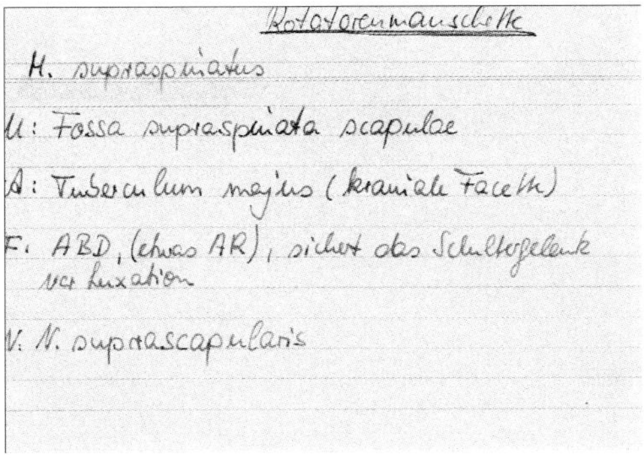

Rotatorenmanschette
M. supraspinatus
U: Fossa supraspinata scapulae
A: Tuberculum majus (kraniale Facette)
F: ABD, (etwas AR), sichert das Schultergelenk vor Luxation
I: N. suprascapularis

Abbildungen 4-10a

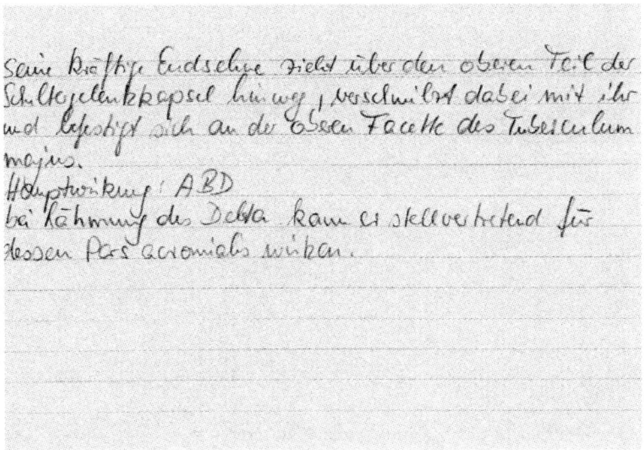

Seine kräftige Endsehne zieht über den oberen Teil der Schultergelenkkapsel hinweg, verschmilzt dabei mit ihr und befestigt sich an der oberen Facette des Tuberculum majus.
Hauptwirkung: ABD
bei Lähmung des Delta kann er stellvertretend für dessen Pars acromialis wirken.

Abbildungen 4-10b

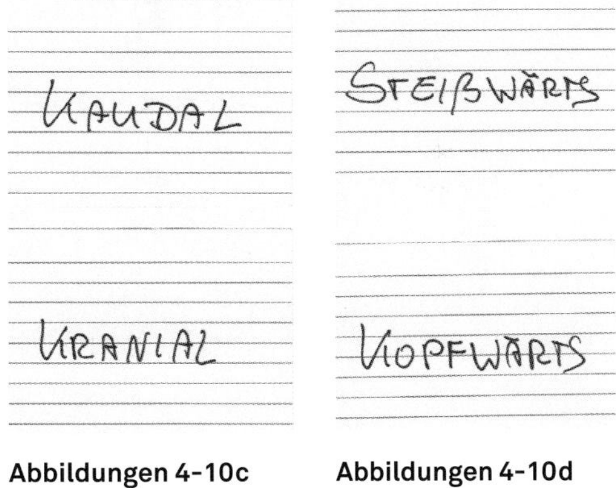

Abbildungen 4-10c **Abbildungen 4-10d**

Die Karten zu den Lage- und Richtungsbezeichnungen enthalten den lateinischen Begriff auf der einen und die deutsche Übersetzung auf der anderen Seite. Sie haben das Format DIN A8.

Auf Seite 146 befindet sich eine Übung zur Anfertigung eines Glossars, die ich immer mal wieder im Lernfeld „Lernen und Lerntechniken" einsetze (**Arbeitsblatt 26**).

4.6.5 Loci-Methode

Insbesondere wenn es darum geht, Listen zu lernen, ist die Loci-Methode eine gute Technik. Das Lernen von Listen spielt in allen Ausbildungen und Studiengängen im Gesundheitswesen eine große Rolle. Krankheitsbilder werden in den Kategorien Ursachen, Risikofaktoren, Symptome, Diagnostische Verfahren und Therapiemöglichkeiten vermittelt. Da kommen einige Listen zusammen. Deshalb kann dieses Buch auf die Beschreibung dieser Methode nicht verzichten.

Die Loci-Methode gehört zu den sogenannten Mnemotechniken und wurde schon von den alten Griechen um 500 v. Chr. beschrieben (Konrad, 2011). Sie ordnet Lerninhalte in eine Struktur ein und verknüpft sie darüber miteinander. Die Struktur kann durch einen bestimmten Weg, durch bestimmte Gegenstände in einem Raum oder durch den Körper mit seinen verschiedenen Abschnitten vorgegeben werden. Dabei werden im Gehirn Bilder oder Geschichten erzeugt, die bei dem späteren Abrufen der Listen helfen. Zum Erlernen der Methode kann man folgendermaßen vorgehen:

Im ersten Schritt wird die Struktur (Route) festgelegt, sie sollte eine klare Richtung haben. Am Beispiel Körper könnte das sein: Füße, Knie, Oberschenkel, Gesäß, Bauch, Brust, Schultern, Hals, Mund und Augen. Die Einzelstationen bauen demnach vom Boden zum Kopf aufeinander auf (natürlich kann die Reihenfolge auch anders herum sein). Hilfreich ist es, die einzelnen Stationen zu nummerieren, denn das Einhalten der Reihenfolge ist bei der Anwendung der Methode sehr wichtig. Ebenso sollte man darauf achten, dass die Stationen starr, d.h. unveränderbar sind. Am Körper ist dies einfach. Wenn man jedoch Punkte in der

Arbeitsblatt 26

Vokabeln lernen

(als Download verfügbar unter: www.hgf.io/schubert-lernenlehren-arbeitsmaterialien)

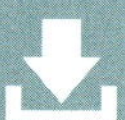

Schauen Sie sich die **Abbildung 4-11** in Ruhe an und setzen Sie sich mit den gegensätzlichen Begriffen zu den Lage- und Richtungsbezeichnungen am Körper auseinander. Erstellen Sie ein Glossar mit den Begriffen aus diesem Arbeitsblatt. Lernen Sie anschließend die Begriffe aus der Liste.

Lateinisch	deutsch
Kranial	kopfwärts
Kaudal	steißwärts

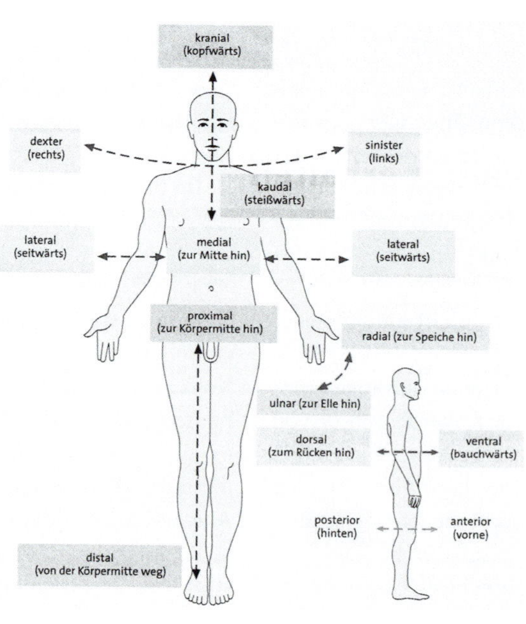

Alternativtipp für Fremdworte: ein alphabetisch sortiertes Glossar

Viele Lernende wünschen sich ein Nachschlagewerk für medizinische Fachbegriffe. Einige arbeiten mit dem Pschyrembel (2017), andere nutzen kleinere und handlichere Lexika, wie sie von Duden (2016), Elsevier (2015) oder Bruckmeier (2019) angeboten werden. Denjenigen Lernenden, die sich aktiv mit den neuen Begriffen auseinandersetzen und eigene Lernmaterialien anfertigen wollen, aber nicht mit Karteikarten lernen mögen, empfehle ich, ein Glossar zu schreiben. Allerdings halte ich ein herkömmliches Vokabel- oder sonstiges Heft, wie es häufig für diesen Zweck verwendet wird, nicht für ideal. Ich halte ein Ringbuch im DIN A6- oder DIN A5-Format mit integriertem Register für besser geeignet.
Denn dort werden die Begriffe nicht wie in einem normalen Heft chronologisch nach Ausbildungsfortschritt hintereinander eingetragen, sondern in alphabetischer Reihenfolge sortiert. Die Wiederauffindbarkeit einzelner Begriffe wird durch ihre alphabetische Anordnung enorm erhöht. Außerdem ist das System durch die Einlage zusätzlicher Blätter an beliebiger Stelle erweiterbar. Ein einziges Ringbuch fasst alle Begriffe übersichtlich zusammen und reicht im Umfang häufig für die gesamte Dauer der Ausbildung oder des Studiums. Der Nachteil eines Glossars gegenüber einem Karteikasten ist, dass die schwierigen Begriffe nicht von den einfachen getrennt werden können. Viele Lernende machen diese Schwäche durch Unterstreichungen oder Markierungen wieder wett und arbeiten höchst zufrieden und effizient mit ihrem persönlichen Glossar.

Wohnung auswählt, eignet sich der Tisch besser als beispielsweise ein Glas, das in diesem Moment zwar auf ihm steht, aber morgen dort nicht mehr aufzufinden ist. Ein Vorteil der Loci-Methode ist, dass ein vergessenes (Teil-) Element nicht automatisch zum Vergessen der darauffolgenden Begriffe führt. Nun aber zu einem praktischen Beispiel für den Einsatz der Loci-Methode am Körper mit den zehn genannten Stationen.

Praxisbeispiel: Loci-Methode für Feedback-Regeln

Im zweiten Ausbildungsjahr kam Maria, Auszubildende in der Gesundheits- und Krankenpflege zu mir in die Lernberatung. Ihre ursprünglichen Bedenken zu Ausbildungsbeginn waren mittlerweile nicht mehr vordergründig, alles hatte sich gut eingespielt. Allerdings hatte sie große Mühe, sich längere Listen einzuprägen. So zum Beispiel die Feedback-Regeln, die sie zwar im Großen und Ganzen verstanden hatte und berücksichtigte, aber das vollständige Aufzählen der Liste wollte ihr nicht gelingen. Wir verknüpften die 10 Regeln, die sie im Unterricht zum Lernfeld Kommunikation erhalten hatte, in Form der Loci-Methode mit ihrem Körper. Jede Station wurde mit einer Regel verbunden. Das fiel Maria anfangs sehr schwer, deshalb machte ich die ersten drei Vorschläge. Aber dann entwickelte sie eigene Ideen und es entstand sehr schnell ein fertiges Konstrukt. Zur Regel Nr. 1, die an den Füßen befestigt wurde, schrieb sie gedanklich mit den Füßen in den Sand, dass Sie niemals jemanden bewerten möchte, wenn sie eine Rückmeldung gibt. Regel Nr. 2: „Klar und sachlich formulieren" wurde an die Knie geheftet. Genauso klar wie die Knie nach vorn zeigen, wollte sie ihre Sätze formulieren. Auch wenn auf ihrem Oberschenkel viel mehr Platz ist als an den Knien, heißt das nicht, dass ihre Aussagen verallgemeinern dürfen. Ihr rundes und weiches Gesäß signalisiert Verständnis für andere. Ich-Botschaften kommen aus dem Bauch und in der Brust liegt das Herz, das dafür sorgt, dass sie stets wertschätzend kommuniziert. Mit ihren Schultern versucht sie nicht anzuecken, sondern zum richtigen Zeitpunkt Feedback zu geben. Sie erinnert sich an den Spruch, dass der Hals dick wird, wenn man sich aufregt und anderen droht.

Deshalb entschied sie sich, doch besser Bitten zu äußern, anstatt zu drohen. Aus ihrem Mund sollen hilfreiche und konstruktive Worte fließen, während sie anderen Rückmeldungen gibt. Und mit den Augen will sie stets beobachten, dass andere nicht das Gesicht verlieren.

Damit war alles klar und Maria fiel es sehr leicht, die Regeln zu benennen. Selbst bei Nennung der zehn Zahlen oder Körperabschnitte sprudelte gleich die dazugehörige Regel aus ihr heraus. Das Beispiel, das Maria erarbeitet hat, habe ich für dieses Buch in **Abbildung 4-11** visualisiert.

4.6.6 Lernen mit dem Smartphone

(Fast) jeder Auszubildende und Studierende der Gesundheitsfachberufe besitzt ein Smartphone und trägt es den ganzen Tag bei sich. Auch wenn die Smartphones auf den Arbeitstischen viele Lehrende im Unterricht stört – sie lassen sich sehr sinnvoll für Arbeits- und Lernaktivitäten innerhalb und außerhalb des Unterrichtes einsetzen: für Literatur- und andere Recherchen, für die Terminplanung sowie Wissensverarbeitung und -verwaltung, für die Kommunikation mit anderen (z.B. in WhatsApp-Lerngruppen) und für die Erstellung, das Festhalten und die Veröffentlichung von Arbeitsergebnissen. Apps unterstützen die Organisation und die Durchführung des Lernens, mit der Fotokamera lassen sich wichtige Unterrichtsanteile sowie die Arbeitsergebnisse der anderen sehr leicht und kostengünstig nachhaltig festhalten. Gerade bei praktischen Übungen kann die Videofunktion hilfreich sein.

Die Möglichkeiten, Smartphones für das Lernen einzusetzen, sind fast unbegrenzt. Deshalb stellt sich nicht die Frage, was ein Mobiltelefon kann, sondern eher diejenige, wie es die individuellen Lernaktivitäten der Lernenden unterstützen kann. Mit Handyverboten in den Schulen werden Smartphones vor allem als Störfaktor thematisiert (Freiwillige Selbstkontrolle Multimedia-Diensteanbieter e.V., 2019). Dabei beinhalten sie, auch in Anbetracht der vielerorts immer noch schlechten medialen Ausstattung vieler Bildungszentren, ein wertvolles Potenzial für das Lernen, das trotz der bestehenden Möglichkeiten nicht ausgeschöpft wird. Insbesondere in der Erwachsenenbildung könnten Smartphones deutlich stärker eingesetzt werden.

E-Learning und Blended Learning sind ganz groß im Kommen und haben viele Vorteile. Sie ermöglichen individualisierte Lernwege und -geschwindigkeiten, den Austausch mit Kommilitonen und Lehrenden sowie das

Praxiserfahrung: Die Lernenden entscheiden sowieso selbst

Lehrende können, wenn sie die Nutzung von Smartphones im Unterricht erlauben, nicht sicher sein, dass alle Lernenden ihr Smartphone auch ausschließlich für Unterrichtszwecke nutzen. Trotzdem hat ihr Einsatz im Unterricht viele Vorteile. Man spart den zeitaufwändigen Gang zum Computerraum, der möglicherweise bereits von einer anderen Gruppe benutzt wird, wodurch spontane kleine Recherchen ohne organisatorischen Aufwand möglich sind. Arbeitsergebnisse können die Lernenden selbst fotografieren und an die Gesamtgruppe weiterleiten, so dass die Lehrperson sich darum nicht kümmern muss. Hinzu kommen Tools wie Kalender, Notizblöcke und Lern-Apps. Viele Lernende kennen bzw. nutzen sie zwar (noch) nicht, andere haben jedoch gute Erfahrungen damit gemacht und möchten sie nicht mehr missen.

Die Lernenden an den Schulen und Hochschulen für Pflege- und Therapieberufe sind erwachsen und selbstverantwortlich für ihr Lernen. Aus meiner Erfahrung entscheiden die Lernenden sowieso selber, ob und über welchen Zeitraum sie im Unterricht aktiv dabei sind und wann sie abschalten. Ob mit Smartphone oder ohne.

Route: 10 Stationen
10 Augen
9 Mund
8 Hals
7 Schultern
6 Brust
5 Bauch
4 Gesäß
3 Oberschenkel
2 Knie
1 Füße
Feedback-Regeln nach der Loci-Methode
Inhalt: 10 Regeln
10 Gesicht wahren lassen
9 konstruktive Rückmeldung geben
8 Bitten statt drohen
7 Den richtigen Zeitpunkt wählen
6 Wertschätzend formulieren
5 Ich-Botschaften senden
4 Verständnis signalisieren
3 Keine Verallgemeinerungen
2 Klar und sachlich formulieren
1 Beschreiben, nicht bewerten

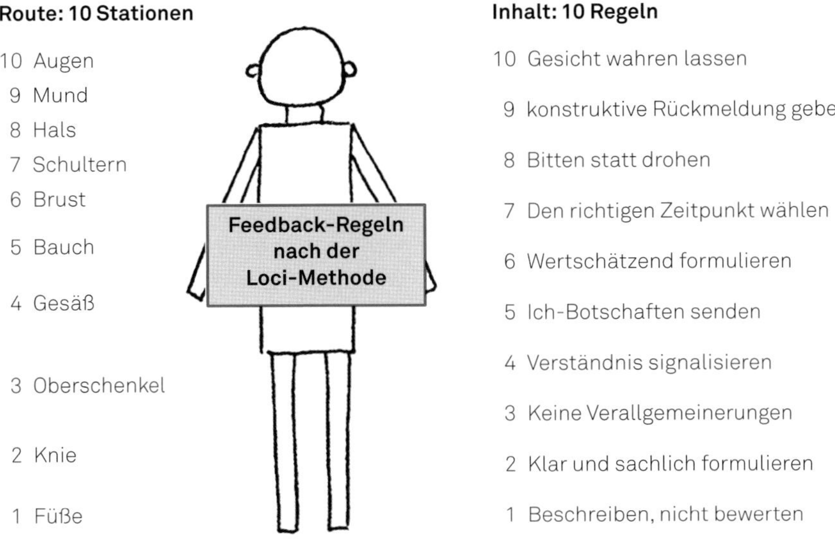

Abbildung 4-11: Die Feedback-Regeln als Loci-Methode am Körper. Ergebnis aus einer Lernberatung mit einer Auszubildenden in der Gesundheits- und Krankenpflege. (Eigene Darstellung)

eigenständige, projekt- und problemorientierte Arbeiten.

Die Nutzung von Smartphones kann also viel mehr sein als Zeitvertreib (Turecek, 2014). Ich möchte an dieser Stelle auf einige Lern-Apps hinweisen, die für Auszubildende und Studierende der Pflege- und Therapieberufe interessant sein können.

1. I care Wissen to go App (Thieme-Verlag)
Die kostenlose App enthält Pflegewissen aus allen drei I care Büchern (Pflege, Anatomie, Physiologie, Krankheitslehre). Mit ihrer Suchfunktion lassen sich über 30.000 Fachbegriffe nachschlagen und sie beinhaltet auch ein Lernkartensystem, das ähnlich funktioniert wie das ab Seite 142 beschriebene analoge Karteikartensystem. Sie eignet sich zum Lernen, Wiederholen und Nachschlagen. Die App hat dieselbe Gliederung wie die Bücher, die Inhalte sind jedoch gekürzt. So bietet sich die App für einen ersten Überblick zum Thema an, konkret kann es dann im Buch nachgearbeitet werden. Alternativ können aus Buch oder Unterlagen gelernte Themen mit Hilfe der App wiederholt werden. Viele Lernende haben mir berichtet, dass ihnen die App gefällt.

2. Elsevier Pflege App
Diese App beinhaltet ein Lexikon mit 6.500 medizinischen Fachbegriffen und Abkürzungen, Informationen zu 250 Krankheitsbildern, die auch ohne Internetverbindung abrufbar sind. Sie ist kostenlos erhältlich für Android-Geräte und iOS-Geräte.

3. DocCheck Flexikon App
Das offene, medizinische Lexikon funktioniert nach dem Wiki-Prinzip. Das bedeutet, dass jeder angemeldete Nutzer Artikel erstellen und bearbeiten kann. Deshalb ist der kritische Blick auf die Qualität der einzelnen Inhalte nötig. Sie ist kostenfrei für Android-Geräte und iOS verfügbar.

4. Pflege-Examen (von PflegeApps)
Die App Pflege-Examen eignet sich zum Lernen, Nachschlagen und zur Wissensüberprü-

fung. Außerdem können mit ihr eigene Lerninhalte gestaltet werden. Schließlich enthält sie eine Checkliste für das praktische Examen. Laut Angaben der App ist sie auch für andere Gesundheitsberufe geeignet. Die App kann für einen einmaligen Preis von 4,99 Euro heruntergeladen werden.

5. PROMETHEUS LernKarten App

Der Thieme-Verlag bietet eine Anatomie-Lern App, die aus 460 Lernkarten besteht. Sie geht auf prüfungsrelevante Inhalte ein und sie enthält ein Quiz. Mit der Lesezeichenfunktion ist die Wiederholung ausgewählter Inhalte einfach möglich. Die App hat allerdings ihren Preis, für Android-Geräte kostet sie knapp 40 Euro, für iPhone oder iPad etwas mehr.

6. Kenhub.com

Die Internetseite www.kenhub.com bietet keine App, sondern ein kostenloses Anatomie-Lernprogramm, für das lediglich eine Registrierung nötig ist. Aus den Kategorien Makroanatomie, Histologie und Bildgebung stehen vielfältige Inhalte zur Verfügung, aus denen ausgewählt werden kann. Nutzer können Bilder und Videos anschauen, darüber hinaus steht ein Quiz zur Verfügung.

4.6.7 Allgemeine Gedächtnisstützen

Natürlich gibt es neben den konkreten Lerntechniken auch andere Möglichkeiten, die das Organisieren und Durchführen von Lernaktivitäten erleichtern können. Dazu gehören Terminkalender, Wecker und Uhren, Telefone und Computer. Sie können als Erinnerungshilfen genutzt werden und halten den Kopf frei für die wirklich wichtigen Dinge. Viele Menschen nutzen ihren Wecker oder die Weckfunktion ihres Mobiltelefons nicht nur morgens für das rechtzeitige Aufstehen, sondern lassen sich von ihm bzw. ihr an die Erledigung bestimmter Aufgaben im Laufe des Tages erinnern. Solche Gewohnheiten werden dann zur Selbstverständlichkeit und an vielen Stellen unbewusst eingesetzt und genutzt.

An dieser Stelle möchte ich nochmals auf die Zeitpläne ab Seite 110 dieses Buches verweisen. Sie geben eine Übersicht über die anstehenden Aufgaben. Wenn Lernende sich angewöhnen, regelmäßig darauf zu schauen, werden sie automatisch und rechtzeitig an wichtige Termine erinnert.

Rituale sind ebenfalls eine allgemeine Möglichkeit, Lernaktivitäten einen festen Platz im Tagesablauf zu geben. Im Kapitel „Motivation und Volition" ab Seite 69 wurde bereits dargelegt, dass Motivation bzw. die Handlungsabsicht alleine nicht zur Handlung führen. Man möchte zwar grundsätzlich etwas verändern, aber der richtige Zeitpunkt ist noch nicht gekommen.

Ein Ritual ist laut Duden ein wiederholtes, immer gleichbleibendes, regelmäßiges Vorgehen nach einer festgelegten Ordnung (Bibliographisches Institut GmbH, 2019). Eine Gewohnheit ist eine durch häufige und stete Wiederholung selbstverständlich gewordene Handlung, Haltung, Eigenart, die oft nur noch

Praxistipp: Lassen Sie die Lernenden von ihren Erfahrungen berichten

Einige Lernende sind nicht zufrieden mit ihrem Lernerfolg. Häufig fehlt ihnen die Disziplin und sie entwickeln von sich aus nicht die Idee, solche kleinen unscheinbaren Hilfen zu nutzen, weil sie ihnen viel zu simpel erscheinen. Deshalb kann es sinnvoll sein, dieses Thema im Unterricht in der Lerneinheit „Lernen und Lerntechniken" zu thematisieren. In jeder Ausbildungs- oder Studierendengruppe sind einige Personen vertreten, die sehr gut organisiert sind und solche kleinen Hilfen nutzen. Wenn sie als „Peers" von ihren positiven Erfahrungen berichten, werden die übrigen leichter motiviert, es auch zu versuchen, als wenn ein Lehrer in einem Vortrag die Möglichkeiten aufzählt.

mechanisch oder unbewusst ausgeführt wird. Auf Seite 88 befindet sich eine Checkliste mit Tipps zur Schaffung neuer Routinen (zu denen auch Rituale gehören) beim Einstieg in Ausbildung oder Studium.

Das Schaffen von Ritualen kann Thema des Lerncoachings sein, und in der regelmäßigen Anwendung werden diese zur (neuen) Gewohnheit. Strategisch ist es sinnvoll, mit sehr kleinen Veränderungen zu beginnen, die schnell erreicht werden und einen spürbaren Vorteil mit sich bringen. Wenn die Lernenden diese kleinen Veränderungen registrieren und positiv empfinden, vergrößert sich ihre Motivation fast automatisch und vieles wird einfacher.

Praxiserfahrung: Morgen ist morgen und nicht übermorgen

Vor einiger Zeit hat mir ein junger Auszubildender in der Gesundheits- und Krankenpflege in einem Coaching-Gespräch mitgeteilt, dass er das ganze erste Ausbildungsjahr so gut wie nicht gelernt hat, obwohl er sich das immer wieder fest vorgenommen hatte. Mittlerweile hatte er nach eigenen Angaben große Wissenslücken. Er „hat nie die Kurve gekriegt" und es ist immer bei seinem guten Vorsatz geblieben. Von mir wollte er nun wissen, wie er das Versäumte nacharbeiten kann.

Im ersten Schritt haben wir grundsätzlich geklärt, an welchen Stellen es für ihn gut läuft und an welchen weniger gut, und zu welchen Zeiten er am besten lernen kann (im Theorieblock nach der Schule, im Praxisblock vor oder nach der Schicht, an den freien Wochenenden etc.). Er war sich nicht sicher und konnte keine konkrete Antwort geben. Da er sich derzeit im Praxisblock befand, habe ich den Vorschlag gemacht, er könne es einfach einmal ausprobieren, vor oder nach der Arbeit kürzere Lernphasen einzubauen. Dann wüsste er, wie er neben der Arbeit mit einem zusätzlichen Lernpensum zurechtkommt. Das fand er gut und er wollte es unbedingt ausprobieren. Mit einem Vertrag (siehe Seite 70) stellte ich Verbindlichkeit her. Außerdem habe ich ihm mitgeteilt, dass ich ihm in zwei Tagen eine Erinnerungsmail schicken werde, in der ich ihn frage, ob er seinen Plan in die Tat umgesetzt hat (wofür ich mir selbstverständlich auch einen Termin in meinem Outlook-Kalender angelegt hatte, den ich übrigens sowohl auf dem PC als auch auf dem Smarphone nutze). Darüber hinaus haben wir fest vereinbart, dass er mir nach einer Woche eine kurze Mail schickt, wie es ihm ergeht.

Meine angekündigte Mail erhielt der Auszubildende am Abend des übernächsten Tages. Eine Antwort kam fünf Tage später. Er teilte mir ehrlicherweise mit, dass er an dem nächsten Tag nicht angefangen hatte wie verabredet, aber am Tag darauf habe er sich „hingesetzt" und am folgenden Tag wieder. Am Tag danach hätte er nicht ans Lernen gedacht. Seitdem erinnert er sich selbst mit dem Wecker. Auch wenn es etwas holprig war, der Anfang war gemacht.

An dieser Stelle möchte ich noch einmal darauf hinweisen, wie wichtig Ziele und verbindliche Absprachen sind. Wenn das nicht gelingt, handeln Lernende immer wieder wie im Zitat von Mark Twain von Seite 83, das lautet: „Verschiebe nie auf morgen, was du noch übermorgen besorgen kannst."

4.7 Lernen in der Praxis

Lernende haben zwei, manchmal drei Lernorte, an denen sie sich auf unterschiedliche Weise neue Kompetenzen aneignen und bereits erworbene anwenden und verbessern. Sie müssen den Spagat schaffen, das in Schule oder Hochschule vermittelte Theorie- und Praxiswissen in die berufliche Praxis zu übertragen. Bohrer (2014) konstatiert, dass das Lernen in den Pflegeberufen in Schule und Praxis unterschiedliche Merkmale hat. Erweitert für den Einsatz in weiteren Gesundheitsberufen fasst **Tabelle 4-5** diese Merkmale zusammen.

Tabelle 4-5: Merkmale des Lernens in der Praxis und in der Schule bzw. Hochschule (in Anlehnung an Bohrer, 2014).

Merkmale des Lernens in der Theorie	Merkmale des Lernens in der Praxis
• Lernen in nachgeahmter Wirklichkeit, am Partner, Modell, Schema oder Beispiel • Gedankliche Durchdringung fachlicher Hintergründe • Grad der Anschaulichkeit und Sachnähe begrenzt • Komplexität begrenzbar, Fälle werden konstruiert • Möglichkeiten der Vereinfachung und/oder Verlangsamung leicht möglich	• Lernen in realen beruflichen Situationen, in der Wirklichkeit • Einbeziehung fachlicher Hintergründe in berufliches Handeln • Grad der Anschaulichkeit und Sachnähe hoch • Komplexität hoch, jedoch abhängig vom realen Fall • Möglichkeiten der Vereinfachung und/oder Verlangsamung nur begrenzt möglich

Die Praxiseinsätze sind in Abhängigkeit der verschiedenen Berufsausbildungen und Einsatzorte sehr unterschiedlich organisiert. Einige Lernende arbeiten täglich stundenweise in der Praxis und verbringen den Rest des Tages in der Schule oder Hochschule, bei anderen wechseln sich Theorie- und Praxis-Blöcke in Vollzeit von unterschiedlicher Dauer ab. In einigen Ausbildungsgängen (z.B. in den Pflegeberufen) beginnen die Praxiseinsätze schon sehr früh, in anderen (z.B. Physiotherapie) kommt es durchaus vor, dass im gesamten ersten Ausbildungsjahr der Theorie- und Praxisunterricht am Lernort Schule oder Hochschule stattfindet, und die Patientenkontakte erst mit dem zweiten Ausbildungsjahr beginnen.

Auch die Begleitung der Praxiseinsätze durch Lehrende und Praxisanleiter ist sehr unterschiedlich geregelt. Eine geregelte Weiterbildung für Praxisanleiter gibt es bisher nur in den Pflegeberufen. Den Praktikern aus den anderen Berufen fehlt häufig der pädagogische Hintergrund und Bücher zur Praxisbegleitung stehen (noch) nicht zur Verfügung. Die Ausgestaltung und Qualität der Praxisanleitung ist damit wesentlich vom persönlichen Engagement der Praktiker abhängig, die sie übernehmen. Sie erledigen diese Aufgabe so gut sie können, und an vielen Stellen gelingt es ganz hervorragend. Aber vieles gelingt zufällig gut, ohne dass die betreffenden Personen ihre Absicht und ihr Vorgehen begründen können. Viele Praxisanleiter aus der Physio- und Ergotherapie beklagen sich über fehlende Materialien für die Arbeit mit den Lernenden im praktischen Einsatz.

Auch für die Lernenden ist der Einstieg in die Praxis oft nicht einfach. Sie werden dort mit realen Bedingungen konfrontiert, müssen flexibel auf Patienten zugehen können, Antworten auf Fragen und Lösungen für Probleme finden. Die Arbeitsbedingungen in den einzelnen Praxiseinrichtungen sind häufig sehr unterschiedlich und nicht selten werden Lernende wörtlich „ins kalte Wasser geworfen“. Damit sie möglichst gut gewappnet sind, brauchen sie neben einer guten fachinhaltlichen Vorbereitung auf die Praxiseinsätze klare Aufgaben sowie Instruktionen zur Etikette, also dazu, wie sich ein Lernender in den Einsatzbereichen zu verhalten hat. Jeder Lehrende weiß, dass Lernende gerade in der Praxis schnell und regelmäßig an ihre Grenzen geraten. Sie werden dort mit Situationen konfrontiert, die sie (noch) nicht kennen. Deshalb geraten sie immer wieder in Dilemma-Situationen, für die sie keine eigenständige Lösung entwickeln oder sie sich bei der Auswahl zwischen alternativen Vorgehensweisen nicht entscheiden können.

Viele Einrichtungen stellen den Lernenden Hilfen für das Lernen in der Praxis zur Verfügung. Computer mit Internetzugang, die auch von den Lernenden genutzt werden dürfen, gehören mittlerweile zum Standard der meisten Lernorte in der Praxis. Wenn die Lernenden während der Arbeit auf unbekannte Krankheiten oder Begriffe stoßen, können sie diese am Computer recherchieren und sich so einen ersten Überblick verschaffen. In den Therapieberufen kommt es darüber hinaus vor, dass Behandlungstermine ausfallen. Dadurch entstehen unvorhergesehene Freiräume, die die Lernenden ebenfalls nutzen können, um Recherchen durchzuführen, Fragen zu stellen oder von den Erfahrungen der Kollegen zu profitieren, indem sie bei ihren Behandlungen hospitieren.

Darüber hinaus gibt es viele, sehr engagierte Praxisanleiter, die den Lernenden vielfältige Lernmaterialien bereitstellen. Ich kenne viele Kollegen, die ihre Materialsammlungen laufend aktualisieren und erweitern. Häufig werden sie in Praxisordnern aufbewahrt. Die Informationen sind vielfältig: häufige Krankheitsbilder, typische Handlungsabläufe, Checklisten sowie Arbeits- und Übungsblätter zur Wissenswiederholung und -festigung. Die Nutzung solcher praxisbezogenen Materialien hilft den Lernenden nicht nur bei der Reflexion und Vertiefung ihres Fachwissens. Sie setzen sich auch mit ihrer Methodenkompetenz auseinander. Lernende können und müssen also selbst aktiv werden, wenn das Lernen in der Praxis nicht nur zufällig „by doing“ ohne aktives Nachdenken und Verinnerlichen stattfinden soll.

Ein weiterer, sehr wichtiger Lerneffekt in den Praxiseinsätzen resultiert daraus, dass die Lernenden verschiedene Sprachen anwenden müssen. Im Austausch mit dem interdisziplinären Team festigen sie ihre Kenntnisse der Fachsprache, aber das Gespräch mit Patienten und deren Angehörigen verlangt, dieselben Sachverhalte in Laiensprache zu formulieren. Spätestens beim ersten Praxiseinsatz bemerken die Lernenden die Notwendigkeit, zwei verschiedene Sprachen situationsabhängig einsetzen zu können.

Lehrende haben zwar (abhängig von ihren Unterrichtsaufgaben) unterschiedlich große, aber dennoch nur bescheidene Einflussmöglichkeiten auf den Lernerfolg ihrer Lernenden in der beruflichen Praxis. Im Rahmen von Lernortkooperationen werden gemeinsam Praxisaufgaben entwickelt und verbindlich festgelegt, Arbeitsmaterialien wie Befundbögen, Assessments und Dokumentationsbögen bereitgestellt, und Praxisbesuche durchgeführt. Damit werden wichtige Voraussetzungen für das Lernen in der Praxis geschaffen. Dass der Theorie-Praxis-Transfer am Ende tatsächlich gelingt, können Lehrende aber kaum sicherstellen. Dazu reicht die Anzahl der Lernbegleitungen durch die Lehrenden nicht aus. Stattdessen sind andere Personen wie Praxisanleiter und ausgebildete Kollegen verantwortlich für die Abläufe in der Praxis selbst. Im

Praxisübung: Fach- und Laiensprache üben

Gerade in den Pflege- und Therapieberufen werden im Unterricht viele Fallbeispiele eingesetzt. Eine gute Gelegenheit, das Sprechen zu üben. Unterrichtsgespräche und –diskussionen mit der gesamten Gruppe können explizit als „Expertenrunden“ gestaltet werden. Jeder ist Fachmann und soll sich sprachlich auch so verhalten – sprich Fachsprache verwenden.

In Partnerarbeit können die Lernenden am Fallbeispiel aber auch immer wieder üben, „patientisch“ zu sprechen. Hier kann es sinnvoll sein, nicht nur die Rollen des Patienten und der Fachkraft zu besetzen, sondern einen zusätzlichen Beobachter einzusetzen, der am Ende eine ehrliche Rückmeldung zum stattgefundenen Dialog gibt. In einer abschließenden Reflexionsrunde im Plenum wird deutlich, dass alle Lernenden ähnliche Schwierigkeiten mit der Gesprächsführung haben und das (noch) völlig normal ist. Und sie merken, dass sie sich durch das wiederholte Üben sprachlich verbessern. Und zwar in alle Richtungen.

Anschluss an die Praxiseinsätze führen die Schulen dann abschließende Evaluationsgespräche. Diese können auf Grundlage eines Kompetenzprofils geführt werden (ein Beispiel befindet sich auf Seite 182). Eine gute Möglichkeit, individuelle Erfahrungen und Lernfortschritte zu reflektieren und konkreten Lernbedarf aufzudecken. Im Lerncoaching können anschließend Strategien für ein zielgerichtetes Vorgehen entwickelt werden.

Die Auszubildende in der Gesundheits- und Krankenpflege Maria, Physiotherapie-Studentin Pia und der Auszubildende in der Altenpflege Tim haben verschiedene Methoden angewendet, um das eigene Lernen in der Praxis zu erleichtern: Ein Praxisheft, ein Mentor-Mentee-System und ein Lerntagebuch.

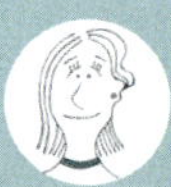

Maria nutzt einen Praxis-„Spicker“

Rechtzeitig vor dem ersten Praxiseinsatz bat mich Maria um einen Lernberatungstermin. Wieder einmal hatte sie große Sorgen, wie sie es schaffen soll, in der Praxis alles im Kopf zu haben, was sie zur Bewältigung der täglichen Aufgaben benötigt. Ich ließ sie erst einmal erzählen: „[...] Grundsätzlich weiß ich ja ganz gut Bescheid. Aber es ist so viel, was wir schon gelernt haben und ich denke immer in „Schubladen“. Ich bin oft sehr unsicher, ob ich mit meinen Ideen richtig liege [...]. Was kann ich nur tun, damit ich mich fachlich sicherer fühle?“

Für dieses Anliegen gibt es eine sehr einfache Lösung: Ein Praxis-„Spicker“ für die Kitteltasche. Gemeint ist ein kleines Vokabel- oder Notiz-Heftchen in DIN A 6-Format, das man in die Kittel- oder Hosentasche steckt (nicht in allen Berufen wird mit Kittel gearbeitet). Es lässt sich von vorne und von hinten für zwei verschiedene Zwecke nutzen.

Der **vordere Bereich** wird schon vor Beginn des Praxiseinsatzes mit Inhalt gefüllt. Dort können Informationen zu bestimmten Krankheitsbildern, Handlungsketten oder Checklisten eingetragen werden. All die Dinge, die man schnell noch einmal nachlesen möchte, bevor man das Patientenzimmer betritt. Ich selbst habe mir während meiner Ausbildung als Physiotherapeutin für jede einzelne Fachdisziplin ein solches Heft angelegt und auch verkleinerte Kopien konkreter Übungspläne hinein geklebt. Gebraucht habe ich die Hefte zwar im Regelfall nur zu Beginn der Einsätze, beruhigt haben sie mich über die gesamte Zeit, die ich in den einzelnen Fachbereichen verbracht habe.

Anders herum gehalten lässt sich der **hintere Bereich** des Heftes für aufkommende Fragen, unklare Begriffe oder TO-DO-Listen nutzen. Also in der konkreten Situation, in der die Unklarheiten aufkommen. Sie geraten nicht in Vergessenheit und können später recherchiert, nachgefragt oder abgearbeitet werden. Ich habe Maria mein Praxisheft von damals gezeigt und ihr vorgeschlagen, sich in der Zeit bis zum Praxisbeginn auch ein solches Heft anzulegen. Sie fand den Vorschlag gut und fasste den Entschluss, es direkt auszuprobieren.

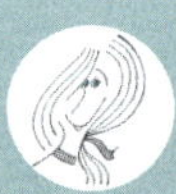

Pia fragt ihren Mentor

Pia war im dritten Semester ihres Physiotherapie-Studiums und ihr erster Praxiseinsatz als Mentee begann in der folgenden Woche. Ein bisschen aufgeregt war sie schon, aber die Tatsache, dass ein Mentor an ihrer Seite sein würde, beruhigte sie sehr. Denn sie fühlte sich dort nicht allein gelassen, das wusste sie von den Berichten der Studierenden aus den höheren Semestern.

Mentoring ist die Unterstützung einer unerfahrenen Person (Mentee) durch eine Person mit Erfahrung (Mentor). Das erfordert Vertrauen, Engagement und Motivation. Beim Peer-Mentoring in der praktischen Ausbildung unterstützen Lernende mit mehr Praxiserfahrung (also aus höheren Ausbildungsabschnitten) Lernende mit weniger Erfahrung (Trenczek, Overbeck & Störkel, 2017). Dieses System hat viele Vorteile, davon berichtete mir auch Pia im Anschluss an ihren Einsatz in der Inneren Medizin: „Ich bin irgendwie sehr schnell dort angekommen. Mein Mentor hat mir alles gezeigt und ich durfte mir seine Therapien erst einmal anschauen und Fragen stellen, bevor ich selbst kleine Teilaufgaben übernommen habe. Wir haben alles nachbesprochen, das hat mir sehr viel Sicherheit gegeben. Und mein Mentor hat mir auch ganz ehrlich gesagt, was ich gut gemacht habe und was nicht. Für mich ist in diesem Einsatz so vieles klar geworden, manche Dinge konnte ich mir vorher einfach nicht wirklich vorstellen."

Die Vorteile kurz zusammengefasst: Das Hineinwachsen in die Therapeutenrolle und die berufliche Identitätsentwicklung werden erleichtert und ein Austausch auf Peer-Niveau wird möglich, ist sogar gewünscht. Die Mentees erhalten stets Feedback und können jederzeit Fragen stellen, das vermeidet Überforderung. Auch die Vernetzung von Theorie und Praxis fällt leichter. Anleitung und Training durch den Mentor finden im realen beruflichen Kontext statt. Aber auch Stresssituationen, die durch die Praxis hervorgerufen werden (wie der Umgang mit schwerer Krankheit, Behinderung oder Tod) werden gemeinsam erlebt. Ein Austausch darüber ist möglich (Trenczek et al., 2017).

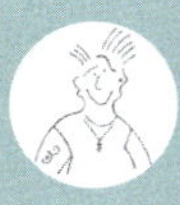

Tim führt ein Praxis-Lerntagebuch

Tim ist froh, dass er endlich wieder in die Praxis gehen kann. Dort kann er das machen, wofür er die Ausbildung macht: mit alten Menschen arbeiten. Auf Lernen hat er immer noch keinen „Bock". Obwohl er auch im Praxiseinsatz Aufgaben lösen und die Ergebnisse dokumentieren muss. Dazu muss er sich schon überwinden, aber es fällt ihm hier leichter. Hier hat er etwas davon, schließlich geht es hier um Aufgaben aus dem echten Leben. Und das Lerntagebuch kennt er bereits aus seinen ersten drei Einsätzen. Er kommt ganz gut damit zurecht, auch wenn er es lästig findet.

Viele Schulen für Pflege- und Therapieberufe arbeiten mit Lerntagebüchern oder Lernbegleitheften, die speziell für den Einsatz in der beruflichen Praxis entwickelt wurden. Die Reflexion über Erfahrungen und Überlegungen bezüglich des eigenen Lernens sind bei diesen Lernmitteln von zentraler Bedeutung (Winter, 2007). Ein Lerntagebuch unterstützt und strukturiert das Lernen. Durch ihren Einsatz erleben und nutzen die Lernenden die berufliche Praxis tatsächlich als Lernort. Dadurch, dass es regelmäßig geführt wird, macht es die persönliche Entwicklung ebenso sichtbar wie es Schwierigkeiten festhält.

Wenn Lernende selbstständig ihre Lernentwicklung nachvollziehen und beurteilen, kann das den Theorie-Praxis-Transfer fördern. Sie übernehmen Verantwortung. Außerdem können Praxiseinsätze mit Hilfe eines Lerntagebuches evaluiert werden. Gleichzeitig enthält es Grundsätze für Lernentwicklungsgespräche, zum Beispiel im Rahmen eines Lerncoachings (Hirdes & Matic, 2017).

5 Prüfungen bestehen – nicht nur am Ausbildungsende

„Nicht der Stärkste und Schnellste siegt, sondern der, der denkt, dass er es kann“
(Verfasser unbekannt)

Überblick:

Sich auf Prüfungen vorzubereiten und sie schließlich zu absolvieren, ist für die allermeisten Lernenden die unangenehmste und ungeliebteste Aufgabe innerhalb ihrer Ausbildung oder ihres Studiums. Aber niemand kommt darum herum, sich dieser Herausforderung zu stellen. Nach dem Motto: „Glücklich ist, wer vergißt, was doch nicht zu ändern ist" (Johann Baptist Strauss) tun sich diejenigen Lernenden einen Gefallen, die es schaffen, sich damit abzufinden, dass Prüfungen nun einmal dazugehören, und sie akzeptieren. Denn mit dieser Grundhaltung schaffen sie es, an sich zu arbeiten und schließlich besser mit Prüfungen umzugehen.

Im Laufe der Ausbildungs- oder Studienzeit sind vielfältige Prüfungen in unterschiedlicher Form zu absolvieren. So lästig es auch sein mag, immer wieder Prüfungen durchlaufen zu müssen, sie haben in Bezug auf die Vorbereitung auf das Staatsexamen als Endprüfung auch Vorteile:

- Die Lernenden lernen die verschiedenen Prüfungsformen, wie sie auch im Staatsexamen vorkommen, kennen. Für einen Teil von ihnen verlieren sie durch die „Übung" im Laufe der Zeit an Brisanz. Dadurch werden Prüfungssituationen entschärft.
- Viele Prüfungen im Laufe der Ausbildung oder des Studiums werden von denselben Lehrenden abgenommen, die auch im Staatsexamen prüfen. Für Lernende eine Möglichkeit, das Verhalten der Lehrenden in Prüfungen kennenzulernen und sich darauf einzustellen.
- Prüfungen lassen sich gegen Ende von Ausbildung oder Studium so organisieren, dass sie als Generalprobe für das Staatsexamen angesehen werden können.

Viele Lernende gehen im Rahmen ihrer Prüfungsvorbereitung Seite für Seite ihre Lernunterlagen durch und lernen sie auswendig. Auf diese Weise gelangen zwar viele Informationen in kurzer Zeit ins Gedächtnis, aber sie verschwinden ebenso schnell wieder daraus. Warum verhalten sich die Auszubildenden und Studierenden so? Weil sie es schon immer so gemacht haben. Häufig starten sie erst wenige Tage vor der Prüfung „auf den letzten Drücker" mit dem Lernen. Die Zeit ist knapp, es bleibt kein Raum für Reflexion und Ausprobieren neuer Lerntechniken. Warum auch? In vielen Fällen klappt es doch und die Lernenden meistern die anstehende Prüfung auf diese Weise irgendwie. Nach dem Motto „Weg ist weg" machen sie sich im Anschluss an eine bestandene Prüfung kaum Gedanken über die fehlende Nachhaltigkeit ihrer Lernaktivitäten. Statt rechtzeitig und besonnen einen Lernplan zu erstellen (vgl. ab Seite 104) und zielorientiert vorzugehen (vgl. ab Seite 69), wird einfach drauflos gelernt. Ohne Inhalte zu verstehen und über Zusammenhänge nachzudenken.

Besser ist ein systematisches Vorbereiten und Durchführen der Lernaktivitäten im Zuge der Prüfungsvorbereitungen.

Im ersten Schritt sollten sich Lernende ihr **persönliches Ziel** bewusst machen. Dabei helfen Fragen wie:

- Was will ich schaffen?
- Welche Note möchte ich erreichen?

Lernende, die in der Prüfungsvorbereitung Ziele festlegen, können daraus ableiten, welche Anstrengungen für das Erreichen erforderlich sind. Anschließend sollten sie sich fragen:

- Wie sehr kann und will ich mich anstrengen?
- Wie schwer muss ich dafür arbeiten, um mein Ziel zu erreichen?
- Lohnt sich dieser Aufwand? Was groß ist am Ende mein Nutzen?

Wenn dieser Schritt sorgfältig durchgeführt wird, werden Ziele realistisch.

Der zweite Schritt ist die **Klärung der Inhalte und Anforderungen** der Prüfung. Spätestens in diesem Zusammenhang empfehle ich den Lernenden, eine Art Inhaltsverzeichnis aller Lerninhalte zu schreiben und an den Anfang des Ordners abzuheften (vgl. Seite 95). Es quantifiziert den Lernstoff und bietet eine Gesamtübersicht aller Themen auf einen Blick. Diese Übersicht dient beim Lernen als roter Faden.

Der rote Faden hilft beim dritten Schritt, dem **Setzen von Prioritäten** zur Datenreduktion (vgl. Lernen mit Struktur ab Seite 93). Wer Schwierigkeiten damit hat, selbstständig Prioritäten zu setzen, kann sich mit Kommilitonen besprechen oder seinen Lehrer fragen, was besonders wichtig und was weniger wichtig ist. Im Laufe der Zeit bekommen die Lernenden ein immer besseres Gespür dafür und können die wichtigsten Punkte in ihren Inhaltsverzeichnissen markieren. Auch schon während des Unterrichtes geben Lehrende häufig Hinweise auf besonders wichtige Inhalte. Wer aufmerksam den Unterricht verfolgt, macht sich hierzu laufend Notizen in seinen Lernunterlagen oder arbeitet mit einem Farb- oder Symbolsystem. Das spart Zeit und Nerven.

Je knapper die zum Lernen verfügbare Zeit, desto wichtiger ist dieser Schritt der Priorisierung, denn Perfektionismus benötigt Zeit. Und alle, die nicht perfekt sein wollen, können nach dem Pareto-Prinzip (siehe Seite 107) vorgehen und in relativ kurzer Zeit viel schaffen. Auch die Methoden des Zeitmanagements (ab Seite 96) sind gerade bei der Vorbereitung auf Prüfungen außerordentlich hilfreich. Allerdings ist es nicht empfehlenswert, im Zuge der Prüfungsvorbereitungen neue Techniken und Strategien auszuprobieren. Denn neue Dinge gelingen unter Druck erfahrungsgemäß weniger gut.

Über die Planung der organisatorischen und inhaltlichen Prüfungsvorbereitung hinaus ist die Nutzung individuell geeigneter **Lernstrategien** (siehe ab Seite 132) von immenser Wichtigkeit für das erfolgreiche Absolvieren von Prüfungen.

Der letzte Abend vor der Prüfung

Wer rechtzeitig mit dem Lernen beginnt und systematisch vorgeht, kann sich am letzten Abend vor der Prüfung beruhigt ins Bett legen. Er hat keinen Grund zur Sorge, denn er ist gut vorbereitet. Er braucht nicht wie besessen die Bücher bis spät in die Nacht zu wälzen, sondern kann den letzten Abend vor der Prüfung zur Entspannung nutzen oder etwas Angenehmes tun. Wenn jemand doch noch nervös wird, empfehle ich, kurz vor dem Schlafengehen noch einmal kurz seinen Spickzettel durchzugehen. Dann verarbeitet das Gehirn in der Nacht ganz von selbst noch einmal die zuletzt aufgenommenen Informationen (vgl. Vorschlaflernen auf Seite 30).

Lerngruppen

Auch der Austausch unter Lernenden sowie das Lernen in festen Lerngruppen sind sehr wertvolle und gut funktionierende Unterstützungssysteme. Sie können in allen Phasen der Prüfungsvorbereitung (und natürlich auch darüber hinaus) stattfinden und verschiedene Bausteine enthalten. In den Gruppen können die Inhalte geklärt und die eigenen Lernunterlagen bzw. Lernskripte auf Richtigkeit überprüft werden – eine Grundvoraussetzung für erfolgreiches Lernen. Die Lernenden können sich gegenseitig Abfragen und Korrigieren und erhalten dadurch Feedback. Die Rückmeldungen aus der Peer-Gruppe sind in der Regel viel hilfreicher als jene von Eltern oder Freunden, die selbst keinen persönlichen Bezug zur Ausbildung oder zum Studium haben. Denn Eltern und Freunde haben keinen Überblick über die Ausbildung oder das Studium und geraten schnell an ihre Grenzen, wenn es um die Beurteilung der Richtigkeit von Antworten geht. Lernende untereinander können auch die Prüfungssituation selbst viel realistischer simulieren, als wenn Eltern oder Freunde die Rolle des Prüfenden übernehmen. Das ist besonders wichtig bei der Vorbereitung auf mündliche Prüfungen. Einige Vorteile des Lernens in Gruppen habe ich in Anlehnung an Mai (o. J.) in **Tabelle 5-1** zusammengefasst.

Tabelle 5-1: Vorteile des Lernens in Gruppen. Eigene Darstellung in Anlehnung an Mai (o.J.).

Vorteile des Lernens in Gruppen
• Das miteinander Sprechen über den Lernstoff und das gegenseitige Erklären der Zusammenhänge macht das Verständnis sichtbar. Selbstreflexion und die Rückmeldungen der anderen können abgeglichen werden.
• Die Gruppenmitglieder können den Gesamtlernstoff aufteilen und Exzerpte anfertigen, die allen zur Verfügung gestellt werden. Das spart Zeit und alle profitieren davon.
• Hat ein Gruppenmitglied den Unterricht teilweise versäumt und Verständnisfragen, so kann es die anderen um Hilfe bitten. Die Gruppe hilft auch, wenn die eigenen Lernunterlagen an bestimmten Stellen nicht vollständig sind oder Unsicherheit bezüglich der Fehlerfreiheit besteht.
• Gruppenaktivitäten haben einen großen Motivationsfaktor. Ein gemeinsamer Plan bewahrt davor, sich allzu häufig ablenken zu lassen, es entsteht Zugzwang. Somit hat die Gruppe auch eine gewisse Kontrollfunktion. Zum nächsten Treffen müssen die verabredeten Tätigkeiten erledigt sein.

Praxistipp: Was Lernende über die Bildung von Lerngruppen wissen sollten

Lerngruppe ist nicht gleich Lerngruppe. Und längst nicht immer funktioniert die Zusammenarbeit reibungslos. Wie bei allen Gruppenarbeiten kommt es auch in Lerngruppen vor, dass einige Teilnehmer sich zurücklehnen, während andere die Hauptarbeit leisten. Das führt schnell zu Unmut und Unzufriedenheit und es kommt zu Konflikten. Wenn die Gruppenmitglieder miteinander eng befreundet sind, besteht das Risiko, dass die gemeinsamen Treffen nicht zu Lernzwecken genutzt, sondern zu Treffen mit Freunden werden. Die Berücksichtigung einiger Regeln kann solche Probleme vermeiden.

Lerngruppen sollten nicht zu groß sein und es muss ein gegenseitiges Vertrauen herrschen. Wenn die einzelnen Mitglieder einen ähnlichen Lernrhythmus haben, ist das vorteilhaft. Auch wenn Lerngruppen grundsätzlich dazu da sind, sich gemeinsam mit dem Lernstoff zu beschäftigen, kann außerdem der Austausch über verschiedene Lernmethoden sinnvoll sein. Die Lernenden können von den Lerntipps der anderen profitieren, indem sie alternative Vorgehensweisen ausprobieren. Manchmal sind andere Wege einfach effizienter als die eigenen. Sehr umfangreicher Lernstoff kann thematisch unter den Lerngruppenmitgliedern aufgeteilt werden. Wenn jedes Gruppenmitglied einen Teil zusammenfasst und den anderen zur Verfügung stellt, spart das allen nicht nur Zeit, sondern auch Energie. Am besten stellt jedes Gruppenmitglied seine Arbeitsergebnisse den anderen vor. So können Fragen direkt gestellt und Unsicherheiten sowie Unstimmigkeiten geklärt werden. Dieser Abgleich erhöht das Verständnis maßgeblich und führt zum Lernfortschritt, auch wenn es erst einmal vielen Lernenden aufwändig erscheint.

Ebenso bedeutsam ist es, dass alle Teilnehmer die Termine ernst nehmen und einhalten. Ich rate den Lernenden, spätestens am Ende eines Treffens immer den nächsten Termin verbindlich festzulegen. Sonst schlafen die Aktivitäten schnell wieder ein. Ein gemeinsamer Kalender verstärkt die Verbindlichkeit nochmals, denn er hält alle Gruppenmitglieder immer auf dem aktuellen Stand. Aber auch zwischen den einzelnen Treffen können die Teilnehmer sich austauschen oder Fragen stellen. Dazu eignen sich Plattformen wie Facebook oder WhatsApp hervorragend. Die Kommunikation über diese Kanäle funktioniert sehr schnell und die meisten Lernenden tragen ihr Smartphone sowieso immer bei sich. Zuletzt ist es von großem Nutzen, wenn die Gruppenmitglieder sich gegenseitig abfragen und über den Lernstoff diskutieren. So beleuchten sie ihn von verschiedenen Seiten,

und Probleme klären sich schnell. Insbesondere mündliche Prüfungen können von Peer-Gruppen sehr gut simuliert werden. Eine hervorragende Vorbereitung auf die tatsächliche Situation.
Für die effektive Arbeit in Lerngruppen habe ich einige Regeln als Übersicht zusammengefasst (**Arbeitsblatt 27**). Lehrende können sie im Unterricht besprechen und/oder sie den Lernenden aushändigen.

5.1 Schriftliche Prüfungen

„Es ist immer zu früh, um aufzugeben."
(Norman Vincent Peale)

5.1.1 Auf Klausuren vorbereiten

Klausuren vorzubereiten ist häufig harte Arbeit, das lässt sich auch durch ein Buch wie dieses nicht ändern. Wem ein gewisses Mindestmaß an Motivation und Disziplin fehlt, der wird (auch weiterhin) auf den letzten Drücker mit dem Lernen beginnen und dann vor einem Berg Aufgaben sitzen, der ihn zu erschlagen droht.

Dennoch können Lehrende ihren Auszubildenden oder Studierenden durch ein paar kleine Tipps und Anregungen das Lernen für eine Klausur erleichtern. Verschiedene Lerntechniken sind ausführlich ab Seite 132 beschrieben; auf sie gehe ich in diesem Abschnitt nicht mehr ein. Hier geht es in erster Linie um Vorschläge für ein strukturiertes Vorgehen bei den Vorbereitungsaktivitäten.

Für ein geeignetes Lernumfeld sorgen
Das Arbeitsumfeld hat großen Einfluss auf die Arbeitsweise und den Erfolg beim Lernen. Auf die lernfreundliche Gestaltung des häuslichen Arbeitsplatzes geht das Kapitel „Zu Hause lernen" ab Seite 90 ausführlich ein. Alle dort beschriebenen Impulse spielen auch im Rahmen der Prüfungsvorbereitung eine Rolle. Auch die Methoden des Zeitmanagements (vgl. ab Seite 96) und die Anwendung geeigneter Lerntechniken (vgl. ab Seite 132) sind hilfreich bei der Prüfungsvorbereitung. Nun geht es speziell um die Phase der Prüfungsvorbereitung. Sie hat für viele Lernende eine bedeutende Besonderheit: die mit der Situation einhergehende Aufregung, die nicht zu unterschätzende Auswirkungen auf das „innere Lernumfeld" hat und sich bis zur Angst oder gar Panik steigern kann.

Zu große Aufregung bereits im Vorfeld der Prüfung wird schnell zu einem großen Störfaktor beim Lernen. Warum das so ist, erklärt das Yerkes-Dodson-Gesetz. Es besagt, dass zwischen dem Erregungszustand einer Person und seiner Leistung(sfähigkeit) eine Beziehung besteht, die sich graphisch in Form einer umgekehrten U-Kurve darstellen lässt. Bei sehr niedriger oder übermäßig starker Erregung erbringen Menschen schlechtere Leistungen. Die effektivsten Leistungen werden bei einem mittleren Erregungsniveau erzielt, es liegt im obersten Bereich der Kurve (vgl. Abbildung 5-1). Hofmann (2001) beschreibt, dass bei einer mittleren Erregung das Verhalten am effektivsten und flexibelsten ist. Denn dann haben Menschen die Fähigkeit, ihre Erfahrungen und ihr Wissen am besten zu nutzen. Dieser Bereich ermöglicht optimale Leistungsfähigkeit bei gleichzeitigem Wohlgefühl. Nicht derjenige, der völlig entspannt ist, kommt in diesen optimalen Bereich, sondern der, der leicht angespannt ist. Ein wenig Aufregung hebt den Adrenalinspiegel und hält wach und aufmerksam – gute Bedingungen für die Vorbereitung und Durchführung von Prüfungen. Steigt die Erregung über den optimalen Bereich hinaus, wird das Verhalten zunehmend ineffektiver. Die Wahrnehmung engt sich auf Bedrohung ein und das Denken wird starr und unflexibel. Das Wissen und die Fähigkeiten, die im Prinzip zur Verfügung stehen, sind in dem Moment nicht mehr zugänglich.

Wenn Lernende sich also vor Aufregung, Angst oder Überforderung nicht mehr konzentrieren können, erbringen sie demnach schlech-

Arbeitsblatt 27

Regeln für die effektive Arbeit in Lerngruppen

(als Download verfügbar unter: www.hgf.io/schubert-lernenlehren-arbeitsmaterialien)

- ✓ Halten Sie die Gruppengröße überschaubar, sie sollte maximal fünf Mitglieder umfassen.
- ✓ Nutzen Sie die Treffen ausschließlich dazu, sich zum Lernen auszutauschen und nicht privaten Zwecken.
- ✓ Sprechen Sie auch über Lernschwierigkeiten und geben Sie sich gegenseitig allgemeine Lerntipps.
- ✓ Motivieren Sie sich gegenseitig. Wenn Sie einmal keine Lust haben, lassen Sie sich von den anderen mitreißen.
- ✓ Gliedern Sie den Lernstoff in Pakete. Wenn jeder einen Teil bearbeitet und den anderen vorstellt, sparen Sie viel Zeit und Energie.
- ✓ Stellen Sie sich gegenseitig Ihre Arbeitsergebnisse vor. Klären Sie gemeinsam Ihre Fragen und Unstimmigkeiten.
- ✓ Vergleichen Sie die Produkte der anderen immer mit Ihren eigenen Unterlagen. Das erhöht Ihr Verständnis und bringt sie voran.
- ✓ Dokumentieren Sie Ihre gemeinsamen Lernaktivitäten. Nutzen Sie einen gemeinsamen Kalender für die Terminorganisation. Dann sind stets alle auf dem neuesten Stand.
- ✓ Gehen Sie nie auseinander, ohne den nächsten Termin vereinbart zu haben.
- ✓ Klären Sie aufkommende Fragen auch zwischen den Treffen mit den anderen Mitgliedern.
- ✓ Fragen Sie sich gegenseitig ab. Diskutieren Sie über den Lernstoff.
- ✓ Simulieren Sie auch einmal mündliche Prüfungen. Seien Sie in der Simulation ruhig einmal streng miteinander. Das entschärft die tatsächliche Prüfungssituation.

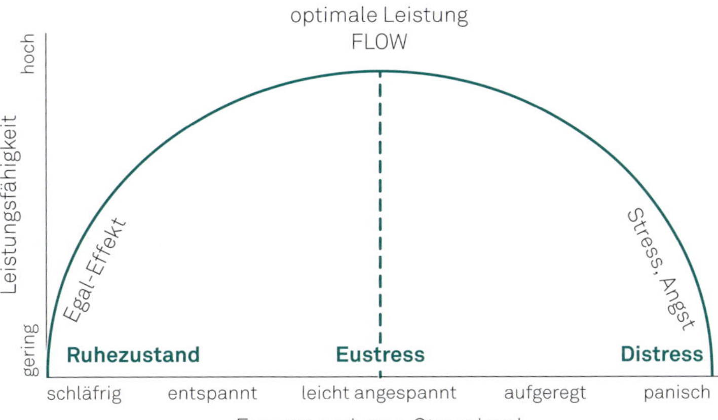

Abbildung 5-1: Das Yerkes-Dodson-Gesetz. (Eigene Darstellung)

tere Leistungen. Denselben Effekt gibt es übrigens auch bei Abnahme der Aktivierung in die andere Richtung. Hierfür sind im Zusammenhang mit dem Lernen vor allem Müdigkeit und Langeweile ursächlich.

Erfolgserlebnisse registrieren

Das Gesamtziel eines Lernenden ist es möglicherweise, die anstehende Klausur mit einer bestimmten Note zu bestehen. Hat er dies am Ende erreicht, waren seine Anstrengungen erfolgreich, es hat sich gelohnt. Der Weg dahin ist jedoch häufig lang und mühsam und viele Lernende übersehen die Fortschritte, die sie während des Lernprozesses machen. So wird beispielsweise die Menge Karteikarten, die noch nicht beherrscht werden, immer geringer oder das Verhältnis zwischen den bereits gelernten und den noch nicht gelernten Seiten aus dem Lernskript verändert sich. Beides sind sicht- und spürbare Erfolge und Lernende sollten diese Zwischenfortschritte wahrnehmen. Leider haben viele Lernenden nur den Termin der Prüfung vor Augen. Deshalb fokussieren sie häufig den Berg Arbeit, der noch geleistet werden muss und vernachlässigen das, was sie bereits geschafft haben. Den Impuls dazu, den Blick in diese Richtung zu schärfen, können Lehrende im persönlichen Gespräch sehr leicht geben.

Dann sagen sich einige Lernende vielleicht: „Mein Stapel Arbeit wird weniger, das ist ein Fortschritt und mein Verdienst.“ und gehen positiver an die weiteren Lernaktivitäten heran.

Sich belohnen – aber nur, wenn man es verdient hat

Eine Belohnung beinhaltet einen Anreiz, ein bestimmtes Verhalten zu wiederholen. Belohnungen bewirken, lernpsychologisch betrachtet, als positive Verstärker eine Veränderung von Verhalten (Stangl, 2020).

Während der Vorbereitung auf eine Klausur stecken Lernende über einen längeren Zeitraum die meiste Energie in ihre Lernanstrengungen und viele schöne Dinge kommen zu kurz. Warum nicht eine längere Lernphase mit einem schönen Abschluss beenden? Freunde treffen, ein Wannenbad nehmen oder Sport treiben sind nur einige Beispiele dafür, wie man sich selbst am Ende eines Lerntages positiv verstärken bzw. belohnen kann, um neue Kraft für den folgenden (Lern-)Tag zu tanken.

Eine Ausbildung oder ein Studium nimmt einen Zeitraum von Jahren in Anspruch. Deshalb ist eine ausgewogene Work-Life-Balance (vgl. Seite 84) sehr wichtig. Ohne Ausgleich wird die Ausbildungs- oder Studienzeit schnell zu einer großen, manchmal unüberwindbaren Belastung. Regelmäßige Belohnungen steuern entgegen und können dem Scheitern vorbeugen.

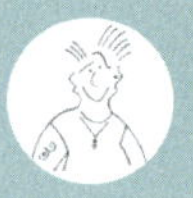

Tim: „Ich lerne immer nur vor Prüfungen"

Der Auszubildende in der Altenpflege Tim bat mich eines Tages um ein Gespräch. Es schien sehr dringend zu sein und Tim wirkte bedrückt. Im Gespräch berichtete er mir, dass er in einer Woche eine Klausur schreiben muss. Er wusste nicht genau, was unterrichtet wurde, da er längere Zeit krank war. Außerdem hat der Lehrer schlecht erklärt und niemand hat die Inhalte verstanden. Nun steht er da und weiß nicht, wie er das meistern soll.
Diesen Aussagen liegt meiner Ansicht nach ein Glaubenssatz (vgl. Seite 36) zugrunde, der lautet: „Die Krankheit und der Lehrer sind verantwortlich dafür, dass ich mich in dieser Situation befinde." Tim benötigt eine Bewältigungsstrategie für sein Problem. Bei der Strategieentwicklung habe ich als Lerncoach in dem Gespräch Fragen gestellt und Impulse gegeben mit folgendem Ziel: Tim sollte zuerst seine gefühlte Opferrolle erkennen und ablegen. Denn aus dieser Rolle heraus kann er nicht aktiv werden. Er muss einsehen, dass er verantwortlich für seine Lernunterlagen ist und nicht der Lehrer. Auch wenn er krank ist, muss er sich selbstverantwortlich um die notwendigen Lernunterlagen kümmern. Und wenn er die Unterrichtsinhalte nicht versteht, muss er nachfragen oder seine Wissenslücken anderweitig schließen. Am Ende des Gespräches stand ein ebenso konkreter wie pragmatischer Plan für sein weiteres Vorgehen: Im ersten Schritt entscheidet er, mit welchen Mit-Auszubildenden er seine Unterlagen ab gleicht und von wem er sich die fehlenden Unterlagen besorgt. Nachdem er sich eine Gesamtübersicht über den Lernstoff verschafft hat, setzt er je nach Umfang Prioritäten und entwickelt einen Plan für sein zeitliches Vorgehen (vgl. Arbeiten mit Lern- und Arbeitsplänen ab Seite 104). Das ist besonders wichtig, damit er die eine Woche, die ihm bis zur Klausur bleibt, auch sinnvoll nutzt. Danach startet er direkt mit dem Lernen. Tim hat den Plan in einem Vertrag (siehe Seite 70) schriftlich fixiert. Wenn dieser Plan realistisch ist, sollte es für ihn möglich sein, sich beruhigt an die Arbeit zu machen. Denn er hat mit diesem Vorgehen jederzeit alles im Blick und, wenn er sich an sein Vorhaben hält, auch alles im Griff.

Den Ernstfall simulieren

Beim eigentlichen Lernen des Stoffes im Rahmen der Klausurvorbereitung ist nicht nur die Auswahl geeigneter Lerntechniken äußerst hilfreich. Wenn irgendwie möglich und vorhanden, sollten Lernende Klausuren aus vorherigen Jahrgängen oder Probeklausuren zur Prüfungsvorbereitung nutzen. Sie vermitteln Sicherheit, denn alte Klausuren geben einen Eindruck vom Aufgabenumfang, von der Art und Struktur der Aufgabenstellung sowie vom Anspruch (eine sehr wichtige Frage aus der Sicht der Lernenden ist die, ob Faktenwissen ausreicht oder zusätzliche Erklärungen nötig sind). Auf viele Lernende hat das eine beruhigende Wirkung, da sie wissen, was in etwa auf sie zukommt. Wenn keine vorherigen Klausuren zur Verfügung stehen, empfehle ich den Lernenden gerne, sich selbst Fragen und Prüfungsaufgaben auszudenken und aufzuschreiben. Wenn dies in Arbeitsteilung geschieht, entstehen sehr schnell umfangreiche Fragenkataloge. Für solche Zwecke eignen sich Lerngruppen (vgl. Seite 159) ganz hervorragend.

Eine Klausur ist eine schriftliche Prüfung. Deshalb ist es unbedingt sinnvoll, auch während der Vorbereitung die Antworten auf Prüfungsaufgaben aufzuschreiben, statt sie nur gedanklich oder mündlich zu lösen. Denn es übt die Fähigkeit, klar und knapp zu formulieren und dabei lesbar zu schreiben. Auf diese Weise wendet man die für diese Prüfungsform erforderliche Kompetenz an.

Praxistipp: Die Anforderungen transparent machen

Lehrende können im Unterricht Hinweise zur Gestaltung der Klausur geben und die Lernenden im Unterricht exemplarische Übungsaufgaben lösen lassen. Das erhöht die Sicherheit der Lernenden bezüglich dessen, was auf sie zukommt – ein sehr wichtiges Anliegen der Gruppe. Lehrende, die im Unterricht einen klaren Anforderungskatalog für die anstehende Klausur formulieren, machen ihre Erwartungen deutlich. Das entspannt die Prüfungsvorbereitung für viele Lernende, und schafft für alle Klarheit. Schließlich profitiert auch die Lehrperson davon. Denn die Lernenden erleben sie als fair und entwickeln eine bessere Akzeptanz für die gestellten Erwartungen, selbst wenn sie hoch sind.

5.1.2 Klausuren schreiben

Der Prüfungstag selbst ist für viele Lernende mit unangenehmen Begleiterscheinungen verbunden. Nach einer unruhigen Nacht mit wenig Schlaf betreten die Lernenden nicht selten ohne Frühstück im Bauch mit weichen Knien und einem flauen Gefühl im Magen die Bildungseinrichtung. Bei vielen wirkt sich die Aufregung auf Blase und Darm aus, so dass sie vor Beginn wiederholt die Toilette aufsuchen – und dort einige ihrer Mitstreiter treffen.

Lehrende können verschiedene Tipps geben, wie sich der Klausurtag besser bewältigen lässt. Das Gespräch darüber lohnt sich für viele Lernende sehr und hat deshalb meiner Ansicht nach einen Platz im Unterricht verdient.

Wichtig ist eine gute und rechtzeitige Vorbereitung des Prüfungstages selbst. Stifte, Hilfsmittel etc. sollten auf Funktionstüchtigkeit überprüft und rechtzeitig eingepackt werden. Auch Getränke und ggf. kleine Snacks gehören ins Gepäck für den Klausurtag. Einige Lernende nehmen in Prüfungssituationen Traubenzucker und Energiegetränke in rauen Mengen zu sich. Dabei reicht Wasser als Getränk völlig aus. Wer genug Waser trinkt, vermeidet Flüssigkeitsmangel und damit verbundene Symptome wie Kopfschmerz, Müdigkeit und Konzentrationsprobleme. Nüsse, andere eiweißhaltige Produkte sowie Bananen haben eine positive Wirkung auf die Signalübertragung an den Synapsen und führen zur Produktion von Glückshormonen. Wenn die Klausur erst am Nachmittag stattfindet, ist ein vorheriges Mittagessen sehr empfehlenswert. Allerdings sollte es nicht zu üppig ausfallen, damit sich das „Suppenkoma" nicht stärker als nötig auf die Leistungskurve (vgl. Seite 31) auswirkt.

Lernende können die Prüfungssituation auch dadurch entspannen, wenn sie nicht gehetzt zur Prüfung erscheinen. Wer rechtzeitig aufsteht und frühzeitig am Prüfungsort ist, trägt aktiv zur eigenen Entspannung bei – zumindest vermeidet er aufkommenden Zeitdruck, der mit Hektik und Stress verbunden ist und die Leistungsfähigkeit bis hin zum Blackout beeinträchtigen kann (vgl. Yerkes-Dodson-Gesetz auf Seite 163). Wer früh vor Ort ist, kann die Zeit für eine Atem- oder Entspannungsübung nutzen (vgl. Übungen zum schnellen Entspannen ab Seite 131) oder einen Spaziergang machen, um seine Aufregung zu reduzieren. Wer regelmäßig morgentliche Rituale durchführt, sollte diese auch an Prüfungstagen beibehalten, denn sie geben Sicherheit und wirken beruhigend. Manchmal hilft auch ein spezielles Ritual für Prüfungstage. Dazu eignet sich beispielsweise die Spiegelübung von Seite 71 hervorragend.

Nicht empfehlenswert ist das Gespräch mit Kommilitonen über Lerninhalte kurz vor Prüfungsbeginn. Es gibt immer wieder einige Lernende, die ihre Lernunterlagen mit zur Klausur bringen, kurz vor Klausurbeginn noch darin blättern und mehr oder weniger panisch kundtun, welchen Lernstoff sie sehr wohl und welchen sie überhaupt nicht beherrschen. Das führt bei anderen schnell zu Zweifeln am eigenen Lernstand. Am besten hält man sich von solchen Personen fern und konzentriert sich auf sich selbst.

5.1.3 Tipps gegen die Aufregung

„Du kannst nicht verhindern, dass die Vögel der Besorgnis über deinen Kopf fliegen. Aber du kannst verhindern, dass sie sich in deinem Kopf ein Nest bauen.“
(chinesische Weisheit)

Wenn es um Aufregung oder sogar Angst in Zusammenhang mit Prüfungen geht, möchte ich noch einmal auf das Yerkes-Dodson-Gesetz (vgl. **Abbildung 5-1** auf Seite 163) zurückkommen. Lernende, die dieses Gesetz durch Beobachtung des eigenen Befindens in unterschiedlichen Situationen verinnerlicht haben, können mit dessen Hilfe Regeln zur Verbesserung ihrer Leistungsfähigkeit ableiten. Konkret bedeutet das, dass sie ihr extrem hohes (bzw. niedriges, das kommt allerdings in Zusammenhang mit Prüfungen nur selten vor) Erregungsniveau früh erkennen und optimieren lernen. Dies gilt zum einen im Zusammenhang mit Angstzuständen wie die Prüfungsangst und zum anderen im Zusammenhang mit ständiger Müdigkeit und/oder Prokrastination (vgl. Seite 83). Beide Extreme können verändert werden. Ziel ist es, das Erregungsniveau in Richtung Kurvenmitte zu verändern.

Leichter gesagt als getan, sagen viele Lernende in diesem Zusammenhang. Doch einigen gelingt es recht gut, sich in der Kurvenmitte auszubalancieren und nicht aus der Bahn werfen zu lassen. Offensichtlich stehen den einen Lernenden geeignete Coping-Strategien zur Verfügung und den anderen nicht. Denn alle Mitglieder einer Klasse oder Studiengruppe haben, zumindest was Ausbildung oder Studium angeht, dieselben Aufgaben zu bewältigen und Prüfungen zu absolvieren. Und während die einen unter Stresssymptomen leiden, bleiben die anderen mehr oder weniger gelassen. Es ist die Kunst, zu lernen, mit diesen Herausforderungen umzugehen. Je besser das gelingt, desto leichter geht man durch die Ausbildung oder das Studium. Allerdings ist es ein Prozess, der nicht von heute auf morgen das Problem besiegt. Die Fortschritte zeigen sich erst im Laufe mit zunehmender Übung.

Auf viele belastende Ereignisse haben Lernende grundsätzlich keinen Einfluss. Wenn drei Klausuren in einer Woche anstehen, dann ist das so und nicht anders. Es steht jedoch in der Macht eines jeden Einzelnen, ob er etwas unternimmt, um möglichst gut durch die Zeit zu kommen, oder ob er sich hilflos ausgeliefert fühlt und den Kopf in den Sand steckt. Das Vorhandensein eines „kritischen Ereignisses“ alleine führt (noch) nicht zu Stress. Erst wenn man keine Möglichkeit sieht, die Situation positiv beeinflussen zu können, wird sie zu einer subjektiv empfundenen Stresssituation (Hofmann, 2001).

Praxistipp: Stresssituationen erkennen und bewältigen

Wenn Lernende wegen Aufregung vor Prüfungen zum Lerncoaching kommen, gehe ich ähnlich vor wie beim Lampenfieber (vgl. ab Seite 127). Die Schwierigkeit ist auch hier, eine Situation zu verändern, die aktuell nicht vorhanden ist. Denn ein Lerncoaching hat (hoffentlich) nichts gemeinsam mit einer Prüfungssituation.

Zuerst beschreiben die Lernenden möglichst genau, wann und in welcher Form sie die Aufregung oder Angst erleben. Die meisten Lernenden spüren sie erst, wenn der Prüfungstermin unmittelbar ansteht. Dann aber sehr deutlich. Für einige Lernende fühlt sich aber auch schon der Gedanke an eine Prüfung

äußerst unangenehm an. Die Symptome sind vielfältig und reichen von Herzrasen und hohem Blutdruck über Magendruck und Übelkeit bis hin zu verstärktem Harndrang und Durchfall. Einige beschreiben auch Schweißausbrüche, Schlafstörungen, Hautrötungen und Stressflecken sowie einen trockenen Mund, in dem die Zunge am Gaumen festklebt. Welche Symptome auch für die einzelnen Lernenden im Vordergrund stehen, sie müssen sie sich bewusst machen und gegensteuern, sobald sie entstehen. Sie müssen lernen, sie im Keim zu ersticken. In einer Übung sollen sie diese Symptome möglichst genau, allerdings in abgeschwächter Form, körperlich spüren. Dann gilt es, sie zu entschärfen.
Da diese Übung für die Lernenden sehr unangenehm ist, führe ich sie im Normalfall pro Person nur einmalig durch. Aus den in der Situation erlebten Gefühlen leiten sie dann ab, was genau sie mit Hilfe einer Übung verändern wollen, und legen so das Ziel fest.
Daran anschließend mache ich verschiedene Vorschläge für kleine, einfache Entspannungsübungen. Dazu sind die Übungen zum schnellen Entspannen ab Seite 131 geeignet. Sie können auch zu Beginn der Klausur oder währenddessen angewendet werden. Alternativ habe ich eine Vorlesegeschichte zur Klausurvorbereitung geschrieben. Manche Lernende sprechen sie sich selbst auf eine Datei und bereiten sich so mental im Vorfeld auf die Klausur vor. Im Downloadbereich zu diesem Buch steht sie als Podcast zur Verfügung. Nachdem die Lernenden verschiedene Strategien ausprobiert haben, wählen sie eine oder zwei aus, die sie trainieren. Und dann im Ernstfall hoffentlich erfolgreich anwenden.

Bei der Bewältigung von Aufregung im Zusammenhang mit Prüfungen geht es immer darum, die Selbstwirksamkeit und damit das Selbstvertrauen zu stärken. Neben den aufgeführten Entspannungsübungen helfen positive Glaubenssätze (vgl. Seite 36) dabei. Wer von seiner Selbstwirksamkeit überzeugt ist, vertraut auf seine eigenen Fähigkeiten und Einflussmöglichkeiten (Collin, 2012). Er kann die Situation handhaben. Schon die Formulierung eines kleinen Satzes wie „DAS SCHAFFE ICH“ oder „ICH BIN GUT“ (vorausgesetzt er wird klar und deutlich ausgesprochen und er ist ernst gemeint, vgl. Seite 72) erhöht die Selbstwirksamkeit.

Neben der Arbeit an der eigenen Person und Persönlichkeit helfen auch die Methoden des Zeitmanagements (vgl. ab Seite 96) und die Auswahl geeigneter Lerntechniken (vgl. ab Seite 132), der Aufregung frühzeitig entgegenzuwirken.

Denn wer einen realistischen Zeitplan mit Prioritäten hat und sich an ihm orientiert, gerät nicht so schnell unter Zeitdruck. Damit ein Zeitplan wirklich zielführend umsetzbar ist, müssen Lernende den Schwierigkeitsgrad der einzelnen Lernthemen für sich persönlich einschätzen. Dann ist eine sinnvolle Priorisierung möglich. Die schwersten Aufgaben sollten in den leistungsfähigsten Zeiten erledigt werden. Die Zeiten, in denen die Leistungsfähigkeit abfällt, eignen sich sehr gut für Stoffwiederholungen (vgl. ab Seite 27). Wer Lerntechniken anwendet, die für ihn gut geeignet sind, kommt schneller voran. Wenn er dazu noch die erreichten Zwischenziele registriert, findet er immer wieder Bestätigung für sein erfolgreiches Vorgehen.

Diejenigen Lernenden allerdings, die sich weiter links in der Yerkes-Dodson-Kurve befinden, sollten sich mit dem Thema Motivation (vgl. ab Seite 69) auseinandersetzen, um ihren Kurvenplatz in Richtung Mitte zu verschieben. Über die Techniken der Selbstmotivation können sie ihr Erregungsniveau erhöhen und so vermeiden, dass sie Aufgaben unterschätzen oder verschieben. Anders herum erfordern schwierige Aufgaben mehr Aufmerksamkeit und Konzentration. Um sie erfolgreich zu bewältigen, kann es sinnvoll sein, das Erregungsniveau zu verringern. Das vermeidet Panik und Versagen.

Letztendlich ist auch hier die Selbstreflexion ein verlässliches Instrument zur gezielten Steuerung des Vorgehens. Einige Lernende benötigen einen gewissen Zeitdruck, um effektiv arbeiten zu können, andere werden dadurch in ihrem Handeln blockiert. Manchmal müssen Lernende einfach nur ausprobieren, unter welchen Bedingungen sie die besten Leistungen erzielen und ebendiese Bedingungen bei möglichst vielen Lernaktivitäten herstellen.

Praxistipp: das richtige Pensum erkennen

Wenn Lernende ihre persönlichen Möglichkeiten und Grenzen gut einschätzen können, bearbeiten sie neue Lerninhalte in einer für sie passenden Breite und Tiefe. Bei zu leichten Aufgaben gibt es nicht viel zu lernen und es ist schwer, sich zu motivieren. An zu schweren Aufgaben scheitern die Lernenden, und die Motivation lässt ebenso nach. Aufgaben, die auf der einen Seite fordern, auf der anderen Seite aber auch bewältigbar sind, haben den idealen Schwierigkeitsgrad (Stangl, 2019). Diese optimale Bedingung erfüllen die meisten Lernaufgaben jedoch nicht automatisch. Mein Tipp lautet: Didaktische Reduktion dort, wo es sinnvoll erscheint. Von der Gesamtübersicht zu den Details, vom Allgemeinen zum Speziellen. Erst wenn das grobe Gerüst erfasst ist, geht es weiter in die Tiefe. Das führt zu einem fundierten Verständnis und vermeidet bloßes Auswendiglernen. Wer so vorgehen möchte, arbeitet gut mit Visualisierungstechniken. Wenn Lernende beispielsweise anhand der Struktur eines Mindmaps (vgl. Seite 135) den Lernstoff von innen nach außen bearbeiten, können sie ihr Vorankommen in der Übersicht farblich markieren und immer wieder neue Prioritäten setzen. Und hervorragend das Pareto-Prinzip (vgl. Seite 107) anwenden.

Manche Lernende finden es unpassend, Atem- oder Entspannungsübungen während einer Klausur anzuwenden. Sie sind der Ansicht, dass dafür innerhalb der Prüfung kein Raum ist oder sie kommen sich komisch dabei vor. Meiner Ansicht nach lohnt es sich immer, eine Minute zu investieren, um die Aufregung zu reduzieren. Allerdings funktionieren diese Techniken nur unter der Bedingung, dass die Lernenden sie beherrschen und zuvor als Trockenübung wiederholt geübt haben. Dieser wichtige Hinweis wird leider häufig nicht befolgt. Die Trockenübung ist eben nicht der Ernstfall und deshalb erscheint es einigen Lernenden nicht hilfreich zu sein, sich außerhalb der Prüfungssituation mit der Problematik auseinanderzusetzen und Übungen durchzuführen. **Arbeitsblatt 28** fasst einige Tipps für das Schreiben von Klausuren zusammen.

5.2 Mündliche Prüfungen

„Ich kann, weil ich will, was ich muss."
(Emmanuel Kant)

5.2.1 Mündliche Prüfungen vorbereiten

Mündliche Prüfungen sind etwas völlig anderes als schriftliche Püfungen, deshalb müssen sich Lernende auch anders darauf vorbereiten. Ebenso wie bei Klausuren, ist es auch bei mündlichen Prüfungen sehr wichtig, dass Lernende Lerntechniken für die Vorbereitung nutzen, die für sie persönlich erfolgbringend und zeitsparend sind. Je besser sie beherrscht werden, umso leichter wird das Lernen. Exemplarische Lerntechniken sind ab Seite 132 aufgeführt und werden hier nicht nochmals beschrieben. Stattdessen geht es hier um Tipps für das methodische Vorgehen im Rahmen der Vorbereitungsorganisation, die Lehrende den Auszubildenden oder Studierenden empfehlen können.

Für die Vorbereitung auf mündliche Prüfungen ist es wichtig, ein geeignetes Lernumfeld zu schaffen (vgl. Seite 191) und sich die eigenen Lernfortschritte und den damit verbundenen Erfolg bewusst zu machen (vgl. Seite 163). Belohnungen wirken auch hier ausgleichend und motivierend. Aber bei der Simulation des Ernstfalles gelten für mündliche Prüfungen völlig andere Grundsätze als bei Klausuren.

Arbeitsblatt 28

Tipps für das Schreiben von Klausuren

(als Download verfügbar unter: www.hgf.io/schubert-lernenlehren-arbeitsmaterialien)

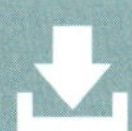

- ✓ Distanzieren Sie sich möglichst von der Prüfungssituation und atmen Sie ruhig.
- ✓ Lassen Sie sich Zeit. Sie müssen nicht sofort mit dem Schreiben beginnen.
- ✓ Lesen Sie sich die Aufgaben in Ruhe durch.
- ✓ Konzentrieren Sie sich auf die aktuelle Aufgabe und nicht auf die Prüfungssituation. Schweifen Sie gedanklich nicht ab zu anderen Aufgaben ab.
- ✓ Es kann sinnvoll sein, zunächst die Aufgaben zu lösen, die Sie als leicht empfinden und sich erst später den schwierigeren zu widmen.
- ✓ Achten Sie auf die Gewichtung der Aufgaben. Je mehr Punkte eine Aufgabe bringt, desto mehr Zeit sollte man in sie investieren. Verlieren Sie sich nicht in Details.
- ✓ Markieren Sie sich die Aufgaben, die Sie nicht gleich vollständig lösen. Falls am Ende Zeit übrig ist, kommen sie darauf zurück. Lassen Sie gegebenenfalls Platz für Nachträge frei.
- ✓ Nutzen Sie die vollständige Prüfungszeit und geben Sie Ihre Klausur nicht vorschnell ab. Lesen Sie lieber alles noch einmal durch, häufig fällt einem am Ende noch etwas ein.
- ✓ Schreiben Sie leserlich und möglichst in Stichpunkten bzw. kurzen Sätzen. Das erhöht die Übersicht für den korrigierenden Lehrer.

In Anlehnung an Lietzcke (2003)

Arbeitsblatt 29

Vorleseblatt: Entspannungsgeschichte zur Klausurvorbereitung

(als Download und Audiodatei verfügbar unter: www.hgf.io/schubert-lernenlehren-arbeitsmaterialien)

Stell dir vor du liegst im Gras. Es ist warm und du fühlst dich sehr wohl.

Du liegst ganz bequem da und entspannst dich. Vielleicht schließt du sogar die Augen.

Das Gras duftet frisch und kitzelt dein Gesicht ein wenig.

Du könntest ewig so liegen bleiben, es geht dir richtig gut.

Du genießt die Ruhe und spürst, wie dein Körper da liegt. Schwer und entspannt.

Konzentriere dich auf deine Atmung. Du spürst, wie sich dein Bauch beim Einatmen aufwärtsbewegt und beim Ausatmen wieder zurück. Deine Atmung ist ganz ruhig und gleichmäßig.

Nun atmest du einige Atemzüge tief ein und aus – ein und aus.

Du spürst, wie die Bewegungen deines Bauches sich vergrößern.

Es tut gut so tief zu atmen. Du atmest alle Sorgen und Ängste aus deinen Körper heraus.

Jetzt stell dir vor, es ist Prüfungstag und gleich geht es los.

Kein Grund, schneller zu atmen. Entspanne dich und atme weiter ganz ruhig ein und aus.

Du bist gut vorbereitet. Du weißt was du kannst und hast keinen Grund zur Sorge.

Du bist ausgeschlafen. Dieses Mal lässt du dich nicht aus der Ruhe bringen. Durch gar nichts.

Jetzt ist es soweit. Der Lehrer verteilt die Aufgabenzettel. Du schaust einmal drüber und bist beruhigt. Jetzt weißt du, dass du die meisten Aufgaben gut lösen kannst.

Auch wenn dir ein paar kleine Dinge schwer erscheinen, du lässt dich nicht aus der Ruhe bringen. Darum kümmerst du dich später. Du beginnst, die Aufgaben zu lösen, die dir leichtfallen.

Du arbeitest sehr konzentriert und kommst gut voran. Du bist sicher, dass du diese Prüfung gut bestehst. Du schaffst das.

Die Prüfung ist vorüber. Du hast es hinter dir.

Wenn du ganz ehrlich bist, war es nicht so schlimm wie du erwartet hattest.

Du hast es gemeistert. Das macht dich zufrieden und zuversichtlich. Du kannst stolz auf dich sein.

Beim nächsten Mal wird es wieder so gut klappen.

Du wirst dich wieder gut vorbereiten und voller Energie in die Prüfung gehen. So wie heute.

Nun kehrst du langsam aus der Geschichte zurück. Du öffnest deine Augen, bewegst deine Gelenke, streckst deinen Körper und bist zurück in der Wirklichkeit.

Geplant vorgehen

Wie bei allen Prüfungen auch beginnt man bei der Vorbereitung auf mündliche Prüfungen damit, sich eine Übersicht über den gesamten Lernstoff zu verschaffen und den eigenen Lernstand in Bezug dazu zu setzen (vgl. Seite 93). Dann wird der Lernbedarf sichtbar (vgl. Abbildung 3-7 auf Seite 80). Damit die Zeit bis zum Prüfungstermin möglichst effektiv genutzt werden kann, arbeiten die Lernenden idealerweise mit Zeitplänen oder TO-DO-Listen (vgl. ab Seite 104). Auch über die Anfertigung von Inhaltsverzeichnissen, die alle Themen der einzelnen Lerneinheiten listen (vgl. Seite 95), behält man stets das große Ganze im Blick. Obwohl es verschiedene Alternativen für die Planung von Lernaktivitäten gibt, tun sich viele Lernende sehr schwer, sie einzusetzen. Sie empfinden die Methoden als aufwändig und erwarten im Gegenzug keinen allzu großen Effekt. Daher verzichten sie häufig darauf. Diejenigen Lernenden, die es jedoch ausprobiert haben, erkennen in der Regel den Vorteil und nutzen die Möglichkeiten. Auch Physiotherapie-Studentin Pia hatte Schwierigkeiten bei der Planung ihrer Lernaktivitäten. Im Lerncoaching hat sie sich konstruktiv damit auseinandergesetzt und dabei eine für sie sehr gut handhabbare Methode gefunden.

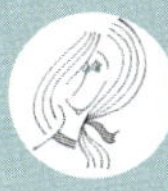

Pia bevorzugt die Klebezettel-Variante

Physiotherapie-Studentin Pia hat mehrfach versucht, Zeitpläne und TO DO-Listen für ihre Lernorganisation zu verwenden. Aber sie konnte sich damit nicht anfreunden, sie gefielen ihr einfach nicht. Die langen Listen setzen Pia eher unter Druck, anstatt dass sie sie entlasteten.

Da Pia ein kreativer Mensch ist, habe ich ihr im Lerncoaching die Klebezettel-Variante vorgeschlagen. Das Lernmaterial – egal ob (Teil-)Skripte, Karteikarten oder Zusammenfassungen – wird nach Themen sortiert und mit verschiedenfarbigen Klebezetteln versehen. Am besten eignen sich die drei Ampelfarben rot, gelb und grün. Am Anfang sind alle Zettel rot. Rot bedeutet, dass das Thema zunächst einmal grundsätzlich bearbeitet und zusammengefasst werden muss, da noch keine Lernaktivitäten stattfanden. Wenn dies erledigt ist, wird der rote Zettel durch einen gelben ersetzt. Die Farbe Gelb steht dafür, dass der Stoff im nächsten Schritt gelernt werden muss. Die gelb markierten Materialien werden im Idealfall bis zum vollständigen Verständnis mit individuell favorisierten Lerntechniken bearbeitet. Nachdem das geschehen ist, wird das Material mit einem grünen Zettel versehen, der steht für Wiederholung. Erst wenn ausreichend viele Wiederholungen stattgefunden haben, wird der Klebezettel komplett entfernt. Wenn keine Klebezettel mehr übrig sind, ist das Lerngeschehen abgeschlossen. Durch das Farbsystem und die am Ende rückläufige Anzahl der angehefteten Zettel wird der Lernfortschritt sichtbar und damit auch das näher rückende Ende.

Pia gefiel der Vorschlag. Sie machte sich zu Hause gleich an die Arbeit und berichtete mir später, dass sie gut damit zurechtkam. Einfallsreich wie sie ist, hat sie die Methode leicht abgewandelt. Da sie im Zuge der Vorbereitung auf eine anstehende mündliche Prüfung bereits ein komplettes Lernskript angefertigt hatte, in dem alle Inhalte eng aneinander standen (Pia bevorzugt kurze Lernskripte in DIN A 4, die möglichst wenig Seiten umfassen), konnte sie die Klebezettel nicht auf die Vorderseite heften. Sie hätte viele ihrer Zettel nicht gesehen, wenn sie meinen Vorschlag auf genau die beschriebene Art und Weise umgesetzt hätte. Stattdessen beschriftete sie die roten Zettel mit den einzelnen Themen und heftete sie außen an ihren Kleiderschrank.

Den hat sie von ihrem Arbeitsplatz aus stets im Blick. Da sie ihr Lernskript bereits erstellt hatte, malte sie auf die meisten roten Zettel direkt gelbe Punkte als Zeichen, dass sie mit dem eigentlichen Lernen starten kann. Mit-

zunehmendem Lernfortschritt gesellte sie zu den gelben Punkten immer mehr grüne. So erlangte sie dieselbe große Übersicht über ihr Vorankommen wie nach meiner Anregung, aber auf eine Art und Weise, die sich für sie persönlich besser eignete.
Das ist der Idealfall: Ein Lernender kennt eine Methode und verändert sie bei Bedarf so, dass sie mit seinen individuellen Vorlieben vereinbar ist. Dies müssen die Lernenden allerdings selbst tun. Ein Lerncoach kann solche Entwicklungsprozesse anstoßen und durch geschicktes Fragen Anregungen für die Entwicklung eigener Ideen geben.

Laut sprechen beim Lernen

Wer sich auf mündliche Prüfungen vorbereitet, sollte beim Lernen laut sprechen. Schließlich ist es genau das, was in der Prüfungssituation verlangt wird. Die Lernenden berichten mir in den Coachinggesprächen jedoch sehr häufig, dass sie lieber und häufiger beim Lernen leise lesen und denken. Auf diese Weise findet Lernen jedoch ausschließlich in den Köpfen statt, und die Ergebnisse sind weder für die Lernenden selbst noch für andere hörbar. Dabei hat gerade das laute Sprechen beim Lernen einige Vorteile:

- Wir formulieren eher gute und vollständige Sätze als beim stillen Denken.
- Wir hören und erleben, wie überzeugend wir beim Zuhörer ankommen.
- Wir bemerken, wenn wir viele Füllworte verwenden anstatt fließend zu sprechen.
- Wir prüfen, ob wir unsere Stimme gezielt einsetzen und hören, ob sie zittert oder klar und deutlich klingt.
- Wir verbessern unsere Sprachmelodie und setzen Pausen bewusst ein.

Viele gute Gründe, beim Lernen für mündliche Prüfungen laut zu sprechen. Auch wenn die Lernenden das anfangs nicht mögen, die meisten lassen sich auf einen Versuch ein. Im Laufe der Zeit verbessert sich ihr rhetorisches Geschick und sie profitieren sehr davon. Und das nicht nur in Bezug auf das Lernen.

Praxiserfahrung: Das stille Kämmerlein ist ein guter Übungsplatz

Vielen Lernenden ist es unangenehm, wenn andere mitbekommen, dass sie beim Lernen laut sprechen. Sie wollen sich nicht lächerlich machen und haben eine große Hemmschwelle, das laute Sprechen auszuprobieren. Das ist aus meiner Sicht nachvollziehbar. Im Lerncoaching überlegen wir dann gemeinsam, ob es irgendwie möglich ist, laut zu sprechen, ohne dass es jemand mitbekommt. Und wir finden immer Möglichkeiten. Schließlich starten die Lernenden häufig dann mit den ersten Übungen, wenn sie einmal ganz alleine zu Hause sind oder sie ziehen sich an einen Ort zurück, an dem sie sich unbeobachtet fühlen, sie gehen ins stille Kämmerlein. Wie sie auch vorgehen, der Erfolg ist am Ende groß.

Den Ernstfall simulieren

Häufig berichten mir die Lernenden, dass sie sich vor mündlichen Prüfungen am meisten fürchten und große Abneigung gegen dieses Prüfungsformat verspüren. Deshalb fühlen sie sich insbesondere im Vorfeld von mündlichen Prüfungen ausgesprochen unsicher. Das Unbehagen ist im Allgemeinen bei Einzelprüfungen noch deutlicher ausgeprägt als bei Gruppenprüfungen, wo mehrere Kommilitonen gemeinsam im Prüfungsraum sind und sich gegenseitig durch ihre Anwesenheit Halt geben. Lehrende können diese Unsicherheit reduzieren, indem sie den Prüfungsablauf und die genauen Anforderungen schon frühzeitig im Unterricht transparent machen und beispielhafte Prüfungssituationen durchspielen. Dann wissen die Lernenden am Ende, worauf sie sich einstellen müssen und können den realen „Ernstfall" im Rahmen der Vorbereitungen immer wieder erproben.

Ein Beispiel: Der Lehrende informiert seine Auszubildenden über den folgenden Ablauf der anstehenden mündlichen Prüfung zur Krankheitslehre: Der Prüfling bekommt ein Krankheitsbild zugeordnet und hat 15 Minuten Zeit für seine eigene Vorbereitung. Er soll das Krankheitsbild nach einer festgelegten Struktur vorstellen. Hierzu macht er sich in der Vorbereitungszeit Notizen, diese darf er auch im anschließenden Prüfungsgespräch nutzen. Dann geht er in den Prüfungsraum zur eigentlichen Prüfung, für die ebenfalls ein Zeitfenster von 15 Minuten inklusive Notenfindung vorgesehen ist. Der Lernende beginnt mit einem Vortrag, der maximal sieben Minuten dauern soll, dann stellen die Prüfer einige Fragen zum Transfer in die Praxis. Nach spätestens 12 Minuten verlässt der Prüfling den Raum und die Prüfer einigen sich auf eine Note. Das ist der Plan, und der Lehrende hat ihn genauso kommuniziert.

Wenn die Kriterien so klar sind, sollten die Lernenden sich unbedingt bei ihren Vorbereitungen daran orientieren, indem sie genau das üben – und nichts anderes. Sie lernen also nicht nur die Theorie (wie sie das auch bei der Vorbereitung auf Klausuren machen), sondern überlegen sich Prüfungsaufgaben, die sie in den genannten zwei Schritten bearbeiten: Zuerst machen sie sich (evtl. mit Hilfe eines Weckers als Zeitwächter) Notizen und halten anschließend ihren Vortrag, den sie laut formulieren. Genauso, wie sie es in der späteren Prüfung tun werden. Diese Übung können sie für sich alleine oder vor anderen durchführen, die ihnen im Anschluss eine Rückmeldung geben, wie es gelungen ist.

Ungeübten Lernenden helfen die folgenden Fragen dabei:

- Was gehört fachinhaltlich zum Krankheitsbild? Was ist das Wichtige für die berufliche Praxis? Wie strukturiere ich meinen Vortrag? Eine geeignete Struktur zur Beschreibung des Krankheitsbildes ist die in den Lehrbüchern verwendete.
- Wie fasse ich einen Sachverhalt mit eigenen Worten zusammen? Stichpunkte sind schnell notiert, sie helfen später beim Vortrag, vollständige Sätze zu formulieren.
- Wie beginne ich meinen Vortrag? Ein sicherer Einstieg reduziert sofort die Aufregung und verbessert den Redefluss.

Wer so vorgeht und auch Antworten auf mögliche Prüfungsaufgaben mit eigenen Worten formulieren kann, der weiß sicher, dass er den Lernstoff verstanden hat. Und er weiß auch, dass ihm eigentlich nichts mehr passieren kann.

5.2.2 Mündliche Prüfungen bestehen

Während schriftlicher Prüfungen haben Lernende viel Spielraum, die ihnen zur Verfügung stehende Prüfungszeit einzuteilen, ihr Vorgehen festzulegen und zwischendurch zu verändern. Weil schriftliche Prüfungen keinen Dialoganteil haben, fließen die Informationen nur in eine Richtung: vom Lernenden über das Papier in Richtung Prüfer, der schließlich die Korrektur vornimmt.

Das ist bei mündlichen Prüfungen anders. Hier kommt eine Interaktion zwischen Prüfling und Prüfer nicht nur in Gang, sie ist auch ausdrücklich erwünscht, ja sogar notwendig. Das bedeutet für die Lernenden, dass es große Möglichkeiten zur Mitgestaltung gibt, die sie für sich nutzen können und sollten.

Am Prüfungstag haben die meisten Lernenden vor Beginn der mündlichen Prüfung ebenso mit der Aufregung zu kämpfen wie bereits im Zusammenhang mit anstehenden Klausuren beschrieben (vgl. Seite 166). Häufig sind die Symptome sogar noch stärker spürbar und haben größere und unangenehmere Auswirkungen. Wenn beispielsweise der Mund und die Lippen so trocken sind, dass die Zunge festklebt und kaum noch bewegt werden kann, hat das eine Auswirkung auf das motorische Sprechvermögen und den Stimmklang. Es gibt einige Tipps und Tricks, die Lehrende an ihre Auszubildenden oder Studierenden weitergeben können, damit sie mündliche Prüfungssituationen entschärfen und bewältigen lernen.

Zunächst einmal ist es auch hier wichtig, dass die Lernenden den Prüfungstag selbst gut vorbereiten und rechtzeitig alle nötigen Unterlagen oder Materialien zusammenlegen. Dann ist früh an alles gedacht, und das vermeidet Stress. Auch bei mündlichen Prüfungen empfehle ich den Lernenden immer, einige Stifte und etwas Papier dabeizuhaben.

Stress entsteht auch, wenn man unter Zeitdruck gerät. Deshalb rate ich den Lernenden, rechtzeitig zu Hause aufzubrechen. Sie können besser noch einen kleinen Spaziergang in der Nähe der Bildungseinrichtung machen als abgehetzt oder sogar zu spät zu kommen. Gerade diejenigen, die mit öffentlichen Verkehrsmitteln anreisen, sollten lieber einen Bus oder Zug früher nehmen, wenn eine Prüfung ansteht.

Eine weit verbreitete „Sitte" unter den Lernenden ist, dass sie noch in ihren Lernunterlagen blättern, während sie bereits vor dem Prüfungsraum warten. Davon rate ich im Lerncoaching dringend ab. Es hilft nicht mehr so kurz vor der Prüfung. Es verstärkt nur die eigene Nervosität – und die der anderen. Vor allem der gegenseitige Austausch unter den Lernenden über das, was sie nicht gelernt oder verstanden haben, ist kontraproduktiv. Denjenigen Lernenden, die das Mitführen ihrer Lernunterlagen beruhigt, empfehle ich jedoch, sie in der Tasche zu lassen und sie nicht hervorzuholen.

Einige Lernende tragen vor der Prüfung ein Übermaß an Energie in sich und laufen vielleicht sogar Gefahr, anzufangen zu weinen, um die Energie loszuwerden. Denjenigen empfehle ich, diese Energie über Bewegung abzubauen. Das kann in Form eines zügigen Spaziergangs geschehen, durch flottes Laufen über den Schulflur oder im Extremfall durch sehr schnelles Auf- und Absteigen im Treppenhaus. Vor allem bei der letzten Übung ist es jedoch wichtig, dass im Anschluss noch einige (wenige) Minuten bis zum Prüfungsbeginn bleiben, um Kreislauf und Atmung wieder herunterzufahren. Dann ist der positive Effekt außerordentlich groß.

Ich möchte noch einmal auf das Beispiel für den Ablauf einer mündlichen Prüfung von Seite 172 zurückkommen. Es ist aus meiner Sicht ratsam, dass die Lernenden, nachdem sie in der Vorbereitungszeit ihre Notizen gemacht und sich einen Einstieg für den Vortrag überlegt haben, die letzten zwei Minuten möglichst dazu nutzen, sich mental auf das sich anschließende Prüfungsgespräch einzustellen. Nach der Formulierung eines positiven Leitsatzes wie „Die Prüfung wird mir richtig gut gelingen", können sie sich noch einmal ins Bewusstsein rufen, wie sie während der Prüfung auftreten wollen und **werden**. Konkrete Hinweise dazu enthält das **Arbeitsblatt 30** „Tipps zur Bewältigung mündlicher Prüfungen" auf Seite 175.

Wer mental vorbereitet ist, sitzt im Prüfungsraum aufrecht und atmet bewusst tief ein und aus. Er schaut den Prüfern ins Gesicht und gibt ihnen ein Signal, wenn es losgehen kann. Mit einem guten und sicheren Einstieg in den Vortrag verfliegen meistens auch schnell die Sorgen. Man ist sofort im Fluss und alles wird einfacher.

Einer der wichtigsten Tipps aus meiner Sicht ist, dass die Lernenden die ihnen zur Verfügung stehende Vortragszeit möglichst vollständig ausfüllen. Leider geschieht es immer wieder, dass gerade sehr leistungsstarke Auszubildende und Studierende in Prüfungen sehr schnell und ohne Punkt und Komma reden. Fazit ist, dass sie schon nach wenigen Minuten zum Ende kommen. Obwohl sie die wichtigsten Fakten genannt haben, bleibt den Prüfern viel Zeit für zusätzliche Fragen. Wer seine Sprechgeschwindigkeit bewusst reduziert und an den richtigen Stellen kleine Redepausen einbaut, hat keine Probleme damit, die komplette Zeit zu nutzen. Dann wird der Prüfer den Vortrag unterbrechen, wenn es soweit ist. Ein großer Vorteil für den Lernenden.

Zuletzt gebe ich den Lernenden den Tipp, unbedingt nachzufragen, wenn sie eine Frage nicht verstanden haben oder in einem Moment nicht aufmerksam waren und sie deshalb nicht erfasst haben. Im Zuge mit der Aufregung geht

Arbeitsblatt 30

Tipps zur Bewältigung mündlicher Prüfungen
(als Download verfügbar unter: www.hgf.io/schubert-lernenlehren-arbeitsmaterialien)

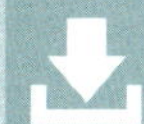

Vor Prüfungsbeginn:

- ✓ Legen Sie alle Unterlagen, die Sie am Prüfungstag benötigen, rechtzeitig zurecht. Packen Sie sie am besten schon zwei Tage vorher ein.
- ✓ Brechen Sie rechtzeitig von zu Hause auf. Zeitdruck führt immer zu Stress.
- ✓ Setzen Sie sich nicht unter Druck. Schauen Sie am Prüfungstag nicht mehr in die Unterlagen. Wenn es Sie beruhigt, nehmen Sie sie mit, aber lassen Sie sie in der Tasche.
- ✓ Bauen Sie überschüssige Energie ab, indem Sie einen kleinen Spaziergang machen oder im Treppenhaus auf und ab laufen.

Während der Prüfung:

- ✓ Begrüßen Sie die Prüfer beim Eintreten in den Raum
- ✓ Richten Sie sich ein: Setzen Sie sich aufrecht auf den Stuhl, atmen Sie tief durch
- ✓ Geben Sie den Prüfern ein Signal, dass es losgehen kann.
- ✓ Falls Sie noch einen Moment benötigen bis es losgeht, bitten Sie darum.
- ✓ Nutzen Sie die Redezeit, die Ihnen zur Verfügung steht, aus.
- ✓ Sprechen Sie bewusst langsam und deutlich.
- ✓ Beobachten Sie die Prüfer. Ihre freundlichen Gesichter bestätigen Ihnen, dass Sie auf dem richtigen Weg sind.
- ✓ Lassen Sie den Prüfer aussprechen. Denken Sie kurz nach, bevor Sie auf Fragen antworten.
- ✓ Lassen Sie sich von den Fragen des Prüfers nicht irritieren.
- ✓ Wenn Sie eine Frage nicht verstehen, fragen Sie nach oder bitten um Wiederholung der Frage.
- ✓ Geben Sie ehrlich zu, wenn Ihnen nichts (mehr) einfällt. Trinken Sie einen Schluck oder bitten Sie um einen Moment zum Nachdenken.

schnell etwas verloren. Dafür haben die Prüfer in aller Regel Verständnis. Auch wenn einem Prüfling überhaupt nichts zu einer Frage einfällt oder er gerade im Moment nicht weiterweiß, kann er es ehrlich sagen. Denn das ist absolut menschlich. Manchmal hilft schon ein Schluck Wasser oder ein Moment zum Nachdenken auf die Sprünge.

Eine falsche Antwort in der Prüfung ist keine Schande. Wenn der Prüfer sie korrigiert, bedankt sich der Lernende besser dafür als dass er eine Diskussion beginnt. Gut ist eine Antwort wie „Oh ja, Sie haben Recht. Das war mir gerade entfallen."

Wenn Prüflinge Fachtermini und Fremdworte verwenden, sollten sie sicher in der Aussprache sein und ihre Bedeutung kennen. Ansonsten entsteht durch Nachfragen der Eindruck von fehlender Kompetenz.

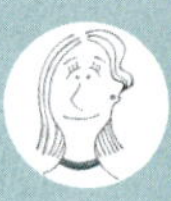

Maria: Die Zeit verging wie im Flug

Die Auszubildende in der Gesundheits- und Krankenpflege Maria hat während der letzten vier Monate der Ausbildung im Rahmen ihrer Vorbereitungen auf das Staatsexamen in regelmäßigen Abständen (etwa alle drei Wochen) Lerncoaching-Gespräche mit mir geführt. Mein Eindruck war, dass sie sehr geplant, besonnen und zielgerichtet vorging. Sie hat über die gesamte Ausbildungszeit kontinuierlich gelernt und im Laufe der Zeit Skripte, Karteikarten und Übersichten für sämtliche Lerneinheiten angefertigt. Das kam ihr bei der Vorbereitung auf das Staatsexamen zugute, denn sie hatte vollständige Lernunterlagen und konnte gleich mit dem eigentlichen Lernen starten. In unseren Treffen stellte sie mir immer wieder ihren aktuellen Stand der Vorbereitungen vor. Sie brauchte ganz offensichtlich meine Bestätigung, dass es klappt, wenn sie so weiter macht. Diese Bestätigung bekam sie von mir und das schien sie zu beruhigen. Vor allem wegen der mündlichen Prüfungen war sie aufgeregt. Denn mündlich hatte sie bisher noch nie richtig gut abgeschnitten. Sie konnte nie zeigen, was wirklich in ihr steckte.

Zunächst habe ich mich durch Nachfragen vergewissert, dass Maria über Ablauf und Erwartungen dieser Prüfungen informiert war. Dann haben wir Schritt für Schritt besprochen, wie sie sich auf diese Prüfungen vorbereiten kann. Dabei berücksichtigten wir sämtliche ab Seite 175 genannten Aspekte. Abschließend führten wir exemplarisch ein kurzes Prüfungsgespräch als eine Art Generalprobe durch. Von sich aus erinnerte sich Maria an die Spiegelübung von Seite 71, die ich ihrer Klasse zu Ausbildungsbeginn vorgestellt hatte, und die sie im Laufe der gesamten drei Jahre immer mal wieder durchführte – nicht nur für die Schule. Nach insgesamt fünf Terminen lagen die praktischen und schriftlichen Examensprüfungen bereits hinter ihr. Ihre Anspannung war nicht mehr so groß wie anfangs und sie glaubte sicher, auch den Rest noch zu schaffen.

Als ich Maria nach ihrer letzten, mündlichen Staatsexamensprüfung auf dem Schulflur traf, hüpfte sie mir fröhlich entgegen. Sie war froh darüber, dass nun alle Prüfungen hinter ihr lagen. Sie berichtete, dass sie am Morgen sehr aufgeregt war, aber alle ihre guten Vorsätze umsetzen konnte. Es lief richtig gut und als die Prüfer ihr mitteilten, dass die Prüfung beendet ist, war sie ganz überrascht, dass die Zeit schon vorbei war. Sie wusste noch so viel mehr und hätte das gerne noch preisgegeben. Diese letzte Prüfung hat ihr am Ende fast Spaß gemacht.

5.2.3 Tipps gegen die Prüfungsangst

„Prüfungsangst entsteht daraus, dass eine Person Angst (bzw. deren Symptome) vor oder während einer Prüfung oder einer anderen Bewertungssituation verspürt. Sie beeinträchtigt die Leistungsfähigkeit der Betroffenen" (Preiser & Dresel, 2009, S. 221). In der Vorbereitung auf und auch während Prüfungen durchspielen die Betroffenen häufig dramatische Szenarien im Kopf. Das erzeugt Druck und kann zum Blackout führen. Das Schlimmste daran ist, dass diese Szenarien sich nicht nur auf den Prüfungsinhalt, sondern auf die ganze Person des Prüflings beziehen können. Prüfungsangst entsteht im Kopf und ist in ihrem Ausmaß von der persönlichen Einschätzung der Situation der Betroffenen abhängig. Die eigene Bewertung der Situation nimmt eine Schlüsselrolle ein.

Prüfungen lassen sich nicht vermeiden und im Leben gibt es neben ihnen viele andere Situationen, die ähnlich belastend sind. Gerade Beschwerde- oder Streitgespräche gehen häufig mit enormem Stress einher. Um solche Situationen möglichst positiv angehen und bewältigen zu können, lohnt es sich, einige Strategien zu kennen.

Die mit der Aufregung oder Prüfungsangst einhergehenden Gefühle wurden bereits an anderer Stelle besprochen (vgl. Seiten 127 und 166) und ein Merkblatt mit Tipps gegen Lampenfieber befindet sich auf Seite 129. Nun stelle ich einige Beispiele vor, wie Lernende mit ihrer Prüfungsangst umgehen können.

Die Prüfungsangst annehmen

Zunächst einmal muss man die Prüfungsangst akzeptieren und sich ihre Symptome bewusst machen. Erst danach kann man sie über den Einsatz einer geeigneten Methode mildern. Die Angst wird jedoch nicht völlig verschwinden. Einige Fragen, die ich in Anlehnung an die Checkliste zum Umgang mit der Prüfungsangst des „Service Center Selbststudium der Fakultät für Erziehungswissenschaft der Universität Bielefeld“ (2010) zusammengestellt habe, helfen Lernenden während eines Lerncoachings dabei, sich ihre mit der Prüfungsangst einhergehenden Beschwerden bewusst zu machen:

- Wie fühlt sich die Prüfungsangst genau an? Mit welchen Symptomen oder Beschwerden ist sie verbunden?
- Sind Ihre Erwartungen an Ihre eigenen Leistungen realistisch? Wie gut sind Sie in der Regel auf Prüfungen vorbereitet?
- Was haben Sie bisher unternommen, um die Prüfungsangst zu überwinden? Hatten Sie damit Erfolg?
- Was tun Sie allgemein, um Stress abzubauen? Treiben Sie Sport? Kennen Sie eine Entspannungstechnik?
- Erinnern Sie sich an eine positive Prüfungssituation? Was war anders daran?
- Können Sie sich im Kopf statt einer Niederlage auch einen Prüfungserfolg vorstellen?

Mit der Prüfungsangst umgehen

Der Wunsch, angst- und stressfrei in eine Prüfung zu gehen, lässt sich für diejenigen Lernenden, die unter Prüfungsangst leiden, kaum erfüllen. Auf der anderen Seite ist ein gewisser Grad an Anspannung laut Yerkes-Dodson-Gesetz (vgl. Abbildung 5-1 auf Seite 163) förderlich für das gute Durchlaufen einer Prüfungssituation. Spitzenleistungen sind ohne Stress gar nicht möglich (Litzcke, Schuh & Pletke, 2013). Letztendlich entscheidet das Verhältnis zwischen der wahrgenommenen Stressdosis und den zur Verfügung stehenden Bewältigungsstrategien über unsere Leistungsfähigkeit.

Die Theorie nutzt den Lernenden aber überhaupt nicht. Selbst wenn ihnen die Ursache klar ist – sie leiden und benötigen eine Strategie. „Aber leider funktionieren viele Techniken zur Stressreduktion nur dann, wenn man sie ausreichend geübt hat und dementsprechend leicht in Stresssituationen abrufen kann“ (Litzcke & Linssen, 2007, S. 109).

Mündliche Prüfungen werden häufig als belastender empfunden als andere Prüfungsformate, weil sie die Lernenden unter direkten Handlungszwang setzen. Die gestellten Fragen müssen direkt beantwortet werden. Die Tatsache, dass man keine Fragen wie bei einer Klausur überspringen kann, erzeugt Stress (Litzcke & Linssen, 2007). Wer es schafft, Oberwasser zu gewinnen und sein Verhalten trotz der Prüfungsangst bewusst zu steuern, kann direkt in der Prüfung verschiedene völlig legale „Tricks“ strategisch einsetzen.

Die Antworten auf Fragen müssen nicht wie aus der Pistole geschossen kommen, Denkpausen sind erlaubt. Wenn diese länger dauern, kann man den Prüfer mit einem Überbrückungssatz wie zum Beispiel: „Darüber muss ich kurz nachdenken, damit ich Ihnen eine klare Antwort geben kann“ darauf hinweisen. Um Bedenkzeit zu gewinnen, kann man auch eine Gegenfrage stellen. „Wie meinen Sie das“ oder „Was genau verstehen Sie unter dem Begriff xy?“ sind Möglichkeiten hierzu. Alternativ kann man auch die Antwort gliedern. Mit den Worten „Ich möchte zunächst auf Teilaspekt A eingehen ...“ kann man den Versuch unternehmen, die Frage umzulenken. Geschickte Prüflinge nutzen das, um die Themen zu präsentieren, die sie besonders gut beherrschen. Das funktioniert an vielen Stellen sehr gut.

Was Lernende aber unbedingt vermeiden sollten, sind Antworten wie „Das weiß ich nicht“ oder „Das habe ich nicht gelernt“. Sie sind ein klarer Beleg für Nichtwissen und der Prüfer hat keine Gelegenheit, helfende Brücken zu bauen. Auch, wenn Lernende überhaupt keine Antwort auf Prüfungsfragen geben, sondern schweigen, nehmen sie sich selbst ihre Chancen. Die Angst vor einer falschen Antwort sollte niemals dazu führen, dass man gar keine Antwort gibt. Denjenigen Lernenden, die vor einer Prüfung das Gefühl haben, aus Aufregung keinen Ton herauszubekommen, empfehle ich, sich vorab „warmzureden“. Auch kurz vor der Prüfung einen Apfel essen oder ein Kaugummi kauen, kann helfen, denn der Mund wird angefeuchtet. Kaugummis müssen aber unbedingt vor Prüfungsbeginn aus dem Mund entfernt werden.

Der schlimmste Fall: Blackout

Zum Blackout kommt es, wenn die Angst vor dem Versagen und der dadurch entstehende Stress so groß werden, dass ein Prüfungsgespräch nicht mehr möglich ist. Lernende bezeichnen den Blackout auch als Filmriss, gemeint ist ein vorübergehender Gedächtnisverlust.

Manchmal äußert sich ein Blackout in der Form, dass die Betroffenen, bevor sie etwas Falsches sagen, lieber schweigen. Meistens zeigt er sich jedoch so, dass ein Prüfling in dem Moment, wo er den Prüfungsraum betritt, noch alles weiß, aber mit der ersten Frage, die der Prüfer stellt, sein vorhandenes Wissen nicht mehr abrufen kann. Es ist wie weggeblasen.

Lernende, die wiederholt Erfahrungen mit Blackouts gemacht haben, befürchten häufig schon im Vorfeld einer anstehenden Prüfung im Sinne einer „sich-selbst-erfüllenden-Prophezeihung“, dass es wieder zum Blackout kommt, und sie geraten in Panik. Sie müssen lernen, direkt in dem Moment, in dem die beginnende Panik spürbar wird, gegenzusteuern. Dazu können Entspannungsübungen (vgl. Seite 130) und Entspannungsgeschichten (nach dem Prinzip von Seite 170) eingesetzt werden.

Ein **kognitiver Ansatz** kann helfen, dem Blackout vorzubeugen und den Stresspegel zu reduzieren: Dabei stellt sich der Lernende den schlimmsten Fall, der ihm persönlich geschehen kann, in seinen Einzelaspekten vor und entkräftigt sie argumentativ. In Anlehnung an Charbel (2005) führe ich hierzu einige Beispiele auf.

Szenario 1:	Der Prüfer treibt mich in die Enge. Ich fühle mich dann ausgeliefert.
Argumente:	Wenn ich gut vorbereitet bin, kann ich mein Wissen sicher anbringen. Ich habe Einfluss auf den Gesprächsverlauf und werde das für mich nutzen. Der Prüfer ist auch nur ein Mensch. Er will mir nichts Böses.
Szenario 2:	Meine Aufregung wird immer schlimmer, dann versage ich völlig.

Argumente: Meine Nervosität lässt spätestens nach ein paar Minuten automatisch nach. Über Prüfungen werden viele Horrorgeschichten erzählt. Ich glaube sie nicht. Ich habe alle bisherigen Prüfungen gemeistert. Es wird auch diesmal klappen.

Szenario 3: Für mich hängt alles von einer sehr guten Note in der Prüfung ab.

Argumente: Wenn ich ein gut oder befriedigend erreiche, ist die Prüfung trotzdem bestanden. Mein Wert als Mensch hängt nicht von meinen Noten ab. Wenn ich nicht bestehe, wiederhole ich die Prüfung. Das ist kein Beinbruch.

5.3 Praktische Prüfungen

Erfolg heißt, sich selbst zu mögen, zu mögen, was man tut, und zu mögen, wie man es tut." (Maya Angelou)

5.3.1 Sich auf praktische Prüfungen vorbereiten

Neben schriftlichen und mündlichen Prüfungen zeigen Auszubildende und Studierende der Pflege- und Therapieberufe auch in diversen praktischen Prüfungen ihr Können. Im praktischen Staatsexamen beweisen sie, was und wie sie während ihrer gesamten Ausbildungszeit gelernt haben (Bohrer, 2008). Geprüft wird die Handlungskompetenz in einer realen Berufssituation (Trutwig & Bohrer, 2008), in der die vier Teilkomponenten Fach-, Methoden-, Sozial- und Personalkompetenz, je nach Aufgabe, in unterschiedlich starkem Maß gefragt sind. Die Prüfungsanforderung im praktischen Staatsexamen, die das fachlich richtige und methodisch sinnvolle Vorgehen in der Interaktion mit einem Patienten abverlangt, ist komplex. Und darauf müssen die Lernenden im Laufe der Ausbildungs- und Studienzeit vorbereitet werden.

Trotzdem fühlen sich viele Lernende bei anstehenden praktischen Prüfungen sicherer als bei schriftlichen oder mündlichen Prüfungen. Das Praxisfeld wird ihnen im Laufe der

Praxistipp: Erfolgsfantasien statt Defizitdenken

Selbst wenn ein Lernender in einer Prüfung völlig versagt und sie nicht besteht, geht die Welt nicht unter. Prüfungen können wiederholt werden, und meistens klappt es beim zweiten Versuch auch. Das Erlebnis ist schnell wieder vergessen.

Dennoch wiederholen sich die mit den Prüfungen einhergehenden Ängste für viele Lernende, deshalb sollten sie gegensteuern. Anstatt immer wieder den schlimmstmöglichen Fall ins Visier zu nehmen, sollten sie Erfolgsfantasien entwickeln. Das ist eigentlich ganz einfach: Sobald sich eine Katastrophenfantasie im Kopf ausbreitet, stellt man ein STOPP-Schild auf. Das Wort STOPP kann auch laut ausgesprochen werden. Anschließend werden die Ängste (Defizitdenken) in positive Formulierungen (Erfolgsdenken) umgewandelt. Aus „Ich werde keinen Ton herausbekommen" wird „Ich setze meine Stimme ganz bewusst und wirkungsvoll ein". Am besten stellt man sich die Situation gleichzeitig bildhaft vor. Man sieht sich in Gedanken selbst in der Prüfung dabei zu, wie man souverän und klar eine Antwort nach der anderen präsentiert. Und die Prüfer so beeindruckt.

Das Gute daran: Das menschliche Gehirn macht keinen Unterschied zwischen Vorstellung und Realität. Wer sich mental realisierbare Erfolgserlebnisse schafft, kann die Wahrscheinlichkeit eines tatsächlichen Erfolgs deutlich erhöhen (Spitzer, 2007).

Arbeitsblatt 31

Tipps bei Prüfungsangst und Blackout

(als Download verfügbar unter: www.hgf.io/schubert-lernenlehren-arbeitsmaterialien)

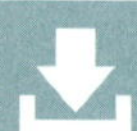

- ✓ Sind Sie vor mündlichen Prüfungen besonders aufgeregt?
- ✓ Leiden Sie unter Prüfungsangst? Hatten Sie schon einmal einen Blackout?
- ✓ Geraten Sie bei der Vorstellung, in einer Prüfung keine Antwort zu haben, in Panik?

Ein bisschen Aufregung hält Sie aufmerksam und wach, sie ist sogar förderlich. Die folgenden Tipps sollen Ihnen helfen, besser mit der Prüfungssituation und den damit verbundenen unangenehmen Gefühlen umzugehen.

- ✓ Akzeptieren Sie die Prüfungsangst. Sie gehört für Sie dazu.
- ✓ Üben Sie eine Technik ein, mit der Sie die Symptome reduzieren können.
- ✓ Denken Sie nicht an Horrorszenarien, sondern stellen Sie sich Ihren Erfolg vor.
- ✓ Bereiten Sie sich im Vorfeld gut auf die Prüfung vor.
- ✓ Stimmen Sie sich mental auf die Prüfungssituation ein. Vertrauen Sie auf sich und sprechen Sie sich Mut zu.
- ✓ Machen Sie eine Entspannungsübung, bevor die Prüfung beginnt.
- ✓ Bleiben Sie ruhig und atmen Sie tief durch.
- ✓ Steuern Sie sofort gegen, wenn die Symptome auftreten.
- ✓ Nehmen Sie sich Zeit zum Nachdenken, wenn Ihnen während der Prüfung nichts einfällt.
- ✓ Wenn nötig, schinden Sie Zeit. Trinken Sie ganz in Ruhe einen Schluck Wasser.
- ✓ Fragen Sie nach, wenn Sie eine Frage nicht verstanden haben.
- ✓ Wenn alles nicht hilft, sprechen Sie den Blackout an. Ihre Prüfer werden Verständnis haben und Ihnen beim Wiedereinstieg helfen.

Ausbildungszeit immer vertrauter, und sie sammeln viele praktische Erfahrungen. Gerade diese Erfahrungen vermitteln ihnen die Sicherheit. Wie bei allen anderen Prüfungen auch, leiden dennoch diejenigen Lernenden unter Prüfungsangst, die besonders hohe Anforderungen an sich selbst stellen und ihre eigenen Einflussmöglichkeiten auf das Prüfungsgeschehen eher gering einschätzen.

Praktische Prüfungen verlangen in der Tat sehr komplexe Kompetenzen vom Prüfling. Mit dem Arbeitsblatt „Kompetenzeinschätzung Praxis" (siehe Seite 182f) steht den Lernenden ein Instrument mit Bewertungskriterien zur Einschätzung ihres individuellen Kompetenzprofils zur Verfügung. Es kann im Ausbildungsverlauf zur Reflexion der eigenen Kompetenzen im Praxisfeld, aber auch zur Vorbereitung auf die praktische Abschlussprüfung eingesetzt werden. Den Lernenden soll es über die Reflexion Ansätze liefern, wie sie ihre Kompetenzen weiter ausbauen können. Es ist in Anlehnung an Scherpe und Schneider (2010) entstanden und enthält die vier Teilkompetenzen mit einigen Aussagen zu ihren Dimensionen. Aus Gründen der schnellen Umsetzbarkeit habe ich es sehr kurzgefasst und nur wenige exemplarische Items aufgenommen. Die Aussagen sind sehr allgemein formuliert, damit das Arbeitsblatt in allen Fachbereichen und auch berufsübergreifend einsetzbar ist. Die Lernenden schätzen jedes einzelne Item nach dem Schulnotensystem ein. Dann wird für jede Teilkompetenz die Durchschnittsnote ermittelt und in ein Kompetenzrad übertragen, das das Ergebnis graphisch darstellt und die Stärken und Schwächen sichtbar macht. Zusätzlich zur Selbsteinschätzung der Lernenden können auch Lehrende oder Praxisanleiter eine Fremdeinschätzung vornehmen. Die Gegenüberstellung der Ergebnisse kann als Basis für Lernstand- oder Feedbackgespräche zwischen Lehrenden bzw. Praxisanleitern und den Lernenden dienen.

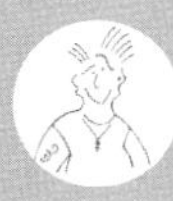

Tim: Ich sehe vor lauter Bäumen den Wald nicht mehr

Tim fühlte sich während der Vorbereitung auf das Staatsexamen überfordert. Es hatte sich im Laufe seiner Ausbildungszeit so viel Lernstoff angesammelt, dass er vor lauter Bäumen den Wald nicht mehr sah. In einem Gespräch berichtete er mir: „Die noch verbleibende Vorbereitungszeit ist viel zu knapp, um alles zu lernen. Deshalb habe ich mich entschieden, nur für die schriftlichen und mündlichen Prüfungen zu lernen. Auf die praktische Prüfung kann man sich sowieso nicht vorbereiten. Praktisch bin ich richtig gut, aber ich bin trotzdem aufgeregt. Am besten mache ich es einfach so wie immer."
Wir haben gemeinsam überlegt, ob die schriftlichen, mündlichen und praktischen Prüfungen jeweils für sich stehen oder ob es Verbindungen zwischen ihnen gibt. Im Laufe des Gespräches wurde Tim klar: Er benötigt für die praktische Prüfung an einem Bewohner zunächst einmal fundierten fachlichen Hintergrund, um die individuellen Probleme und Ressourcen des Bewohners erfassen und verstehen sowie sinnvolle Entscheidungen für Pflegemaßnahmen treffen zu können. Ohne Methodenkenntnisse und Problemlösekompetenz kann er nicht nach dem Pflegeprozess arbeiten. Daneben ist es wichtig, dass er in der Prüfungssituation mit dem Bewohner ins Gespräch kommt und dabei die Grundsätze der Gesprächsführung berücksichtigt. Schließlich muss er in der Situation angemessenen mit Nähe und Distanz umgehen und die Intimsphäre des Bewohners wahren. Das erfordert die Fähigkeit, den Blick auf das eigene Verhalten zu richten und es gegebenenfalls zu korrigieren – insbesondere auch im Umgang mit seiner Aufregung in der Prüfungssituation.

Arbeitsblatt 32

Kompetenzeinschätzung Praxis

(als Download verfügbar unter: www.hgf.io/schubert-lernenlehren-arbeitsmaterialien)

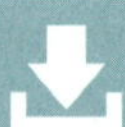

Die folgenden beispielhaften Aussagen sind den vier Kompetenzbereichen zugeordnet.
Schätzen Sie nach dem Schulnotensystem ehrlich ein, wie gut die einzelnen Aussagen auf Sie zutreffen.

Fachkompetenz	Aussagen	Schulnote
	Ich sammele relevante Informationen, um Probleme und Ressourcen zu identifizieren.	
	Ich formuliere Pflege- oder Therapieziele nach den vorgegebenen Kriterien.	
	Ich plane für meine Klienten individuell geeignete Maßnahmen.	
	Mein Umgang mit Hilfsmitteln und medizinischen Produkten ist fachlich richtig.	
	Ich kann die Schritte meines Handelns begründen.	
	Ich beachte die Hygienevorschriften.	
Methodenkompetenz	**Aussagen**	
	Ich wende Assessmentinstrumente, die ich für die Klienten auswähle, sicher an.	
	Ich suche nach Alternativen, wenn meine bisherigen Versuche nicht erfolgreich waren.	
	Ich beobachte meine Klienten systematisch und setze Prioritäten.	
	Ich bereite meine Arbeitsabläufe vor und habe stets einen roten Faden.	
	Ich gehe sicher mit Klientenakten und Dokumentationssystemen um.	
	Ich überprüfe den Erfolg der durchgeführten Handlungen in Bezug auf die Zielerreichung.	
	Ich kann Entscheidungen treffen.	
Sozialkompetenz	**Aussagen**	
	Ich passe meine Sprache an meine Klienten an und gestalte Gesprächssituationen aktiv.	
	Ich wende Kommunikations- und Feedbackregeln an.	
	Ich berücksichtige die Bedürfnisse meiner Klienten, wahre ihre Intimsphäre und beziehe sie in Entscheidungen ein.	
	Ich bin anderen Menschen gegenüber aufgeschlossen.	
	Ich spreche mich mit anderen Teammitgliedern ab und teile ihnen relevante Informationen mit.	
	Ich spreche Konflikte bewusst an und versuche sie zu lösen.	
Personalkompetenz	**Aussagen**	
	Ich gehe wertschätzend mit den Klienten um.	
	Ich kann mich in die Gefühle und Gedanken meiner Klienten hineinversetzen.	
	Ich erkenne meine eigenen Grenzen und gehe achtsam mit mir um.	
	Ich kann mit schwierigen Situationen umgehen.	
	Ich handele verantwortungsbewusst.	
	Ich bewerte mein eigenes Handeln kritisch.	
	Ich weiß, was ich kann und fühle mich den Anforderungen gewachsen.	

in Anlehnung an Scherpe & Schneider (2010)

Arbeitsblatt 32

Fortsetzung

Nun ermitteln Sie für jede Teilkompetenz eine Durchschnittsnote. Diese übertragen Sie in Form eines Kreuzes auf die jeweilige Linie in das Kompetenzrad (**Abbildung 5-2**). Das Kompetenzrad ist eine Zielscheibe, das auf der Notengebung von 1 bis 6 basiert. Die fünf Kreise bilden die Noten ab. Anschließend verbinden Sie Ihre vier Kreuze miteinander, so dass eine Fläche entsteht. Je größer die Fläche ist, desto höher ist auch Ihre bereits erreichte Kompetenz.

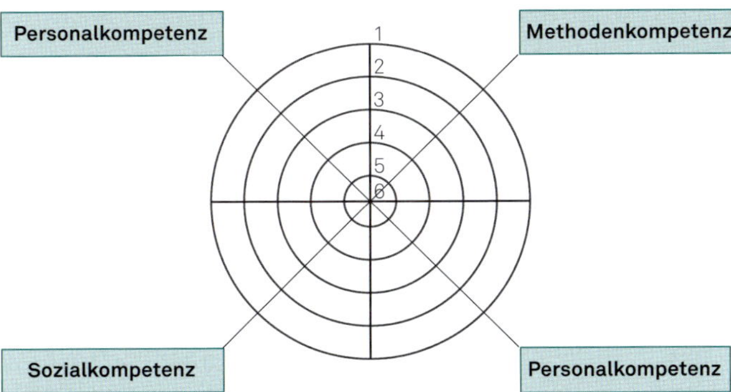

Abbildung 5-2: Das Kompetenzrad. Eigene Darstellung.

Sie können stattdessen (oder zusätzlich) die Aussagen der Tabelle auf der vorherigen Seite, von denen Sie der Meinung sind, dass Sie sie richtig gut erfüllen, mit einem grünen Stift markieren, und die, in denen Sie sich noch verbessern möchten, mit einem roten Stift. So erhalten Sie eine noch detailliertere Übersicht über Ihre Stärken und Schwächen in der Praxis. Wenn Sie diese Einschätzung regelmäßig wiederholen, erkennen Sie, wie sich Ihre Kompetenzen im Laufe der Ausbildung verändern.

Konkrete Techniken üben

Auch wenn viele Handlungen durchaus individuell sehr unterschiedlich durchgeführt werden können, gerade für Hebe-, Lagerungs- oder bestimmte Behandlungstechniken gelten Vorgaben oder Prinzipien, die nicht verändert werden dürfen. Diese müssen die Lernenden solange einüben, bis sie sicher beherrscht werden.

Das Üben kann auf sehr unterschiedlichen Wegen erfolgen. Die reale Praxissituation am Patienten ist sicherlich die beste Möglichkeit, für das „echte Leben" zu lernen. Sie ist jedoch auch besonders anspruchsvoll, da unvorhersehbare Dinge eintreten können, die den Lernenden eine große Flexibilität abverlangen.

Im Skills Lab üben Lernende in einem der Realität nachempfundenen Setting unter Laborbedingungen. Für das Üben beispielsweise von Lagerungen und Transfers stehen Betten bereit, invasive Maßnahmen wie Spritzen oder Katheterwechsel werden an Übungspuppen durchgeführt.

Aber auch Partnerübungen an der Behandlungsliege sind sehr gut geeignet, Handgriffe und Abläufe zu präzisieren und zu verinnerlichen. Sie haben auch im Praxisunterricht, insbesondere der Therapieberufe, einen sehr großen Stellenwert. Im Rahmen der Prüfungsvorbereitung beinhalten sie vielseitige Möglichkeiten der gegenseitigen Rückmeldung von Peer zu Peer.

Handlungsketten sind äußerst hilfreich, wenn es darum geht, die Planung und Durchführung komplexer Handlungen zu verinnerlichen. Als Foto- oder Textstrecken teilen sie Handlungsabläufe in ihre Teilschritte ein und leiten das Vorgehen der Lernenden. Ich setze sie im Unterricht sowohl als Arbeitsblatt zur Übersicht als auch als Puzzle zum Zusammensetzen ein. In der Praxis können sie Bestandteil von Praxis-Spickern (vgl. Seite 140) sein. In der Kitteltasche aufbewahrt, dienen sie dann der schnellen Wiederholung konkreter Arbeitsabläufe.

Wie die Lernenden auch bei ihrer Vorbereitung auf praktische Prüfungen vorgehen, das Handwerk lernen sie auf psychomotorischem Weg. Dabei müssen sie anfangs auf Schubladen (vgl. Kapitel „Gehirngerechtes Lernen" ab Seite 20) zurückgreifen. Sie erinnern sich, wie genau ein bestimmter Griff durchgeführt wird, dann reihen sie verschiedene Handlungsschritte aneinander. Denn anfangs fallen den Auszubildenden und Studierenden komplexe Handlungen noch schwer. Mit zunehmender Übung verbessert sich ihre Koordinationsleistung und die Abläufe automatisieren sich. Bis sie irgendwann „in Fleisch und Blut" übergehen (vgl. Abbildung 3-6 auf Seite 79).

Praxisvergleich: Autofahren lernen

Die Lernenden verzweifeln manchmal im Praxisunterricht daran, dass sie bestimmte manuelle (Behandlungs-)Techniken trotz längerer Übung praktisch nicht einwandfrei umsetzen können. Immer wieder machen die Hände etwas anderes als sie sollen. Hier heißt es: Geduld bewahren und weiterüben. Immer wieder. Ich erinnere die Lernenden in solchen Situationen gerne an ihre Fahrschulzeit, die bei den meisten noch nicht allzu lange zurückliegt. Auch in der Fahrschule mussten sie komplexe und unbekannte Handlungschritte in die richtige Reihenfolge setzen: Beim Anfahren waren dies Kupplung treten, Gang einlegen, Blinker setzen, Schulterblick, Kupplung kommen lassen, die richtige Dosis Gas geben und den Verkehr beachten. Viele Fahrschüler schwitzen ordentlich während der Fahrstunden. Doch irgendwann sind die Abläufe automatisiert und plötzlich können Autofahrer während der Fahrt einen Apfel essen oder einen Kaffee trinken. Aber das klappt erst, nachdem sie ausreichend geübt haben.

Beim Üben sprechen

Praktische Prüfungen am Patienten kommen nicht ohne Kommunikation aus. Im Kapitel „Lernen in der Praxis“ ab Seite 151 habe ich bereits thematisiert, dass die Lernenden zwei Sprachen benötigen. Mit der Fachsprache erschließen sie sich die Informationen aus den Patientenakten und tauschen sie sich im interdisziplinären Team aus. Mit der Laiensprache erklären sie ihren Patienten und deren Angehörigen den Grund für die Durchführung ausgewählter Maßnahmen und führen Aufklärungs- und Beratungsgespräche sowie Anleitungssituationen durch. Das Vorhandensein dieser Fähigkeiten müssen sie in praktischen Prüfungen belegen. Je mehr Übung und Erfahrung man mit der Verwendung der Sprachen sammelt, desto besser gelingt der Wechsel zwischen ihnen.

Lehrende und Praxisanleiter schauen den Lernenden während der Praxisbegleitungen und -anleitungen immer wieder über die Schulter. Sie können durch gezieltes Fragen und Auffordern diese Sprachkompetenzen bei den Lernenden anbahnen und verbessern, und hilfreiche Formulierungsvorschläge machen. Aber auch die ehrlichen Rückmeldungen im Anschluss an die Praxisbegleitungen dienen dazu, auf sprachliche Stärken und Schwächen hinzuweisen.

5.3.2 Praktische Prüfungen bestehen

Am besten tragen die Prüflinge zur praktischen Prüfung Kleidung, in der sie sich wohlfühlen. Wenn sie bequem und funktionell ist, stört sie den Prüfungsablauf nicht und der Prüfling bringt einige erforderliche Gegenstände wie Kugelschreiber, Winkelmesser oder Maßband in den Taschen der Kleidung unter. Ein sogenanntes „Glücks-Outfit“, das ein Prüfling ganz besonders gerne trägt und in dem er bereits gute Erfahrungen in Prüfungen gemacht hat, kann seine innere Haltung positiv verändern, sodass er sich mutiger und zuversichtlicher fühlt (Hardeland, 2015). Ich erlebe auch nicht selten, dass Prüflinge einen Talismann bei sich tragen. Wenn er Sicherheit gibt und in die Tasche passt, spricht nichts dagegen. Selbstverständlich sollten Prüflinge vor praktischen Prüfungen unbedingt auf kurze, unlackierte Fingernägel achten und ihren Schmuck ablegen. **Arbeitsblatt 33** fasst Tipps zur Vorbereitung auf praktische Prüfungen für Lernende zusammen.

Für einen guten Start sorgen

Kurz vor Beginn (nicht nur der praktischen Prüfung) empfehle ich den Lernenden, sich mental auf die nun folgende Situation einzustellen und sich gleichzeitig Mut zuzusprechen. Das dauert nicht lange, wenn die Technik beherrscht wird, und hilft sehr. Und: „Kein Spitzensportler geht ohne Mentaltraining in einen wichtigen Wettkampf“ (Turecek, 2010, S. 111). Das sage ich den Lernenden immer wieder, wenn ich sie bei der Vorbereitung auf Prüfungen begleite. Die Spiegelübung aus dem Kapitel „Motivation und Volition“ auf Seite 71 ist eine Möglichkeit, sich mental auf die vorstehende Prüfung einzustellen.

Wenn nötig, können die Prüflinge kurz vor Beginn noch einen Schluck Wasser trinken oder am offenen Fenster Sauerstoff tanken. Alle genannten Vorschläge dienen der Beruhigung der Prüflinge und versetzen ihre Gehirne in einen arbeitsbereiten Zustand. Wer in dem Moment starke unangenehme Gefühle oder Gedanken in sich spürt, kann versuchen, sie ganz gezielt mit der bewussten Ausatmung aus dem Körper herauszutransportieren. Wenn dies in Form von Seufzen geschieht, ist die befreiende Wirkung noch größer.

Mit dem eigentlichen Start werden einige Prüflinge noch einmal sehr nervös. Wenn sie das sofort bemerken, können sie gegensteuern, auch durch den ganz bewussten Einsatz der Körpersprache. Darüber gelingt es, souverän auf den Patienten zugehen. Denn starke Nervosität überträgt sich schnell auf diesen. Patienten sind in Prüfungssituationen auch ein wenig

Arbeitsblatt 33

Tipps zur Vorbereitung auf praktische Prüfungen

(als Download verfügbar unter: www.hgf.io/schubert-lernenlehren-arbeitsmaterialien)

✓ **Lassen Sie sich während Ihrer Praxiseinsätze immer wieder auf die Finger schauen.**
Spätestens im praktischen Examen sind mehrere Prüfer anwesend. Wenn Sie es gewohnt sind, dass man Sie bei der Arbeit beobachtet, sind Sie weniger nervös.

✓ **Achten Sie darauf, am Prüfungstag einen guten Eindruck zu machen.**
Schneiden Sie Ihre Fingernägel kurz, legen Sie Schmuck ab und tragen Sie saubere Kleidung.

✓ **Seien Sie in der Prüfungssituation Sie selbst.**
Jeder Mensch ist einzigartig mit seinen Stärken und Schwächen. Verhalten Sie sich in der Prüfung wie immer. Spielen Sie nicht vor, jemand anders zu sein.

✓ **Bereiten Sie alles sorgfältig vor.**
Stellen Sie alle Materialien, die Sie in der Prüfung verwenden wollen, möglichst schon am Vortag zusammen und testen Sie sie gegebenenfalls auf Funktionstüchtigkeit. Falls sie die Materialien in der Praxiseinrichtung aufbewahren, versehen Sie sie mit dem Hinweis: „Prüfungsmaterial – Bitte stehen lassen."

✓ **Gestalten Sie mit.**
Führen Sie möglichst nur solche Maßnahmen in der Prüfung durch, die Sie vorab ausreichend geübt haben. Vor allem, wenn Sie eine Auswahl haben.

✓ **Schauen Sie kurz vor der Prüfung nach Ihrem Patienten.**
Geht es ihm gut? Ist er bereit? Gehen Sie gegebenenfalls noch einmal gemeinsam mit ihm durch, was ihn erwartet.

✓ **Bleiben Sie während der Prüfung ruhig.**
Falls etwas Unvorhergesehnes passiert, verhalten Sie sich genauso, wie Sie es tun würden, wenn es keine Prüfungssituation wäre. Damit beweisen Sie Ihre Flexibilität und Echtheit.

aufgeregt und wollen ihre Sache besonders gut machen. Wer als Prüfling ganz bewusst mit aufrechter Körperhaltung, erhobenem Kopf und ruhiger Stimme seinen Patienten begrüßt, schafft einen guten und sicheren Einstieg und damit eine positive Atmosphäre für sich und alle anderen an der Prüfung beteiligten Personen. Eine sehr gute Voraussetzung für die erfolgreiche Bewältigung.

Strukturiert vorgehen

Die Prüflinge durchlaufen in der praktischen Prüfung, je nach Format, den gesamten Pflege- bzw. Therapieprozess in allen Stufen oder einzelne Teile davon. Geschieht dies strukturiert, erkennen Außenstehende sofort einen roten Faden im Vorgehen. Das wirkt sich positiv auf die Beurteilung aus. Ich empfehle den Prüflingen, verschiedene Grundsätze für ein strukturiertes Vorgehen (nicht nur in Prüfungssituationen) zu beherzigen:

- Wenn Prüflinge schon rechtzeitig vor Prüfungsbeginn alle nötigen Materialien zusammenzustellen, müssen sie nicht später noch einmal den Raum verlassen, um Fehlendes hinzuzuholen.
- Einzelne Handlungsschritte von Maßnahmen haben eine vorgegebene Reihenfolge. Wenn Prüflingen zwischendurch auffällt, dass sie etwas vergessen haben, sollten sie Ruhe bewahren und dies erwähnen. Je nach Situation lässt sich der fehlende Schritt gegebenenfalls nachholen.
- Ebenso wie in Gesprächen, gliedert sich auch die Kontaktzeit am Patienten in die Phasen Einstieg, Hauptteil und Abschluss. Die Prüflinge sollten am Ende der Prüfung auf keinen Fall vergessen, sich bei dem Patienten für die Mitwirkung zu bedanken und sich von ihm in aller Form zu verabschieden.

Konzentriert bleiben

In praktischen Prüfungen müssen die Prüflinge über längere Zeit konzentriert arbeiten, während sie beobachtet werden. Das ist sehr anstrengend. Mir berichten immer wieder Lernende, dass sie bei Praxisbesuchen und Prüfungen zwischendurch abschalten und plötzlich mit ihren Gedanken abschweifen. Sie denken dann über Dinge nach, die mit der aktuellen Situation nichts zu tun haben und sie ablenken. Das kann passieren. Ich empfehle in dem Moment folgendes Vorgehen:

Der Prüfling unterbricht kurz sein Tun in einem dazu geeigneten Moment und atmet dreimal tief durch. Das Ganze geschieht nach Möglichkeit, ohne dass die anderen Anwesenden, insbesondere die Patienten, es bemerken.

Gleichzeitig oder direkt im Anschluss spricht er sich gedanklich einen Motivationssatz vor, nach dem Motto: „Gleich habe ich es geschafft. So lange bleibe ich noch bei der Sache."

Wie immer, gibt es auch hier Alternativen, aus denen die Lernenden auswählen können. Einige von ihnen bevorzugen eine kleine Übung, mit der sie sich selbst wieder wecken

Praxistipp: Die Gummibandübung

Lernende, die bei Praxisbegleitungen oder in Prüfungssituationen häufiger von anderen, vor allem unangenehmen, Gedanken abgelenkt werden, können diesen Gedankenfluss durch einen bewusst ausgelösten Gedankenstopp mit Hilfe der Gummibandübung unterbrechen (Hofmann & Löhle, 2012). Dazu tragen sie (von vornherein) ein Gummiband um ihr Handgelenk. Wenn sich ein unangenehmer Gedanke ausbreitet, spannen sie das Gummiband und lassen es gegen das Handgelenk schnellen. Der leichte Schmerz (es soll kein starker Schmerz ausgelöst werden!), der dabei auftritt, unterbricht den Gedankenfluss. Es ist eine sehr einfache und effektive Technik, die nach ausreichender Übung sehr schnell für Abhilfe sorgt. Der Trick ist nicht nur in Prüfungssituationen hilfreich, sondern kann in allen Situationen eingesetzt werden, in denen Menschen sich von innen heraus ablenken lassen.

und ins Geschehen bringen können: die Gummibandübung.

Ehrlich reflektieren

Jede praktische Prüfung endet mit einem Reflexionsgespräch. Hier hat der Prüfling die Gelegenheit, Fehler, die ihm während der Prüfung unterlaufen sind, im Nachhinein zu korrigieren und darüber weitere positive Punkte in der Bewertung zu erhalten. Er kann außerdem zusammenfassen, was ihm besonders gut bzw. weniger gut gelungen ist und sagen, was er beim nächsten Mal anders machen würde. Diese Möglichkeit sollten die Prüflinge für sich nutzen, denn sie können in dem Gespräch ihr Verhalten in der Prüfung erklären und möglicherweise vorhandene Missverständnisse aus dem Weg schaffen.

Am besten berücksichtigen sie dabei einige Grundsätze:

- Zu Beginn der Reflexion startet der Prüfling mit etwas Positivem. Das, was ihm richtig gut gelungen ist, stellt er an den Anfang und hebt es besonders hervor.
- Der Prüfling ist ehrlich und macht dem Prüfer nichts vor. Dadurch behält er seine Glaubwürdigkeit und zeigt persönliche Stärke.
- Am besten schildert der Prüfling auch besonders schwierige oder belastende Situationen in dem Reflexionsgespräch aus seiner Sicht. Er kann im Nachhinein Vorschläge machen, wie die Situation alternativ oder ggf. besser hätte gelöst werden können. Bewerten sollte er die Situation jedoch nur nach ausdrücklicher Aufforderung durch die Prüfer.
- Sollten unglückliche Rahmenbedingungen die Möglichkeiten limitiert haben, kann der Prüfling dies angeben. Er sollte sie aber nicht dafür verantwortlich machen, wenn die Prüfung nicht zu seiner Zufriedenheit verlaufen ist. Vor allem hat niemals der Patient Schuld an einem unglücklichen Prüfungsverlauf.
- Der Prüfling kann am Ende des Reflexionsgespräches die Bedeutung dieser Erfahrung für ihn persönlich herausstellen und ggf. einen weiteren Entwicklungsbedarf daraus ableiten. Damit stellt er seine ausgeprägte Reflexionsfähigkeit unter Beweis.

Auch wir Prüfer haben Ängste

Nicht nur die Lernenden haben Angst vor Prüfungen. Wir als Prüfer tragen, insbesondere bei der Abnahme von Abschlussprüfungen, eine große Verantwortung, der wir mit dem entsprechenden Respekt begegnen. Auch wir haben ein Interesse daran, dass die Lernenden gute Prüfungsergebnisse erzielen. Schließlich ha-

Praxistipp: Vorbereitungsstrategien für (angehende) Prüfer

- Den Ablauf gedanklich durchspielen, Fragen notieren und vor der Prüfung klären
- Sich mögliche Beobachtungsfehler bewusst machen und sich selbstkritisch beobachten
- Den Umgang mit Prüfungskritierien diskutieren und vor der Prüfung einüben (z.B. während einer Praxisbegleitung mit dem Lernenden)
- Zur ersten Prüfung einen weiteren erfahrenen Fachprüfer hinzuziehen
- Prüfungsinstrumente und -dokumentationen kennen und verinnerlichen
- Ausführliche Vorbereitung auf die spezielle Prüfungssituation gewährleisten:
- Was ist besonders/speziell?
- Wann wird aus welchen Gründen ggf. abgewichen vom „Lehrbuchhandeln“?
- Gibt es eine Verfahrensanweisung für die spezielle Handlung?
- Bin ich in bestimmten Prüfungsinhalten unsicher? (Nachlesen, Austausch)
- Über wesentliche Verhaltensweisen während der Prüfung mit dem Zweitprüfer Absprachen treffen, etwa über
- die Art der Protokollführung
- den Umgang mit Gesprächsbedarf und Nachfragen der Lernenden
- den Umgang mit der Intimsphäre
- dem Vorgehen bei der Leistungsbeurteilung (ebd.)

ben wir sie unterrichtet und möchten am Ende bei ihnen in guter Erinnerung bleiben. Vor allem sind natürlich diejenigen Prüfer ängstlich, die über wenig Prüferfahrung verfügen. Solche Ängste sind besonders gravierend, wenn

- einheitliche Beobachtungs- und Beurteilungskriterien fehlen.
- klare Absprachen zur Interpretation der Kriterien fehlen.
- nicht diskutiert wurde, dass verschiedene Prüfer über unterschiedliches Wissen verfügen.
- der Ablauf der Prüfung nicht gut besprochen und geübt wurde.
- Prüfungsleistungen gefordert werden, die in der Form nicht in der Praxis vorkommen (Carlsen, 2006; zitiert nach Oetting-Roß, 2008).

6 Zu guter Letzt

... möchte ich noch einmal auf John Hattie zurückkommen. In seinem Buch „Visible Learning“ fordert er in klaren Botschaften eine empathische Lehrerhaltung. Er kritisiert rein konstruktivistisch angelegte Lehrformate und sieht Lehrende als aktivierende Personen, die auf das Feedback ihrer Lernenden angewiesen sind, um die Wirksamkeit der im Unterricht durchlaufenden Lernprozesse sichtbar zu machen. „Das Sichtbarmachen von Lehr- und Lernprozessen („visible“) mit dem Ziel verbesserter Schülerleistungen bedeutet in einer praktischen Perspektive, Wirksamkeit von Unterricht aufzuzeigen. Insofern findet Hatties Idee des „Visible teaching and learning“ eine Entsprechung in Leitbegriffen wie „empirische Wende“ oder „Outputorientierung“, von denen sich die aktuelle Bildungsplanung beeinflusst sieht (Steffens & Höfer, 2012).“ Praktisch findet dieses überall dort statt, wo Lehrende sich vor Augen führen, wie Lernende lernen und über welche Kompetenzen sie bereits verfügen. Lehrende, die so handeln, handeln flexibler und setzen dort an, wo die Lernenden tatsächlich „stehen“. Sie können sicher und schnell umsteuern, wenn das Unterrichtsgeschehen einen anderen Verlauf nimmt als geplant. Hattie sieht in der stetigen Beobachtung des eigenen Lehrerhandels im Sinne einer Selbstwirksamkeitsprüfung den zentralen Schlüssel zu seinem „Haus der Pädagogik“.

Dieses Buch beschreibt den physiologischen Lernprozess und unternimmt den Versuch, die Rolle der Lehrperson als Coach zu definieren. Es durchläuft sämtliche Stadien der Ausbildungen bzw. des Studiums der Pflege- und Therapieberufe vom Anfang bis zum Ende. Schließlich enthält es vielseitige Materialien für die praktische Lernbegleitung Lernender, die im Unterricht und/oder in Lerncoaching-Gesprächen eingesetzt werden und den Lernenden Anstöße zur Reflexion ihrer eigenen Lernprozesse geben können. Denn eine Optimierung individueller Lernprozesse kann nur über die Selbstreflexion in Gang gesetzt werden.

Es ist unumstritten, dass die Qualität der Beziehung zwischen Lehrenden und Lernenden Auswirkungen auf den Lernerfolg hat. In Bezug auf das lebenslange Lernen bedeutet das zusätzlich, dass „mit dem Gelingen und Scheitern von Lehr-/Lernprozessen auch Einstellungen erworben bzw. Schemata gebildet werden können, die Auswirkungen auf spätere Lernversuche haben.“ (Wolf, 2006, S. 27). Auch ich erinnere mich daran, dass mir in meiner Schul-, Ausbildungs- und Studienzeit „gute“ sowie „schlechte“ Lehrende begegnet sind.

An vielen Stellen funktionieren die Beziehungen zwischen Lehrenden und Lernenden wunderbar, an anderen aber auch nicht. Eines ist sicher: Positives und selbstgesteuertes Lernen findet bei denjenigen Lernenden statt, die es wollen, können und schließlich auch tun (vgl. Seite 76). Vor allem auf das WOLLEN und KÖNNEN haben Lehrende Einfluss. Lehrende sind in diesem Prozess sehr wichtig, dennoch können sie als Lerncoach diese Prozesse nur anstoßen und begleiten. Sie können aber nicht die Welt verändern. Verantwortlich für die dauerhafte Gestaltung ihrer eigenen Lernprozesse sind und bleiben die Lernenden selbst.

Lerncoaching kann nicht unendlich lange in Anspruch genommen werden. Deshalb sollen die Coachees im Laufe der Zeit immer mehr vom Fremdcoaching zum Selbstcoaching übergehen. Das bedeutet, dass sie immer wieder von sich aus, ohne die Unterstützung von außen, ihre persönlichen Denk- und Haltungsstrukturen infrage stellen und entscheiden, ob sie bestimmte Eigenschaften aufrechterhalten wollen oder nicht (Bazhin, 2017).

Denn am Ende entscheiden die Lernenden selbst, ob sie ein Teil der Lösung sein wollen oder ein Teil des Problems.

Anhang

Arbeitsblätter (auch als Download verfügbar unter www.hgf.io/schubert-lernenlehren-arbeitsmaterialien)

Über die Autorin

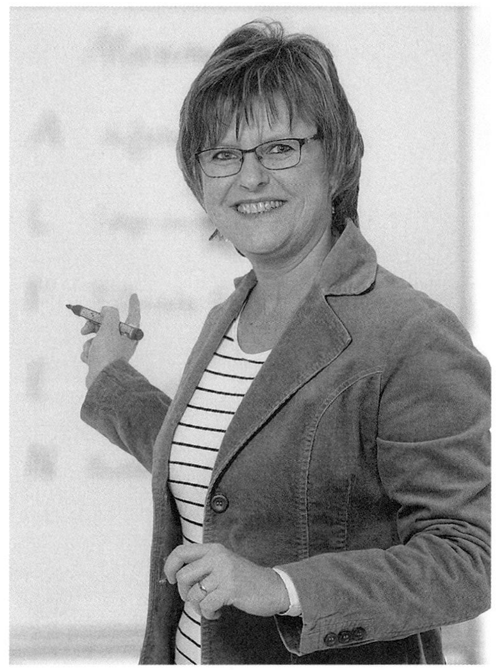

Barbara Schubert (geboren 1965) ist freiberuflich tätige Diplom Pflege- und Gesundheitswissenschaftlerin, Lernberaterin und Physiotherapeutin. Neben ihrer Lehrtätigkeit an Hochschulen und Weiterbildungsakademien arbeitet sie als Gutachterin für eine Akkreditierungsagentur und ist Prüfungsvorsitzende in den Staatsexamen der Gesundheitsberufe. Darüber hinaus ist sie als DemenzPartner der Deutschen Alzheimer-Gesellschaft und als Autorin aktiv. Gemeinsam mit ihrem Mann lebt sie im Münsterland.

Sie bietet Seminare und Workshops in unterschiedlichen Bereichen an:

- Lernberatung und -coaching:
  - Workshops und Unterricht für Lehrende und Lernende
  - Coaching für Einzelpersonen und Kleingruppen
- Projekt- und Veränderungsmanagement
  - Moderation von Zukunftswerkstätten
  - Begleitung von Change-Prozessen
- Aktiv-Workshop Geh-Denk-Zeit: „Merkwürdige" Bewegungen für Körper und Geist
- Inhouse-Seminare für Einrichtungen der Pflege und Behindertenhilfe, z. B.:
  - Kommunikation bei Wahrnehmungsstörungen
  - Bewegungsförderung und Sturzprophylaxe
  - Förderung von Menschen nach Schlaganfall
  - Förderung von Menschen mit der Parkinson-Krankheit
  - Förderung der Harn- und Stuhlkontinenz

Kontakt:
02565/9071053
schubert@wollen-können-tun.de
www.wollen-können-tun.de

Literaturverzeichnis

Bach, N. (2019). *Beteiligung ist das A und O: So gewinnen Sie die Aufmerksamkeit Ihrer Lernenden.* Zugriff am 23.07.2019 unter https://www.hanke-teachertraining.de/hochschullehre/3193/

Bandura, A. (1979). *Sozial-kognitive Lerntheorie.* Stuttgart: Klett.

Bartsch, T. (2015). *Störungen der Gedächtnisfunktion. Ein Überblick.* Berlin: Springer. https://doi.org/10.1007/978-3-662-45481-7

Bazhin, A. (2017). *Lernen lernen in Studium & Weiterbildung. Schlüsselkompetenzen und Lernmethoden für den persönlichen Erfolg.* Stuttgart: Schäffer-Poeschel. https://doi.org/10.34156/9783791037509

Berthold, C., Jorzik, B. & Meyer-Guckel, V. (Hrsg.). (2015). *Handbuch Studienerfolg. Strategien und Maßnahmen: Wie Hochschulen Studierende erfolgreich zum Abschluss führen.* Essen, Ruhr: Verwaltungsgesellschaft f. Wissenschaftspflege.

Bialas, B. (2016). *Wie du richtig Mitschriften anfertigst.* Zugriff am 17.07.2019 unter https://www.audimax.de/studienhilfe/tipps-fuer-ein-erfolgreiches-studium/wie-du-richtig-mitschriften-anfertigst/

Bibliographisches Institut GmbH (Hrsg.). (2019). *Duden.* Zugriff am 12.07.2019 unter https://www.duden.de/rechtschreibung/Ordnung

Birbaumer, N. & Schmidt, R.F. (2010). *Biologische Psychologie* (7., überarbeitete und ergänzte Auflage). Berlin, Heidelberg: Imprint: Springer. https://doi.org/10.1007/978-3-540-95938-0

Bleier, G. & Juen, H. (2005). *Lernspiralen – Methoden zum eigenverantwortlichen Arbeiten nach Klippert.* Zugriff am 17.04.2019 unter http://www.austromath.at/medienvielfalt/content/methoden/Methode_Lernspiralen.pdf

Bohne, M. (2011). „Klopfen" gegen Lampenfieber – Auftritts-Coaching einmal anders. *Coaching Magazin Praxis,* (2), 31–35.

Bohrer, A. (2008). Berufliche Handlungskompetenz entwickelt sich im Ausbildungsverlauf. *Forum Ausbildung, 2*(2), 2–3.

Bohrer, A. (2014). *Lernort Praxis. -kompetent begleiten und anleiten* (3. Aufl., erw. Ausg.). Brake (Unterweser): Prodos.

Brendel, S., Hanke, U. & Macke, G. (2019). *Kompetenzorientiert lehren an der Hochschule.* Opladen et Toronto: Verlag Barbara Budrich; UTB.

Brinker, T. & Ammann, M. (2003). *Zeitmanagement. Lehridee. Ideen und Konzepte für das Lehren und Lernen an Hochschulen,* Fachhochschule Bielefeld. Zugriff am 11.03.2019 unter https://ilias-hdw.fh-bielefeld.de/goto.php?target=cat_1347&client_id=IHDW

Brüggemann, A. (o.J.). *Die Ameise und der Esel.* Verfügbar unter www.astrid-brüggemann.de

Brunner, E. (2011). *Laessig_statt_stressig_durchs_Studium_Allgemeiner_Teil. Ein Antistressmanual von Studierenden für Studierende* (Allgemeiner Teil, Teil 1). Zugriff am 09.01.2015 unter http://www.ph-gmuend.de/fileadmin/redakteure/ph-hauptseite/redakteure/daten/download/studium/Laessig_statt_stressig_durchs_Studium_Allgemeiner_Teil.pdf

Carlsen, H.J. (2006). *Handreichung zur praktischen Examensprüfung in der Ausbildung gemäß der Ausbildungs- und Prüfungsverordnung vom 19. November 2003.* Jagel: BBF-Forum.

Charbel, A. (2005). *Top vorbereitet in die mündliche Prüfung. Prüfungsangst überwinden, Lernstrategien entwickeln, Selbstdarstellung trainieren* (Jobs – Business – Future, 2., aktualisierte Aufl.). Nürnberg: BW, Bildung-und-Wissen-Verlag.

Collin, C. (2012). *Das Psychologie-Buch.* München: Dorling Kindersley.

Deutscher Turner-Bund (Hrsg.). (2010). *Sturzprophylaxe-Training (Wo Sport Spass macht).* Aachen: Meyer & Meyer.

Dollinger, A. (2013). *Change-Trainings erfolgreich leiten. Der Seminarfahrplan* (Edition Training aktuell, 1., neue Ausg.). Bonn: managerSeminare Verlags GmbH.

Drath, K. (2014). *Coaching-Techniken* (Haufe TaschenGuide, Bd. 266, 1., Auflage 2014). Freiburg im Breisgau: Haufe-Lexware.

Dudenredaktion. (2015). *Duden. Das Fremdwörterbuch.* Mannheim: Dudenverlag.

Ebnöther, B. (o. J.). *Das Phänomen Lampenfieber.* Zugriff am 15.04.2020 unter http://www.lampenfieber.ch/cms2/lampenfieber/lampenfieber-definition.html

Eggetsberger, G. H. (2004). *Die Wurzeln unseres Verhaltens.* Verfügbar unter www.ipn.at

Eggetsberger international (Hrsg.). (2013). *Linkshirnig oder Rechtshirnig?* Zugriff am 05.03.2019 unter https://www.eggetsberger.net/PDF/Links_oder_Rechtshirnaktivitaet.pdf

Fleig, J. (o. J.). *ABC-Analyse am Beispiel erklärt.* Zugriff am 11.03.2019 unter https://www.business-wissen.de/hb/abc-analyse-am-beispiel-erklaert/

Franke, M. (o. J.). *Prokrastination: Die 6 besten Tipps gegen Aufschieberitis.* Zugriff am 18.07.2019 unter https://arbeits-abc.de/prokrastination/

Freiwillige Selbstkontrolle Multimedia-Diensteanbieter e. V. (Hrsg.). (2019). *Lernen mit Smartphone und Co. Jugend und Handy – Ständig vernetzt mit Smartphone & Co.* Verfügbar unter www.medien-in-die-schule.de

Friedhoff, M. & Schieberle, D. (2014). *Bobath-Konzept in der Praxis. Grundlagen – Handlings – Fallbeispiele* (Pflegepraxis, 3., überarb. Aufl.). Stuttgart: Thieme.

Fritze, N. (2011). *Selbstmotivation. Motivieren Sie sich selbst – sonst macht's ja keiner.* München: Südwest Verlag.

Fromm, M. (2017). *Lernen und Lehren. Psychologische Grundlagen für Lehramtsstudierende* (UTB, Bd. 4679). Münster: Waxmann.

Gerrig, R. J., Graf, R. & Zimbardo, P. G. (2013). *Psychologie* (PS Psychologie, 18., aktualisierte Aufl., [8. Nachdr.]. München: Pearson Studium.

Geuenich, B., Hammelmann, I., Havas, H., Mündemann, B. M., Kovac, K. & Solms, A. (2017). *Das große Buch der Lerntechniken. Effektives Lernen leicht gemacht* (2. Auflage). München: Compact.

Grewe, N. (2005). *Praxishandbuch Beratung in der Schule. Grundlagen, Aufgaben und zwei Beispiele.* Neuwied: Luchterhand und Varl Link.

Hagemann, C. (2012). *Entwicklung von Methodenkompetenz. Arbeitsblatt aus der Weiterbildung zur Lernberaterin.* Nürnberg.

Hardeland, H. (2015). *Lerncoaching und Lernberatung. Lernende in ihrem Lernprozess wirksam begleiten und unterstützen. Ein Buch zur (Weiter-)Entwicklung der theoretischen und praktischen (Lern-)Coachingkompetenz* (4., korr. Aufl. 4farbig). Baltmannsweiler: Schneider Hohengehren.

Hattie, J. (2014). *Lernen sichtbar machen für Lehrpersonen. Überarbeitete deutschsprachige Ausgabe von „Visible Learning for Teachers"* (1., neue Ausg). Baltmannsweiler: Schneider Hohengehren.

Hattie, J. & Beywl, W. (2015). *Lernen sichtbar machen* (Überarb. deutschsprachige Ausgabe von Visible Learning). Baltmannsweiler: Schneider Verlag Hohengehren.

Heidenberger, B. (o. J.). *Zeitmanagement: 6 Fragen für Ihre effektive Tagesplanung.* Zugriff am 23.07.2019 unter https://www.zeitblueten.com/news/zeitmanagement-tagesplanung/

Heidenberger, B. (2016). *Zeitmanagement-Test.* Zugriff am 12.03.2019 unter https://www.zeitblueten.com/news/test-zeitmanagement/

Heinze, D. (2018). *Die Bedeutung der Volition für den Studienerfolg. Zu dem Einfluss volitionaler Strategien der Handlungskontrolle auf den Erfolg von Bachelorstudierenden.* Wiesbaden: Springer.

Hertlein, M. (2013). Nicht gelobt werden wir schon. Lob und Wertschätzung. *Die Schwester Der Pfleger,* (06), 568–572.

Herzog, D. (2017, 15. September). *Die Effizienz der Stoffreduktion: Das „Gelbe vom Ei" ist immer das Highlight.* Zugriff am 02.01.2020 unter https://www.bildungsblog.ch/die-effizienz-der-stoffreduktion-das-gelbe-vom-ei-ist-immer-das-highlight/

Hirdes, L. & Matic, K. (2017). Kein Profil ohne berufliche Identität. In J. Kemser & A. Kerres (Hrsg.), *Lehrkompetenz lehren* (S. 59–80). Berlin, Boston: de Gruyter.

Höfer, D. & Steffens, U. (2012). Was ist das Wichtigste beim Lernen? Folgerungen aus der Hattie-Studie, Teil 1: Die Lehrperson im Zentrum der Betrachtungen. *SchulVerwaltung, 17* (11), 290–292.

Hofmann, E. (2001). *Weniger Stress erleben. Wirksames Stressmanagement-Training für Führungskräfte.* Neuwied: Luchterhand.

Hofmann, E. (2012). *Progressive Muskelentspannung. Ein Trainingsprogramm;* [mit CD-ROM] (Therapeutische Praxis, 3., korrigierte Aufl.). Göttingen: Hogrefe.

Hofmann, E. & Löhle, M. (2012). *Erfolgreich Lernen. Effiziente Lern- und Arbeitsstrategien für Schule, Studium und Beruf* (2., neu ausgestattete Aufl.). Göttingen: Hogrefe.

Holman, P. (Hrsg.). (2006). *Change handbook. Zukunftsorientierte Grossgruppen-Methoden* (Management, 2. Aufl.). Heidelberg: Carl-Auer-Systeme-Verlag.

Kemper, M. & Klein, R. (1998). *Lernberatung*. Baltmannsweiler: Schneider Hohengehren.

Kemser, J. (2017). Was einen guten Lehrer ausmacht. Nur eine Frage des Zeitgeists oder lohnenswerter Diskurs? In J. Kemser & A. Kerres (Hrsg.), *Lehrkompetenz lehren* (S. 81–107). Berlin, Boston: de Gruyter.

Kerres, A. (2017). Der Lehrer als Beziehungsspezialist. Was kann Hochschulbildung dazu beitragen. In J. Kemser & A. Kerres (Hrsg.), *Lehrkompetenz lehren* (S. 108–126). Berlin, Boston: de Gruyter.

Klein, R. & Reutter, G. (2011). *Die Lernberatungskonzeption. Grundlagen und Praxis* (2. Aufl.). Göttingen: Institut für angewandte Kulturforschung e. V.

Klenke, K. (2013). *Studieren kann man lernen*. Wiesbaden: Springer Fachmedien Wiesbaden. https://doi.org/10.1007/978-3-8349-3795-7

Klippert, H. (2016). *Methoden-Training. Übungsbausteine für den Unterricht* (Pädagogik. Praxis. 21. Auflage). Weinheim: Beltz.

Kluge, M. (2007). *Lerntraining für Azubis. Der Weg vom „Ich-muss-lernen" zum „Ich-will-lernen"* (1. Aufl.). Konstanz: Christiani.

KMK. (2000). *Handreichungen für die Erarbeitung von Rahmenlehrplänen der Kultusministerkonferenz (KMK) für den berufsbezogenen Unterricht in der Berufsschule und ihre Abstimmung mit Ausbildungsordnungen des Bundes für anerkannte Ausbildungsberufe, Sekretariat der Ständigen Konferenz der Kultusminister der Länder in der Bundesrepublik Deutschland*. Kultusministerkonferenz. Zugriff am 10.07.2019 unter https://www.kmk.org/fileadmin/Dateien/veroeffentlichungen_beschluesse/2011/2011_09_23-GEP-Handreichung.pdf

Konrad, B. N. (2011). *Gedächtnistechniken*. Bookboon eBook company.

Krawiec, I. (2018). *40 Tipps für das Flipchart*. Zugriff am 15.04.2020 unter https://train-the-trainer-seminar.de/monatstipps/tipps_fuers_flipchart.html

Kremer, H.-H. (2003). Handlungs- und Fachsystematik im Lernfeldkonzept. *Berufs- und Wirtschaftspädagogik – online*, *4*(4). Zugriff am 10.07.2019 unter http://www.bwpat.de/ausgabe4/kremer_bwpat4.pdf

Krengel, M. (o. J.). *Konzentrationsmusik. Besser denken, arbeiten, konzipieren und abschalten*. Zugriff am 22.07.2019 unter https://www.studienstrategie.de/konzentration/konzentrationsmusik-besser-denken-arbeiten-konzeptionieren-und-abschalten-die-10-besten-tipps/

Krengel, M. (2019). *Golden rules. Erfolgreich Lernen und Arbeiten: alles was du braucht : Selbstcoaching, Motivation, Konzentration, Zeitmanagement, Organisation* (8. Auflage). Lauchhammer: Eazybookz.

Kugemann, W. F. (1978). *Lerntechniken für Erwachsene*. Hamburg: Reinbek.

Kullmann, H.-M. & Seidel, E. (2005). *Lernen und Gedächtnis im Erwachsenenalter* (Perspektive Praxis, 2., aktualisierte Aufl.). Bielefeld: Bertelsmann.

Lernattack.de. (o. J.). *Musik beim Lernen – hilfreich oder störend?* Zugriff am 08.07.2019 unter https://learnattack.de/journal/musik-beim-lernen-hilfreich-oder-stoerend/

Lernwerkstatt CH. (o. J.). *Modul 1/Kapitel 3: Lehren und Lernen*. Olten. Verfügbar unter www.lernwerkstatt.ch

Lindenberg, U. (Komponist). (2007). Ganz anders. In *Stark wie Zwei*. Verfügbar unter https://www.udo-lindenberg.de/ganz_anders.60385.htm

Litzcke, S., Schuh, H. & Pletke, M. (2013). *Stress, Mobbing und Burn-out am Arbeitsplatz* (6., vollständig überarb. Aufl.). Heidelberg: Springer. https://doi.org/10.1007/978-3-642-28624-7

Litzcke, S. M. (2003). *Arbeits- und Lerntechniken – wie man sich perfekt organisiert*. Fachhochschule des Bundes für öffentliche Verwaltung. Zugriff am 22.07.2019 unter https://serwiss.bib.hs-hannover.de/frontdoor/deliver/index/docId/9/file/Litzcke_AuLT.pdf

Litzcke, S. M. & Linssen, R. (2007). *Studieren lernen. Arbeits- und Lerntechniken, Prüfungen und Studienarbeiten* (Schriftenreihe der Fachhochschule des Bundes für Öffentliche Verwaltung, Bd. 50). Brühl/Rheinland: Fachhochschule des Bundes für Öffentliche Verwaltung. Zugriff am 28.04.2020 unter http://edoc.vifapol.de/opus/volltexte/2009/1216/

Lückhardt, S. (2015). Bewegung und Lernen. *Unterricht Pflege, 20*(3), 10–11.

Maag Merki, K. (2004). Lernkompetenzen als Bildungsstandards – eine Diskussion der Umsetzungsmöglichkeiten. *Zeitschrift für Erziehungswissenschaft, 7*(4), 537–550. https://doi.org/10.1007/s11618-004-0058-1

Mager, R. F. (1994). *Lernziele und Unterricht* (Beltz grüne Reihe, Unveränd. Neuausg. nach der Ausg. von 1977). Weinheim: Beltz.

Mai, J. (o. J.). *Prüfungsvorbereitung: So bestehen Sie jede Klausur*. Zugriff am 30.01.2020 unter https://karrierebibel.de/pruefungsvorbereitung/

Mai, J. (2019). *ToDo-Listen: Tipps für mehr Produktivität.* Verfügbar unter https://karrierebibel.de/todo-listen/#11-Tipps-fuer-bessere-ToDo-Listen

Mello, A. d. (2017). *Warum der Schäfer jedes Wetter liebt. Weisheitsgeschichten* (1. Auflage). Freiburg: Verlag Herder.

Metzig & Metzig, W. (2016). *Lernen zu lernen.* Berlin Heidelberg: Springer. https://doi.org/10.1007/978-3-662-48897-3

Middendorf, J. (2003). *Fit durch Coaching. Coaching-Fälle aus der Praxis.* Wien: Hanser.

Miller, B. (2011). *Gehirngerechtes Zeitmanagement: Ob links- oder rechtslastig – Nutzen Sie Ihre Potenziale.* business-netz. Das Portal für Manager, Fach- und Führungskräfte. Zugriff am 06.03.2019 unter http://www.business-netz.com/Zeitmanagement/Gehirngerechtes-Zeitmanagement

Mueller, P.A. & Oppenheimer, D.M. (2014). The pen is mightier than the keyboard. Advantages of longhand over laptop note taking. *Psychological science, 25*(6), 1159–1168. https://doi.org/10.1177/0956797614524581

Mühlich, R. (2012). *Zeitmanagement – nicht nur für Golfer.* bookboon.com. Ventus Publishing ApS.

Oetting-Roß, C. (2008). Was steckt eigentlich hinter Prüfungsangst? *Forum Ausbildung, 2*(2), 39–41.

Oetting-Roß, C. (2014). Zielvereinbarungen treffen. *Forum Ausbildung, 9*(3), 12–15.

Onpulson. (o.J.). *Das Business-Magazin für den Mittelstand. Wirtschaftslexikon von A – Z.* Verfügbar unter https://www.onpulson.de/lexikon/mind-map/

Orth, H. (1999). *Schlüsselqualifikationen an deutschen Hochschulen. Konzepte, Standpunkte und Perspektiven.* Krieftel, Neuwied: Luchterhand.

Pätzold, H. (2004). *Lernberatung und Erwachsenenbildung.* Baltmannsweiler: Schneider Hohengehren.

Pauli, R. (2016, 25. Januar). Aufmerksamkeitskiller Smartphone. *taz (Studierende und ihre Handys).* Zugriff am 05.03.2019 unter http://www.taz.de/!5266546/

Perry, J. (2012). *Einfach liegen lassen. Das kleine Buch vom effektiven Arbeiten durch gezieltes Nichtstun.* München: Riemann.

Peters-Kühlinger, G. & John, F. (2012). *Soft skills* (TaschenGuide, Bd. 128, 3., durchges. Aufl.). Planegg/München: Haufe.

Piaget, J. (2014). *Meine Theorie der geistigen Entwicklung* (Beltz-Taschenbuch, 142 : Psychologie, 3. Aufl.). Weinheim: Beltz.

Pöpperl, T. (2018, 22. März). *Progressive Muskelentspannung nach Jacobson.* Zugriff am 02.01.2020 unter https://www.apotheken-umschau.de/Entspannung/Progressive-Muskelentspannung-nach-Jacobson-329945.html

Poser, M. (o.J.). *Die klientenzentrierte Gesprächsführung,* Fachhochschule Münster. Verfügbar unter https://www.fh-muenster.de/fb12/downloads/intranet/poser/Lerneinheit_klientenzentrierte_Gespr__chsf__hrung.pdf

Preiser, S. & Dresel, M. (2009). *Pädagogische Psychologie. Psychologische Grundlagen von Erziehung und Unterricht* (Grundlagentexte Pädagogik, 2. Aufl.). Weinheim: Juventa-Verlag.

Pschyrembel, W. (2017). *Pschyrembel klinisches Wörterbuch* (267., neu bearbeitete Auflage). Berlin: de Gruyter.

Rachow, A. & Sauer, J. (2015). *Der Flipchart-Coach. Profi-Tipps zum Visualisieren und Präsentieren am Flipchart* (Edition Training aktuell). Bonn: manager Seminare.

Reichel, T. (2019). *24:7 Zeitmanagement* (1. Aufl.). Aachen: Studienscheiss Verlag.

Reinhaus, D. (2019). *Lerntechniken* (Haufe TaschenGuide, Bd. 232, 4. Aufl.). Freiburg im Breisgau: Haufe-Lexware.

Rogers, C.R. (2002). *Die klientenzentrierte Gesprächspsychotherapie* (15. Aufl.). Frankfurt am Main: Fischer.

Rost, F. (2008). *Lern- und Arbeitstechniken für das Studium.* Wiesbaden: VS Verlag für Sozialwissenschaften.

Roth, G. (2006). Möglichkeiten und Grenzen von Wissensvermittlung und Wissenserwerb. In R. Caspary (Hrsg.), *Lernen und Gehirn. Der Weg zu einer neuen Pädagogik* (S. 54–69). Freiburg: Herder spektrum.

Rottloff, A. (2005). *Gedächtnistraining. Ziele setzen – Lerntechniken anwenden – Merkfähigkeit steigern (Professional).* Bindlach: Gondrom.

Rustemeyer, R. & Callies, C. (2013). Prokrastination: Morgen, morgen, nur nicht heute! Sagen alle faulen Leute. *The Inquititive Mind,* (4). Zugriff am 09.04.2020 unter https://de.in-mind.org/article/prokrastination-morgen-morgen-nur-nicht-heute-sagen-alle-faulen-leute?gclid=EAIaIQobChMI4cWh0cTb6AIVAuDtCh0A_w7cEAAYASAAEgIflfD_BwE

Sauermost, R. & Freudig, D. (o.J.). *Lexikon der Biologie.* Verfügbar unter www.spektrum.de/lexikon/biologie

Schaeper, H. (2005). Hochschulbildung und Schlüsselkompetenzen. Der Beitrag der Hochschulforschung zur Evaluation der Qualifizierungsfunktionen und -leistungen von Hochschulen. In U.

Teichler & R. Tippelt (Hrsg.), *Hochschullandschaft im Wandel* (S. 209–220). Weinheim: Beltz.

Scherpe, M. & Schneider, K. (2010). Kompetenzprofil und Kompetenzrad – Instrumente zur Kompetenzbestimmung. *Forum Ausbildung, 4*(1), 22–29.

Schewior-Popp, S. (2013). *Lernsituationen planen und gestalten* (2. Aufl). Stuttgart: Thieme.

Schöne, C. & Tandler, S. (2014). Kausalattribution. In M.A. Wirtz (Hrsg.), *Dorsch – Lexikon der Psychologie* (18. Aufl., S. 815). Bern: Hogrefe.

Schräder-Näf, R. (2003). *Rationeller Lernen lernen. Ratschläge und Übungen für alle Wissbegierigen. (Weiterbildung)* (Weiterbildung. Training, 21. unveränderte Aufl.). Weinheim: Beltz.

Schubert, B. (2013 August). *Konzept für die Lernberatung Studierender* (Unveröffentlichter Beitrag). Mathias Hochschule, Rheine.

Schubert, B. (2016). Im Kontakt. Wahrnehmungsförderung. *Die Schwester Der Pfleger, 55*(2), 46–49.

Schubert, B., Narbei, E., Ruge, R. & Zimmermann, M. (2015). Die Etablierung individueller Kompetenzanrechnung an der Mathias Hochschule Rheine unter dem Aspekt der nachhaltigen Qualitätsentwicklung. Prozesse – Ergebnisse – Herausforderungen. In W. Freitag, R. Buhr, E.-M. Danzeglocke, S. Schröder & D. Völk (Hrsg.), *Übergänge gestalten. Durchlässigkeit zwischen beruflicher und hochschulischer Bildung erhöhen* (S. 365–386). Münster: Waxmann.

Schüßler, I. (2008). Reflexives Lernen in der Erwachsenenbildung – Zwischen Irritation und Kohärenz. *Bildungsforschung, 5*(2). Zugriff am 21.03.2019 unter https://www.pedocs.de/volltexte/2014/4595/pdf/bf_2008_2_Schuessler_Reflexives_Lernen_Erwachsenenbildung.pdf

Seiwert, L. (2009). *Noch mehr Zeit für das Wesentliche.* München: Goldmann Verlag.

Seiwert, L. (2014). *30 Minuten Zeitmanagement* (Zeitnah, 20. Aufl.). Offenbach: GABAL-Verlag.

Spinath, B. (2005). Motivation als Kompetenz: Wie wird Motivation lehr- und lernbar? In R. Vollmeyer & J. Brunstein (Hrsg.), *Motivationspsychologie und ihre Anwendung* (S. 203–217). Stuttgart: Kohlhammer.

Spinath, B. (2018). Was treibt uns zu besseren Leistungen? Motivation als Mittel und Ziel in Lern- und Leistungskontexten. In C. Gorr & M.C. Bauer (Hrsg.), *Was treibt uns an? Motivation und Frustration aus Sicht der Hirnforschung* (S. 83–104). Berlin: Springer.

Spitzer, M. (2007). *Das Gehirn. Eine Gebrauchsanleitung.* Reinbek: Rowohlt.

Stangl, W. (Hrsg.) (2019). *Lexikon für Psychologie und Pädagogik.* Zugriff am 02.01.2020 unter https://lexikon.stangl.eu/3667/kinesik/

Stangl, W. (2020). *Belohnung. Lexikon der Psychologie und Pädagogik.* Verfügbar unter https://lexikon.stangl.eu/5607/belohnung/

Steffens, U. & Höfer, D. (2012). *Was ist das Wichtigste beim Lernen? Folgerungen aus der Hattie-Studie, Teil 1: Die Lehrperson im Zentrum der Betrachtungen.* Institut für Qualitätsentwicklung. Zugriff am 02.01.2019 unter http://www.visiblelearning.de

Stickel-Wolf, C. & Wolf, J. (2016). *Wissenschaftliches Arbeiten und Lerntechniken. Erfolgreich studieren – gewusst wie!* (8., aktualisierte und überarbeitete Auflage). Wiesbaden: Springer Gabler.

Taleb, N.N. & Proß-Gill, I. (2009). *Der schwarze Schwan. Die Macht höchst unwahrscheinlicher Ereignisse.* München: Hanser.

Thöne-Otto, A. (2007). Gedächtnis und Lernen. In S. Gauggel & M. Herrmann (Hrsg.), *Handbuch der Neuro- und Biopsychologie* (S. 318–328). Göttingen: Hogrefe.

Trautwein, R. (2013). *Mit Soft Skills zum Erfolg.* Bookboon eBook company.

Trenczek, K., Overbeck, M. & Störkel, F. (2017). Das Mentee-Mentoren-Lehrsystem „MML – Münster" als Konzept für die Begleitung handlungsorientierten Lernens im ausbildungsintegrierenden Modellstudiengang Therapie- und Gesundheitsmanagement – Physiotherapie. In U. Weyland, K. Reiber & B.B. f. Berufsbildung (Hrsg.), *Entwicklungen und Perspektiven in den Gesundheitsberufen. – aktuelle Handlungs- und Forschungsfelder* (Berichte zur beruflichen Bildung, S. 139–162). Bielefeld: W. Bertelsmann Verlag.

Trutwig, J. & Bohrer, A. (2008). Die Auswahl von Klienten und Prüfungsaufgaben – Überlegungen für eine wichtige Entscheidung. *Forum Ausbildung, 2*(2), 7–9.

Tücke, M. (2003). *Grundlagen der Psychologie für (zukünftige) Lehrer.* Münster: LIT.

Turecek, K. (2010). *Die 99 besten Lerntipps. Vom Schulbeginn bis zum Ferienstart; 99 radioerprobte Lastminute-Tricks.* Wien: Krenn.

Turecek, K. (2014). *Gehirntraining mit dem Smartphone* (1. Aufl.). Wien: Krenn, H.

Winter, F. (2007). Fragen der Leistungsbewertung beim Lerntagebuch und Portfolio. In M. Gläser-Zikuda (Hrsg.), *Lernprozesse dokumentieren, reflektieren und beurteilen. Lerntagebuch und Portfolio in Bildungsforschung und Bildungspraxis* (S. 109–132). Bad Heilbrunn: Klinkhardt.

Wolf, G. (2006). Der Beziehungsaspekt in der Dozent-Teilnehmer-Beziehung als Ressource und Determinante lebenslangen Lernens. *Report, 29*(1), 27–36.

Weiterführende Literatur

Clemens, E. & Klippert, H. (2008). *Eigenverantwortliches Arbeiten und Lernen. Bausteine für den Unterricht* (Edition Heinz Klippert – Sekundarstufe, [4], Neu ausgestattete Sonderausg). Weinheim: Beltz.

Deschka, M. (2019). *Wörterbuch Medizin pocket. Kleines Lexikon – medizinische Fachbegriffe, Fremdwörter und Terminologie* (pockets, 5. aktual. Auflage). Grünwald: Börm Bruckmeier.

Kilian, U. & Lichtenstern, H. (2016). *Duden – Worterbuch medizinischer Fachbegriffe (das Standardwerk für Fachleute und Laien; der aktuelle Stand der medizinischen Terminologie): adult German book* (9., überarb. u. ergänzte Aufl.). Mannheim: Dudenverlag.

Return on Investment (POI). (2018). *Wirtschaftslexikon.* Zugriff am 10.07.2019 unter http://www.wirtschaftslexikon24.com/d/return-on-investment/return-on-investment.htm

SCS. (2010). *Leitfaden zum Umgang mit Prüfungsangst.* Service Center Selbststudium der Fakultät für Erziehungswissenschaft der Universität Bielefeld. Zugriff am 27.04.2020 unter https://www.uni-bielefeld.de/erziehungswissenschaft//scs/pdf/leitfaeden/studierende/pruefungsangst.pdf

Seitz, A.-M. & Kurz, A. (2015). *Medizinische Fachwörter von A-Z. Kleines Lexikon für Pflege- und Gesundheitsberufe* (2. Aufl.). München: Elsevier, Urban & Fischer.

Sachwortverzeichnis

F

G

H

I

J

K

L

M